Mayo Clinic on Alzheimer's
Disease and other Dementias

阿尔茨海默病全书

给认知障碍患者和照护者的专业指南

主编

〔美〕乔纳森·格拉夫－拉德福（Jonathan Graff-Radford, M. D.）

〔美〕安吉拉·M.伦德（Angela M. Lunde, M. A.）

主译

高 晶

译者

董立羚　王添艺　李 博　尚 丽　黄益炫　雷 聃

李佳颐　黄欣莹　王 洁　李 洁　毛晨晖　刘彩燕

（译者均来自北京协和医院神经科）

北京科学技术出版社

MAYO CLINIC ON ALZHEIMER'S DISEASE AND OTHER DEMENTIAS

by Jonathan Graff-Radford, M. D. and Angela M. Lunde, M. A.

Copyright ©2020 Mayo Foundation for Medical Education and Research(MFMER)

through Bardon-Chinese Media Agency

Simplified Chinese translation copyright © 2023

by Beijing Science and Technology Publishing Co., Ltd.

ALL RIGHTS RESERVED

著作权合同登记号　图字：01-2021-1695

图书在版编目（CIP）数据

　　阿尔茨海默病全书：给认知障碍患者和照护者的专业指南/（美）乔纳森·格拉夫–拉德福

（Jonathan Graff–Radford），（美）安吉拉·M. 伦德

（Angela M. Lunde）主编；高晶主译. —北京：北京科

学技术出版社，2023.9

　　书名原文：MAYO CLINIC ON ALZHEIMER'S DISEASE

AND OTHER DEMENTIAS

　　ISBN 978–7–5714–3076–4

　　Ⅰ.①阿⋯　Ⅱ.①乔⋯②安⋯③高⋯　Ⅲ.①阿尔茨

海默病—护理—指南　Ⅳ.①R473.74–62

　　中国国家版本馆CIP数据核字（2023）第104056号

责任编辑：赵美蓉	电　话：0086-10-66135495（总编室）		
责任校对：贾　荣	0086-10-66113227（发行部）		
图文制作：北京锋尚制版有限公司	网　址：www.bkydw.cn		
责任印制：吕　越	印　刷：北京宝隆世纪印刷有限公司		
出 版 人：曾庆宇	开　本：710 mm×1000 mm　1/16		
出版发行：北京科学技术出版社	字　数：350 千字		
社　址：北京西直门南大街 16 号	印　张：24		
邮政编码：100035	版　次：2023 年 9 月第 1 版		
ISBN 978-7-5714-3076-4	印　次：2023 年 9 月第 1 次印刷		

定　价：128.00元

推荐序

　　阿尔茨海默病是一种病因隐匿的神经系统退行性疾病，每3秒全球就会新增1名阿尔茨海默病患者。阿尔茨海默病的发病机制复杂，很难使用传统方法早期确诊。阿尔茨海默病患者承受着记忆力丧失、判断力受损、性格变化等多种痛苦；患者的照护者及家属见证了这一切，却深感无力，他们亟需专业的帮助。面对这样一场漫长且可能毫无胜算的"战役"，人们可能惶恐无助，但真正严肃权威的科普知识会给予我们力量，为我们指明方向。这本来自两位Mayo Clinic阿尔茨海默病领域顶级专家的优秀著作，以和家人聊天般的方式解答了患者及其照护者关切的问题，字里行间充满着尊重、安慰和理解。通过阅读本书，读者不仅可以了解阿尔茨海默病和其他类型痴呆的干预和照护知识，更能熟悉Mayo Clinic对阿尔茨海默病及其他类型痴呆的整合诊断方法、治疗和训练建议，以及最前沿的相关医学知识。

　　成功的治疗始于准确的诊断。叩诊检查、头颅CT检查、脑电图检查等这些经典的诊断方法和临床实践都源于Mayo Clinic。现在，Mayo Clinic 80％以上与制订医疗决策有关的定量数据出自医学实验室（Mayo Clinic Laboratories）。早在1999年，Mayo Clinic的专家提出轻度认知障碍是阿尔茨海默病的前期阶段，这个阶段是干预和治疗阿尔茨海默病的重要窗口期。正如本书作者反复指出的，外周血生物标志物检测被公认为是十分有前途的阿尔茨海默病新型诊断和筛查工具。相比脑脊液检测和PET-CT检查，血液检查的临床应用侵入性较小且更简便、更便宜、更易推广，更重要的是这项技术可以在临床症状出现前帮助提示阿尔茨海默病的病理进展，更及时地评估和预测人们的脑健康水平和未来罹患痴呆的风险。作为Mayo Clinic Laboratories中国官方诊断合作伙伴，药明奥测将Mayo Clinic的整合诊断理念和脑健康项目引入中国。 我们正在和多家国内外顶级医疗机构及药厂深度合作，创建人工智能驱动的整合诊断WINS系列产品，协助制订全新的预防策略和治疗方案，帮助患者及其家庭规划对抗阿尔茨海默病及其他类型痴呆的个体化的医疗方案。

Mayo Clinic一直致力于将科研、临床治疗和教育融为一体，科普教育是其中的重要环节。感谢高晶教授团队的精彩翻译，很高兴药明奥测深度参与这个意义重大的项目，帮助广大读者获取可信赖的知识。"有时治愈，常常帮助，总是安慰"，让我们知己知彼、早防早治，携手向未来，早日为全球关注脑健康的人们带来更多的好消息，共同享受更有尊严、更高质量的幸福生活。

刘釜均博士

译者序

当接到翻译这本书的邀请时，首先引起我们关注的是它来自Mayo Clinic，这代表着内容可靠；其次，本书同时强调了阿尔茨海默病和其他类型的痴呆，这代表着观点科学；最后，更可贵的是它是给痴呆患者及其照护者的指南，这代表着内容实用。

本书结合了具体病例，循序渐进地展示了痴呆相关知识，让人们在了解这种疾病的同时，知道哪些检查是必要的，哪些治疗是有科学依据的。这也可以帮助更多的人客观地理解参加科学研究和临床试验的利弊和作用，正确选择是否接受以及在哪里接受脑脊液检测。

照护者的角色转换、对照护者的支持和帮助是痴呆患者的日常照护中的重要内容。在我的诊室，我常常看到照护者隐忍痛楚的泪眼、心力交瘁的愁容、焦躁无助的背影，希望本书可以帮到他们。

北京协和医院神经科

高晶

致中国读者的一封信

非常高兴向大家介绍这本关于阿尔茨海默病和其他类型痴呆的书。本书专门为痴呆患者及其照护者和家庭而写，由Mayo Clinic阿尔茨海默病研究中心的联合研究员安吉拉·M. 伦德（Angela M. Lunde）与我共同完成。本书的第一版出版于2013年，现在呈现给大家的是第二版。在第二版中，我们提供了更全面的照护者指南，并且增补了介绍早发型阿尔茨海默病和其他类型痴呆的新内容。

全球有大约5000万痴呆患者，阿尔茨海默病是最常见的痴呆病因，所以阿尔茨海默病是一个全球性问题。中国作为人口大国亦面临痴呆患者激增的挑战。倘若痴呆的治疗方法迟迟无法面世，预计到2050年，全球痴呆患者的人数将是现在的3倍。

当获知自己确诊为痴呆后，人们会产生恐惧、焦虑等一系列情绪变化。本书清晰地向读者介绍了相关知识，包括脑的工作原理和痴呆的诊断、治疗及前沿研究，回答了许多常见的疑问，例如，"衰老带来了哪些变化?""什么时候会产生记忆问题?"。在本书中，我们着重探讨了痴呆和阿尔茨海默病之间的差异，我们还介绍了最新的、有利于脑健康的生活方式干预方法。

在本书出版前，当我们与患者及其照护者讨论时，我们意识到消除对痴呆的病耻感及误解至关重要。常见的误解包括：一旦罹患痴呆就变为无用之人，痴呆患者无法学习新事物，或者痴呆患者都一样。事实上，每一名患者都是独特的，他们将通过自己的方式克服痴呆。

本书能够呈现给中国读者，得益于译者高晶教授、药明奥测，以及许多人与机构的努力。感谢所有为本书顺利出版提供过帮助的人。本书的宗旨在于超越缺陷、超越疾病，帮助患者及其家庭焕发对抗疾病和努力生活的力量。

祝愿大家身体健康、一切顺利。

乔纳森·格拉夫－拉德福

（Jonathan Graff-Radford）

I am delighted to share with you our book on Alzheimer's disease and other dementias, written for patients and their families, and care partners. I had the pleasure of co-editing this book with Angela Lunde, who is co-investigator in the Mayo Clinic Alzheimer's Disease Research Center. This second edition is a follow-up to the 2013 edition and offers more guidance for care partners and new information on young-onset Alzheimer's disease and other types of dementias.

Alzheimer's disease is the most common cause of dementia. With over 50 million people living with dementia, Alzheimer's disease is a worldwide problem. As the most common populous country in the world, China is facing an upsurge in the dementia population. The number of people living with Alzheimer's disease is expected to triple by 2050 if disease modifying therapies don't become available.

When someone receives a diagnosis of dementia, it can cause a variety of emotions including fear and anxiety. This book empowers readers with a clear knowledge about how the brain works, the diagnosis of dementia, treatment, and the latest research. It covers common questions, such as, "What changes are typical of aging?" and "When should we be concerned about memory?" We discuss the differences between dementia and Alzheimer's disease. The book also provides up-to-date information on lifestyle changes that promote a healthy brain.

When we discussed the upcoming book with our patients and their care partners, we realized it was important to address the stigma and misconceptions related to dementia. Some of these misconceptions include: the misconception that people can no longer contribute in meaningful ways because they have dementia, that those with dementia can no longer learn new things or that everybody with dementia is the same. The reality is that every individual with dementia is unique; they will experience dementia in their own way. There are plenty of people and organizations who helped bring this book to Chinese readers, including translator Dr. Gao, and Wuxi Diagnostics. I am greatful to all of them. The book helps to see beyond the deficits, to see beyond the disease and helps uncover strengths for people living with these diseases.

Best,

Jonathan Graff-Radford, M.D.

前言

在阿尔茨海默病和其他类型痴呆的研究领域有一个振奋人心的消息：我们在痴呆症状发生之前的早期诊断方面取得了重大突破。及早、准确的诊断能更好地预测痴呆的病程进展。

研究人员还发现，导致痴呆的病因有很多，阿尔茨海默病只是其中最常见的。而精准医疗在将来会造福更多患者。

研究人员正在努力开发新的治疗方法，他们更深入地研究了脑健康和生活方式（如饮食和运动）之间的关系，这类研究很有希望能帮助我们预防痴呆的发生。

新的治疗方法意味着我们将面临更多的挑战。我们亟需继续致力于消除人们对痴呆的病耻感，提高对患者的照护和支持力度。通过阅读本书，你将对痴呆有一个全面而超前的认识。痴呆并不只意味着失去和衰退，只要我们积极面对它，幸福的生活依然可以继续。

乔纳森·格拉夫–拉德福

安吉拉·M. 伦德

我们身边的阿尔茨海默病

迈克的故事：52岁时，我患上了痴呆

痴呆的第一个征兆是在我工作时显露出来的——本来只需要几分钟就能完成的任务，花费的时间却越来越长。之后，我经常向我培训过的员工寻求帮助，我下班回家时会迷路，对于他人的质疑我变得敏感而好辩。然而，我都没有重视。

直到某一天晚上，我和妻子发生了争吵，而第二天我什么都不记得了。她以为我在假装什么都没发生，但当我告诉她我不记得自己曾经说过的话时，我们相拥而泣，因为我们意识到了事情的严重性。

52岁时，我被诊断为早发型阿尔茨海默病。3年后，我被确诊为路易体痴呆。

我现在58岁了。我仍然可以学习新事物，做我喜欢做的事。最重要的是，我仍然可以表达自己的想法，我打算尽可能长时间地表达，直到我失去这项能力。我能做的就是努力消除人们对痴呆常有的误解。

误解一：痴呆患者无法再做出有意义的贡献

从电信行业退休后，我做的第一件事是走进当地的老年中心，询问他人是否需要帮忙解决电脑和技术方面的问题。并且，我主动成立了一个技术小组。

误解二：痴呆患者无法再学习新事物

退休后我发现我喜欢做饭。虽然我的妻子不在家时我不能独自使用厨灶，但我可以和她一起做饭。我的妻子会帮忙确定食谱和准备食材，而我负责做饭。从做饭

中获得的满足感让我觉得自己仍然在为家庭做贡献。

我还发现我对水彩画很感兴趣并小有天赋。我总是能画得很好，但不知什么原因，绘画时我总是害怕出错。直到我在老年中心报名了绘画课，我真正爱上了水彩画。

误解三：痴呆患者无法再给予他人关爱

今年3月，我的女儿告诉我，我的外孙女最喜欢的动物是长颈鹿。她的生日快到了，所以我为她画了一只长颈鹿作为她8岁生日的礼物。之后我也为每个孙辈都创作了画作。今年4月，我的一位非常亲密的朋友因为痴呆离开了我们。我从来没有为别人画过肖像画，但我觉得我必须为我的朋友史蒂夫画一幅，这对我来说是一种治疗，也是我对朋友的怀念。我前后为身边因痴呆而去世的人或他们的照护者画了6幅肖像画。我把这些画发到网上，收到了更多朋友的作画邀请。绘画能给我带来满足感，让我在焦虑不安时放松下来，让我可以为他人做些有意义的事。

误解四：所有痴呆患者都是一样的

考虑到痴呆的进展，我在考虑为自己做一个能清晰介绍真实的我的视频。我是谁？我喜欢什么，不喜欢什么？是什么给了我激情，让我前进？等到我搬到护理机构时，所有照护我的人都能通过这个视频了解真实的我。这能帮助他们理解我的烦躁不安和困扰，并满足我的需求。我不希望他人对我做的事情局限于分散我的注意力或讨我开心。痴呆患者仍然可以做出贡献，继续学习并过上有意义的生活。即使痴呆患者难以像以前那样与他人交流，他们仍然有发言权。请记住，痴呆是一种疾病，而不是一种人格。

在痴呆中寻找希望

迈克的故事告诉了我们，痴呆患者的真实生活是什么样的。痴呆仅仅是一种疾病，每位痴呆患者的经历都是独一无二的。其他痴呆患者的经历可能在很多方面与迈克不同，但也可能是相似的。

照护者的经历也是既相似又不同。一名照护者的经历有助于你了解这一群体的生活。每位照护者都以其独特的方式履行着自己的职责，也承担着这份责任给自己的人生带来的不确定性。如果你是痴呆患者或是为痴呆患者提供支持的照护者，你将如何面对这个现实？你能再次感受到希望吗？对一些人来说，在这种进行性疾病的病情逐渐加重的过程中寻找希望似乎不合逻辑，甚至是不现实的。

然而，迈克（患者）和罗莎莉（照护者，本书后文将提及）会说，在面对痴呆的同时从其中寻找希望确实是可能的。迈克和罗莎莉的故事告诉我们：即使希望一时消失，你的生活仍可能有新的希望出现；无论事情是否可控，总会有希望的。

迈克通过他力所能及的事情找到了希望——新角色、新爱好和创造性的适应方式。在确诊为痴呆后，生活还会继续，患者仍然可以通过各种方式做出贡献。迈克也希望随着病情的进展，那些关心和支持他的人会更加地了解他是一个有丰富情感、有好恶的真正完整的人，一个想要有意义地生活的人。他希望过得舒适，拥有尊严、友谊和爱情。

同样，罗莎莉和像她一样的照护者也用自己的方式定义了希望。他们的希望可能随着病情的进展而改变。希望可能源于在照护者角色中显现出的优秀品质：有耐心、坚韧、乐观和懂得感恩等，这些品质可能连照护者自己都不知道自己已然拥有。

对痴呆患者及其照护者来说，帮助其他正在经历类似痛苦的人，或为其他患者争取相关权利以及法律或研究资金的支持，能让他们感受到希望。

希望是一种心理和精神层面的力量，在应对挑战时，能给我们提供幸福的可能。它会成为内心力量的来源。

行动倡议

我们每个人都能帮助痴呆患者，让他们感到被理解和被尊重，给予他们机会贡献自己的力量。世界各地的社区正努力变得对痴呆患者及其照护者更友好、更包容。无论你的生活是否直接受到痴呆的影响，你都可以帮助你的社区成为：

- 一个能为痴呆患者及其照护者和家庭提供支持、有效信息和资源的地方。
- 一个尊重、理解痴呆患者，视他们为对社区有贡献的成员的地方。
- 一个在社区居住的人都能接受相关疾病教育，增加对痴呆的认识和理解，并积极地为服务痴呆患者做出改变的地方。
- 一个能让痴呆患者和他们的家人参与各种俱乐部、艺术活动、社交活动的地方。

本书可以帮助你了解关于痴呆的一切。你只需要阅读感兴趣或与你相关的部分，而非逐字逐句地阅读。随着时间的推移，你可能发现阅读其他部分是有必要的。每个人在学习痴呆的相关知识时都会遇到很多问题，本书是一个很好的工具。对痴呆的认识和理解最透彻的专家是痴呆患者和他们的照护者，愿我们与他们并肩而立，倾听他们的声音，视他们为完整的"人"。

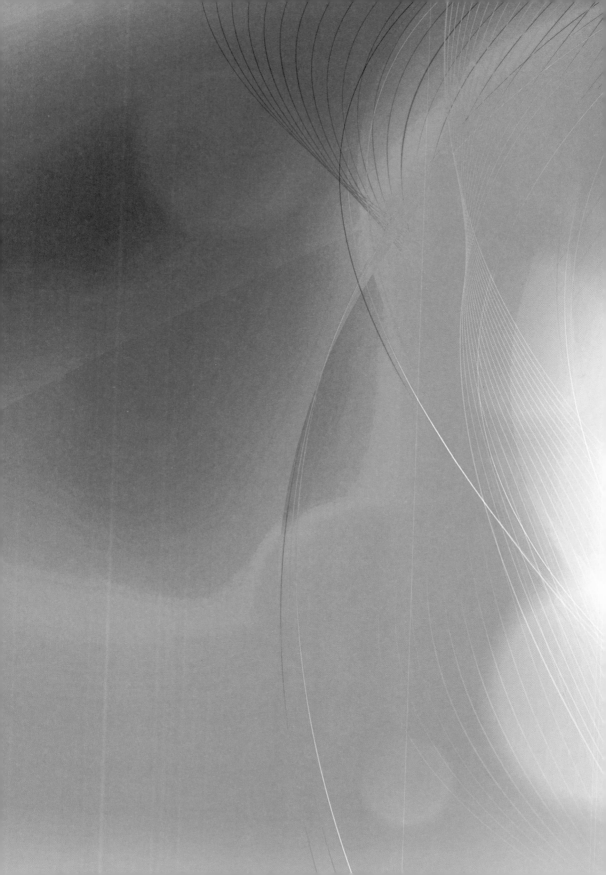

Contents 目录

正常压力脑积水 · 亨廷顿病 · 克-雅病

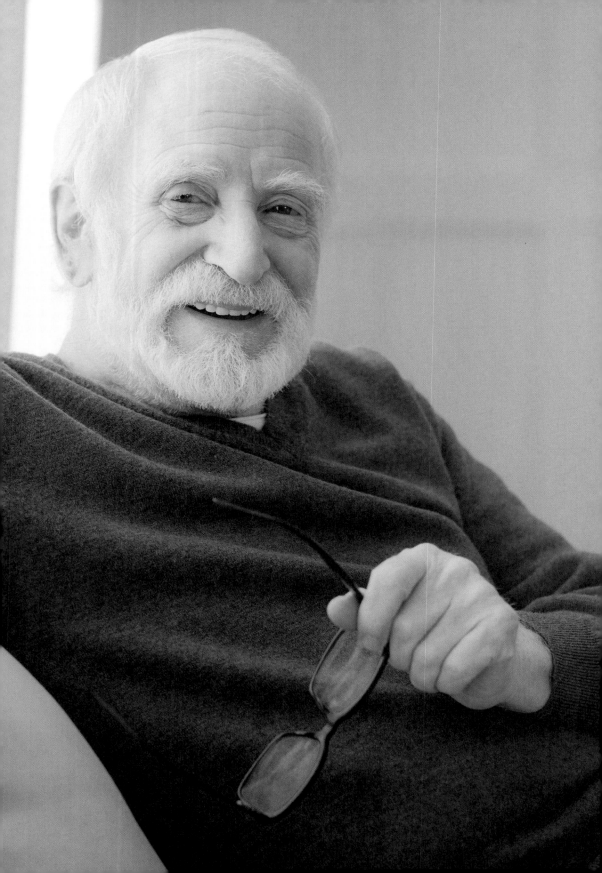

典型的衰老过程与痴呆

人类的寿命在逐渐延长。2015年，全球65岁以上人口占总人口的1/10以下；而预计到2050年，这一数字将翻一番。痴呆是一种与年龄相关的疾病，未来，痴呆患者的数量也会增加。据估计，到2050年，痴呆患者的数量可能会是现在的3倍。

这一变化使健康老龄化的议题前所未有的重要。

规律的体育运动、均衡的饮食、高质量的睡眠等都是老年人健康生活和延长寿命的关键因素。

然而，有什么方法可以有效应对衰老，保证脑部健康？有什么方法可以降低患痴呆的风险？痴呆可以预防吗？如果不幸患上痴呆，有什么方法可以治疗或延缓它的进展吗？痴呆患者可以生活得很好吗？又该如何做到呢？

这些都是科学家和研究人员正在寻求答案的重要问题，在本书中，你将会了解相关研究的最新进展。

在第一部分，你将会了解什么是衰老。我们将简单介绍脑中与记忆相关的结构，以及痴呆患者的脑结构。第一部分最后的章节中有痴呆的定义，并概述了辨别痴呆常用的方法。

"虽然任何老年人都有可能发生某种形式的痴呆，
但痴呆不属于正常的衰老过程。"

第1章

什么是典型的衰老过程

随着年龄的增长，无论我们的身体多么健康，都会发生一些变化。我们可能在30多岁或40多岁时开始察觉到这些变化：比如上呼吸道感染恢复得比以前慢了，跑得不如以前快了等。

我们很容易发现或感受到衰老引起的一些身体变化，比如头发变白或变稀疏；皮肤变薄、变干、失去弹性，可能会逐渐出现皱纹、下垂；还可能出现老年斑甚至淤青。然而，在一开始，有些身体变化可能没那么容易被发现。

随着年龄的增长，你可能会感觉到眼干、口干；由于呼吸时你的肺不能像原来一样吸入充足的空气，剧烈活动也会变得有些费力；膀胱的弹性也逐渐变差，因此需要更频繁地去洗手间。

一些与年龄增长相关的典型生理变化很轻微，你可能直到它们变得严重时才有所察觉：消化系统功能逐渐减退，导致频繁便秘；免疫系统功能逐渐减退，导致经常生病；肾功能下降，导致很容易出现脱水或液体潴留。这些都是随着年龄增长而出现的典型变化，而许多人在日常生活中慢慢适应了。

脑和脑的衰老过程

像身体的其他器官一样，脑也会随着年龄的增长而发生变化。成年人脑重约1.36 kg，是身体中最复杂的器官。它控制着所有的主观活动，比如算账。此外，它也掌控着神经反射活动，如吞咽食物或眨眼。

脑在健康状态下会影响和参与身体所有的功能和行动：你的本能和记忆存储在脑中，脑让你拥有决策能力和创造力，脑还会形成情绪。最神奇的是，以上叙述的这些事情在脑中可以同时完成。

思考一下阅读这件事，当我们获取每个字词含义的同时，还需要拿着书，调整其与眼睛之间的距离，并适时翻页。在这个过程中，我们可能还会回忆既往知道的知识，或者对所阅读的文字产生相应的情感体验。同时，我们还在处理周围环境中的声音，调整自己的感觉；也可能还在做其他事情，比如看时钟或喝咖啡。

脑控制着所有这些动作。与此同时，它还在控制着一些与之无关但重要的过程，比如呼吸和消化食物，确保生命活动正常进行。

脑和记忆

脑由很多结构组成，这些结构可能相邻，也可能相距甚远，它们共同完成多种多样的任务。

这些结构协同工作以实现各种认知功能，如思考、学习、记忆等，这一过程被称为脑网络。值得一提的是，与记忆联系最紧密的结构是大脑及边缘系统。

下面是关于这些结构的更多介绍。

大脑　你或许最熟悉大脑。大脑是人脑最大的部分，在脑干的上方，大脑决定了你是一个什么样的人。

一道深深的纵裂将大脑分为左右两个半球，两个半球由胼胝体（一个粗大的纤维带）连接。每个半球有4个脑叶，脑叶的形状各异，被表面的脑沟及各种结缔组织分开。每个脑叶都有不同的功能，其中，颞叶（位于额头的一侧，靠近太阳穴的位置）对记忆至关重要。

边缘系统　边缘系统包含几个小结构，它们处理来自身体和外界环境数以万计的信息。边缘系统最重要的部分是海马，它相当于记忆系统的中央总机。

海马可以将信息分类后存储在脑的不同区域，并且在需要的时候提取。海马还可参与近期记忆和远期记忆之间的相互转换，帮助回忆起所有的事情——从今天早上把车钥匙放在哪里到20年前去过的度假小镇。

健康的脑的所有结构都能有效地协同工作，这得益于颅骨的保护、脑膜包被和脑中丰富的血管网络（给脑提供营养支持并保证它的正常功能）。

衰老引起的认知功能改变

随着年龄的增长，许多人逐渐注意到他们的记忆、学习和决策能力的细微变化（出现的时间和发生的变化并非完全一致），思维也不再像以前一样敏锐。也许你对这些变化感到不安，但现

脑的结构

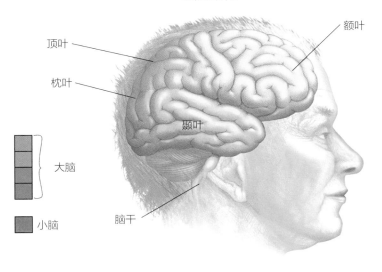

大脑分为左右半球，每个半球可以分为4个部分（脑叶）。
脑叶的形状各异，被表面的脑沟及各种结缔组织分开，其中颞叶和记忆相关。

实可能没有想象中那么可怕。

随着年龄的增长，脑中的神经元数量会逐渐减少，这意味着脑和身体其他部分的联系将会减少。与此同时，脑也可能逐渐萎缩。但是，脑中有数十亿个神经元，它们之间有数万亿个连接，脑的容量远远超过你所需要的最大容量。此外，存活着的神经元还可以继续建立新的连接，取代一些丢失的连接。

不过，衰老导致的神经元丢失在一定程度上会影响思考和学习能力。随着年龄的增长，思维的变化可能愈加明显。

处理速度　处理信息和做出反应（比如做一个动作或回答一个问题）所需的时间都会随着年龄的增长而延长。据估计，老年人的反应时间大约是年轻人的1.5倍。

这意味着老年人需要更多的时间和更多指导来解决一个复杂的问题和掌握一项新的技能。但只要有充足的时间，老年人也能提出和年轻人一样准确、有效的解决方案。

记忆　记忆是一个宽泛的术语，用来描述记住信息的能力。

在典型的衰老过程中，老年人通常

善于保留之前获得的信息和记忆，比如关于家庭聚餐或孩子毕业的细节，但回忆这些信息可能需要更多时间。老年人也可以稳定执行已经习得的能力（如骑自行车），这就是程序记忆（第10页）。

老年人最明显的表现是工作记忆下降，这是一种暂时获取信息的能力，比如听到一个新的电话号码，然后记住并准确地拨出。短期记忆和新记忆的形成更容易受到衰老的影响。

注意力 注意力是专注于某件事情然后处理相关信息的能力。老年人可以保留简单而集中的注意力，比如看电视，但老年人通常很难完成需要分散注意力的事情，比如一边看电视一边打电话。老年人的脑一次只能处理一定量的信息。随着年龄的增长，注意力更容易分散。然而，衰老似乎对专注于处理简单任务的能力影响不大。

语言 语言能力是如何理解和使用语言（包括书面语言和口头语言）的能力。

在典型的衰老过程中，老年人的词汇量和理解书面语言的能力有所保留，语言表达能力有所提高。但随着年龄的增长，理解口头语言变得越来越困难，

脑功能分区

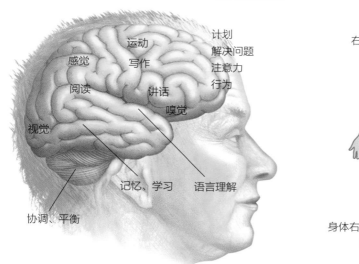
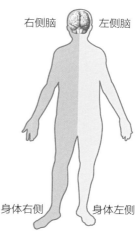

思考、分析、记忆、语言、感觉处理等功能与特定的脑叶相关，如与记忆相关的重要结构位于颞叶，部分记忆网络位于其他脑叶。大脑的两个半球分别与一侧身体的功能相关，但这种联系是交叉的，右半球和左侧身体相关，左半球和右侧身体相关。

特别是听力有问题的人。老年人查找或提取字词可能需要更多时间，书写熟悉的字词也会变得更加困难。但是，使用丰富的词汇准确表达观点的能力可能随着年龄的增长而提升。

执行功能 执行功能用来描述思维的敏捷性，包括处理复杂过程的能力。

执行功能使我们能够组织任务、记住细节、管理时间和解决问题，以及具有抽象思维。这些能力会随着年龄的增长而下降，但并不意味着在年老时会丧失它们，事实上只是执行起来比年轻的时候需要更长时间。

情绪处理 情绪处理是调节情绪、做出恰当反应的能力，特别是面临消极情绪时的调节能力。研究表明，老年人容易受到负面事件的影响，也更容易从负面事件中恢复过来。老年人会关注、记住更积极的信息，而不是消极的信息。

当我们思考衰老带来的认知变化时，最重要的地方在于，虽然许多认知功能会受到衰老的影响，但也有很多功能几乎不会被影响。典型的衰老并不意味着所有认知功能都会衰退。实际上，一些认知功能仍然会被保留，部分甚至可能随着年龄的增长而增强。

记忆的形成

偶尔的记忆力下降是衰老的典型表

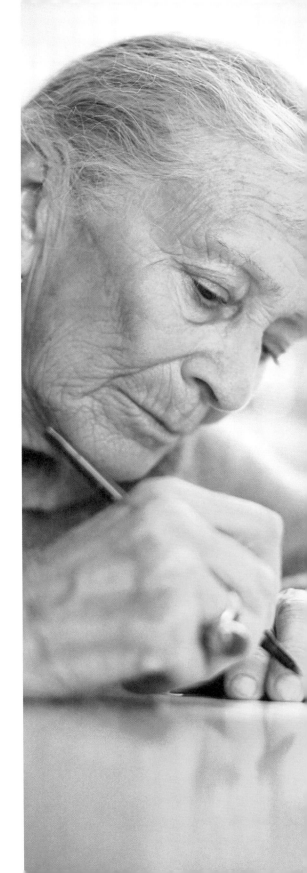

现之一，但这可能会引发老年人的担忧、焦虑，甚至恐慌，因为记忆力丧失是阿尔茨海默病的早期迹象之一。

记忆指存储、回忆和应用信息的能力。把脑想象成一个图书馆，里面摆满了书，这些书就是等待被提取的记忆。

但这个比喻并非完全准确。图书馆里的书都被摆放在书架上，但是，脑不会把全部记忆只存储在一个地方。相反，一个称为海马的脑部结构会将记忆分解成多个片段，例如一个物体的外观、气味、声音和感觉，然后将这些片段分别存储在脑的不同区域。

例如，我们记忆一首歌时，旋律存储在颞叶（颞叶帮助我们解读声音），而歌词则存储在额叶，而我们对这首歌的情感、歌手的信息等可能存储在脑的其他部分。

神经元：脑的信使

神经元（神经细胞）是神经系统的基本单位。脑中大约有1000亿个神经元。神经元通过电脉冲收集、处理信息，并将信息发送给其他神经元。这就是脑与身体其他部位交流的方式。

神经元必须受到某种刺激，才能发出信息。体外的刺激（例如被纸划伤或清晨闻到咖啡的味道）可能导致神经元发出电脉冲。电脉冲像波一样在神经元间传播，并触发化学物质的释放进而将电脉冲传递给另一个神经元。依靠这些，刺激信息就可以从一个一个的神经元传到身体的其他部位，例如脑。数以万计的神经元形成通路，让信息在全身传递。

可以想象一下幼时玩过的传话筒游戏。一名儿童在他（她）旁边的儿童耳边低声说一句话，他（她）转身向下一名儿童并在其再次耳边低声说这句话，如此反复，直到一排的儿童都收到了这条信息，然后一起行动起来。在脑和神经系统中，这个过程以闪电般的速度和更高的精确度完成。

痴呆是由于神经元及其在脑中的连接受损或丢失引起的。

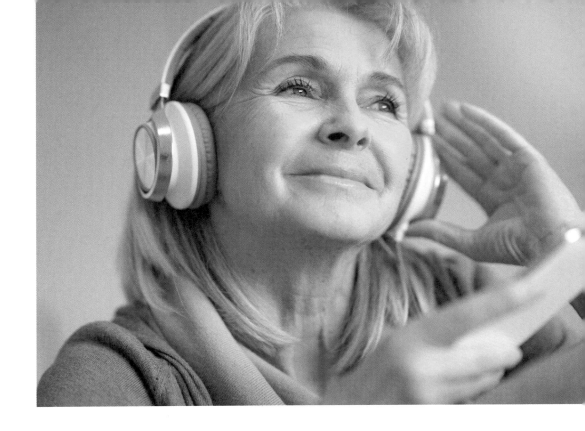

每当我们听到收音机里歌曲的旋律，脑就会开始工作，重新整合不同区域的信息，然后我们就能记起这首歌并跟着一起唱。

不同类型的记忆　存储在脑中的记忆可以分为不同的类型。

工作记忆是我们在很短的时间内保留的一小段信息，例如电话号码。之后，这些信息要么被丢弃，要么被转换为长期记忆，这个过程也许听起来很简单，但这其实是一个复杂的过程，需要对工作记忆进行不断强化，例如记住一个人的名字的过程。长期记忆可以存储在脑的任何区域，并且保留时间甚至可长达终生。当记住了某个人的名字后，与其有关的信息就会在我们的脑中形成一条新的通路。

有多种方式有助于将工作记忆转换为长期记忆（强化）：可以在第一次接触某个信息的时候用心记住，不断重复以加强记忆，或者把该信息与一些熟悉的事件联系起来。例如，假设我们刚认识了一位新邻居，她的名字叫Sydney，可以把这个名字和澳大利亚的

记忆的类型	详细描述	记忆持续的时间
情景记忆	这是一种需要主动回忆的记忆。情景记忆是对自己亲身经历的具体事件的记忆。事实上，即使是对相同的事件，每个人的记忆也可能不相同。与情景记忆相关的具体信息通常包括情感、时间和地点，而情感在这些信息形成记忆的过程中起着重要作用。情景记忆的例子包括孩子的出生、高中毕业、和配偶的第一次约会，或者几年前的一次度假等	数分钟到数年
语义记忆	这是一种需要主动回忆的记忆。它是对事实、词义、概念和公式等多种概括化知识的结构化记忆。这些记忆可能曾经与个人背景关系密切，但现在它们作为简单的知识独立存在。老年人可能常说他们记不住人名和物品的名称，这就是语义记忆下降的表现	数分钟到数年
程序记忆	这是对如何做某些事情的记忆。这些记忆通常是在生命的早期形成的，例如系鞋带、骑自行车或开车。我们会反复重复这些任务，从而使记忆更深刻，以至于几乎不用思考便可以反射性完成这些任务	数分钟到数年
工作记忆	这是一种短时间存储信息的记忆。工作记忆随时都在发生，例如打电话前记住一个号码，跟随描述记住一条路线	数秒至数分钟

悉尼（Sydney）联系在一起。下次再见到她的时候，如果想不起她的名字，我们会第一时间想到澳大利亚，进而想起她的名字是Sydney。这种联想记忆的方法可以帮助我们快速回忆起她的名字。随着时间的推移，她的名字会存储在长期记忆中，这样我们就可以在需要的时候回忆起来。

认知谱

过去很长一段时间，科学家认为正常和受损的认知存在明确的界限。科学家将人群分为两类：一类人群的脑没有相关疾病；一类人群的脑发生了一些变化，导致认知障碍。

在过去的30年里，通过对正常衰老

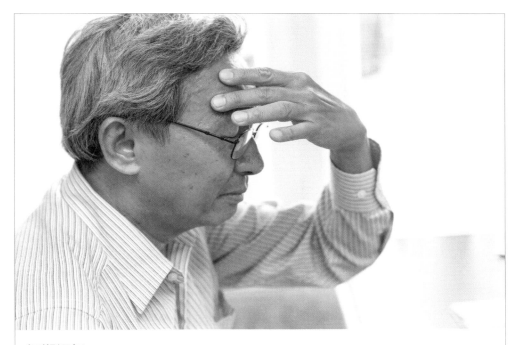

短期记忆

通常而言，短期记忆这一术语既可以指工作记忆，也可以指近期的记忆，因此人们有时会将两者混淆。有些人常说自己"短期记忆"有问题，实际上说的是在获取信息几分钟或几天后回忆困难，这并不是工作记忆，而是近期记忆。考虑到这两个概念容易混淆，本书避免使用短期记忆这一术语。

过程和认知障碍发展的详细研究，科学家对认知障碍是如何发生的有了更深的了解。现在，精神行为上的微小变化可以被识别，这些变化可能与痴呆的发生有关。

同样重要的是，在临床症状显现前很多年脑就已经发生了变化。简而言之，对脑健康的判断不能"非此即彼"：它并非要么处于正常状态，要么处于异常状态。这些发现促使科学家重新思考描述认知的方法。

科学家现在认为，用一个连续的认知谱来描述一个人的认知状态更准确。认知谱的一端是正常，代表认知功能正常的健康状态；而另一端是痴呆，代表认知功能严重受损的疾病状态。在这两

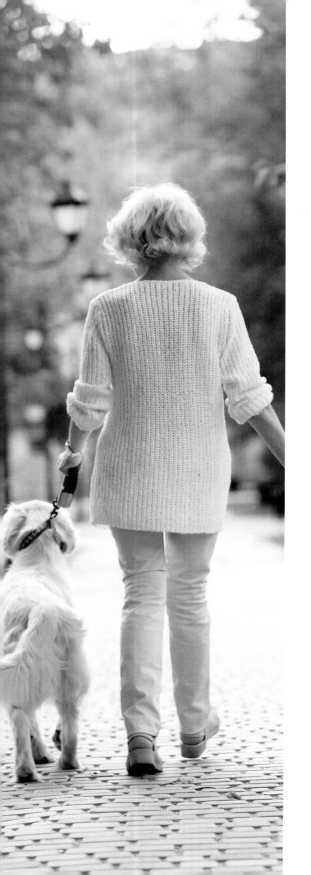

端之间还有许多不同的认知水平，一个人的思考和学习方式可能在这些认知水平中不断转换。例如，有些人有记忆力下降的问题，但未影响日常生活，他们的测试结果显示存在一些认知障碍，但未达到痴呆的标准。他们可能有轻度认知障碍，处于认知谱的中间位置，病情的严重程度轻于痴呆，但比典型的衰老引起的相关记忆力下降更严重。

影响脑功能的疾病的发生风险会随着年龄增长而增高。第3章介绍了可能导致痴呆的疾病。第13页的曲线图显示了年龄对认知功能的影响。最上方和最下方的曲线分别显示了典型衰老和异常衰老引起的认知功能下降。随着年龄增长，异常衰老者的认知功能急剧下降。中间的曲线代表思维能力和记忆力的衰退较异常衰老者更为缓慢。许多因素可以导致认知功能异常，如疾病、情感创伤、基因、药物滥用和一般损耗。在某些情况下，导致认知功能异常的疾病是可治疗的，如维生素B_{12}的缺乏。

认知功能异常的程度因人而异。有些人可能变得健忘，例如很难想起一个人的名字，偶尔把钥匙放错地方，但没有其他症状。尽管认知功能随着年龄的增长而下降，但老年人仍能够正常生活。

什么是认知？

"认知"这一术语源自拉丁文"*cognition*"，原词义为"理解的行为"，是指思考、有意识地行动、感受情绪等相关过程，包括意识、知觉、判断、推理、学习、记忆。

与无意识、自发进行的行为（如心跳、呼吸等）相反，认知过程需要思维的参与。

小部分拥有良好的基因和健康状况的人，同时呈现出理想的衰老状态。这些人在年龄增长的同时仍具有良好的认知功能，包括记忆力、判断力、专注力、决策能力、逻辑能力、分析能力、语言能力等。

认知障碍的症状通常出现在70～80多岁的老年人身上。但以阿尔茨海默病为代表的许多脑疾病都会导致70岁以前的老年人出现认知障碍，且被认为在症状显现的很多年前就已经出现脑的病理变化。

年龄和认知功能改变

右侧的曲线图说明了随着年龄的增长，认知功能变化的不同形式。纵坐标代表认知功能，顶部为认知功能良好，底部为认知功能下降或受损（异常），中间为认知功能逐渐减退的不同水平。横坐标为年龄。随着年龄增长，认知功能逐渐下降，甚至由正常减退至异常。

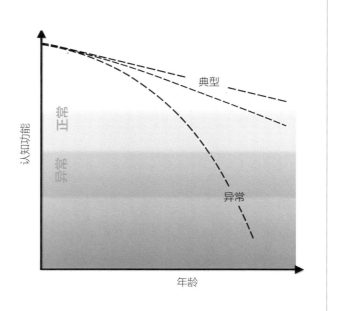

认知功能下降的类型

痴呆不是一种特定的疾病，而是一种可能由不同疾病引起的综合征。这是一个笼统的术语，是指影响一个人日常活动能力的思维（认知）症状。痴呆会影响一个人的行为、决策能力、记忆力、语言能力、视空间以及注意力。通常不止一个认知领域会受到影响，但其中一个认知领域的受累可能比较明显。

阿尔茨海默病是痴呆的主要病因，但也有其他病因。每种疾病都有不同的特征，会导致特定的症状，每个人的经历也各有不同。

以下是痴呆的常见症状。这些症状常见于阿尔茨海默病。

记忆力丧失和无法识别熟悉物体

记忆力丧失是痴呆最常见的症状，也是认知障碍的常见表现，患者无法回忆部分或全部过去的事件。近期记忆受损往往是认知功能下降的最早且最明显的迹象。

痴呆的另一个表现是无法识别熟悉的物体，即失认症。失认症通常比痴呆的其他症状出现得更晚，但在极少数情况下也可能是早期症状。失认症是指虽然能够看到、听到和感觉到物体，但不能识别它们，例如认不出勺子。随着痴呆的病程进展，失认症会使患者难以认出他们的家人。他们甚至可能根本不承认自己患了痴呆，这一现象称为"病觉缺失"。

注意力受损

注意力受损会让痴呆患者很难将注意力集中在说话或需要完成的任务上，患者会心不在焉、心烦意乱。

视空间障碍

行走路径判断困难、容易迷失方向都是视空间障碍的表现。这种认知功能下降使患者难以判断台阶高度或与障碍物之间的距离。

管理时间和精力困难

管理时间和精力的能力受损意味着患者组织事件、确定优先顺序变得困难，缺乏抽象思维。与此直接相关的是执行功能（制订决策并付诸实践的能力）下降，这使患者在完成财务管理、总结报告、组织家庭度假或家庭聚会等任务时感到困难。

语言障碍

语言障碍包括难以记起熟悉的人的名字、物品的名称及地名。到了痴呆后期，

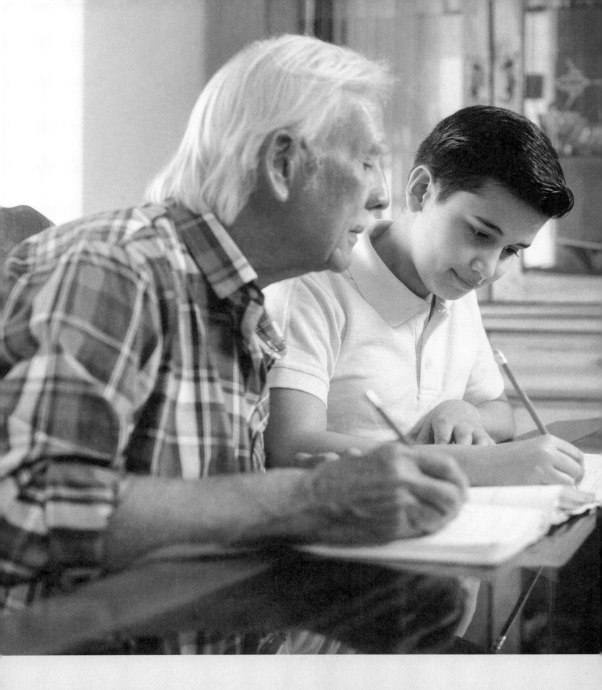

患者的讲话内容往往没有实质意义，可能重复，并夹杂着像"东西"和"它们"这样的词语，还可能无法理解口语和书面语。

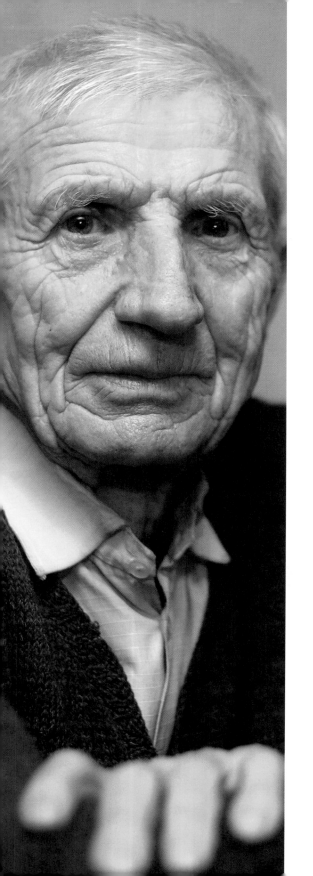

非典型衰老

现年75岁的弗兰克自豪地说，在过去的40年里，他一直住在自己亲手建造的房子里。虽然他的妻子几年前就去世了，但他觉得自己一个人过得很好，没有向家人和朋友寻求太多帮助。

弗兰克喜欢在他的车间里修理汽车、割草机、生活电器和各种有马达的器具。他几乎每天都会去附近的一家咖啡馆喝咖啡，和其他常客聊天。在周末，他的孙子孙女会来探望他。

几个月前，弗兰克发生了一些变化，他经常把钥匙、工具、玻璃杯和食品等东西放错位置，有几次，他在去餐厅吃饭的路上忘记自己要去哪里，有时甚至连回家的路也记不清了。他似乎再也做不了任何事情了。

他的孙辈告诉我们，弗兰克说他最近常和妻子聊天，且他看起来变得焦虑、暴躁。

实际上，弗兰克的认知功能，包括记忆力、推理能力和决策能力也发生了变化。弗兰克的家人对他的这些变化感到担忧，担心他会变得更糟。

什么是典型衰老？

谈到认知功能，我们首先会想到记忆力和感知、思维、决策及解决问题的能力。在典型衰老过程中，认知功能的哪些变化是正常的？哪些需要引起注意？目前的研究尚未对这个问题做出解答。这是因为答案并非我们想象得那么简单。

例如，一位90岁出头的老年女性思维敏锐，她仍然独自住在家里，很少吃药，每天遛狗，定期和朋友见面。像这样的人是存在的。典型衰老适用于这位女性吗？就这个年龄的大多数人而言，这样的生活不是常态。而这是大多数人都想经历的最佳衰老状态。

典型衰老可以有很多变化，通常包括心脏功能减退、骨密度降低、听力或视力丧失等。许多人还认为轻微的健忘是衰老的常见表现。衰老可能会给生活带来不便和使情绪低落，但其不会阻止我们过上积极、独立的生活。

什么是典型衰老？这个界定比较困难。因为我们很难区分典型衰老的特征和可能预示着痴呆的症状。研究人员希望能在阿尔茨海默病的早期阶段做出诊断，便于早期治疗。

与此同时，研究人员正在研究典型衰老的最佳定义，以及可以采取哪些措施来减少衰老带来的健康问题。这些研究都可能为痴呆的预防和治疗提供帮助。

最重要的一点是要记住，痴呆不是典型衰老。

异常衰老是怎样的

随着年龄的增长，人们的认知功能的变化程度差异很大。

一些人在50多岁时就苦于记忆力减退的症状，而一些人在90多岁时记忆力仍然很好，同时他们的思维也很敏锐，衰老似乎不会对他们的日常生活产生显著影响，他们的认知功能也得以较好地保留。这些都是典型衰老的表现。

但并不是所有人在年老时发生的变化都是典型的衰老过程。有些人在65岁以后，会出现认知功能的持续下降。他们在处理信息时遇到困难，尤其是处理新的信息时，常会出现记忆力下降和思维混乱。他们也可能在注意力、抽象思维、清晰表达观点和处理数字等方面出现问题。有些人的性格可能会发生变化，难以控制自己的情绪，变得偏执或孤僻。

虽然这些症状和体征通常与衰老有关，但它们并不属于典型衰老的范畴。事实上，他们属于异常衰老。

上文中弗兰克的一些变化就属于异常衰老的表现。并不是每位老年人都会经历弗兰克的这种认知功能变化。

弗兰克的脑中很有可能发生了某些异常变化，从而引发了他的症状。而这些变化可能在他的人格和行为变化被人们注意到前很多年就发生了。随着年龄增长，弗兰克的这些症状可能会加重，认知功能也会继续下降。

然而，弗兰克并没有意识到发生在自己身上的问题。他并不为自己担忧，因为他根本没有注意到自己的记忆力减退和异常行为，但这些症状的确影响着他的日常生活。弗兰克的家人开始担心他是不是生病了，他是否能独立生活。

这时候家人最应该为弗兰克做的是预约家庭医生或咨询认知障碍相关的专家，例如神经科医生、老年病学专家或精神病学专家。

一些需要强调的事情

几乎每个人都会随着年龄的增长而出现轻微的记忆力减退，但这并不意味着痴呆。虽然任何老年人都有可能发生某种形式的痴呆，但痴呆不属于正常的衰老过程。

认知功能：人群中的统计结果

认知功能不是非此即彼的，不能简单归结为正常或不正常。如前文所述，认知功能应由一种连续的认知谱来表示。痴呆是认知谱的一部分，它可能有许多不同的病因。

一项针对77岁左右的老年人进行的长达4年的随访研究显示，大约1/5的人会患上轻度认知障碍或痴呆。

大多数情况下，痴呆有多种病因。例如，阿尔茨海默病患者还经常伴有血管性认知障碍、路易体病等。随着年龄的增长，多种病因混合的情况越发常见。

有时，当老年人感到孤独、焦虑不安或无聊时，他们会表现出与痴呆类似的症状和体征。例如，情感创伤或配偶逝世可能导致他们人格和行为的极端变化。只有经验丰富的医生才能根据患者的症状、体征和家族史，分析并判断这些症状是否由痴呆引起。

"许多专家认为，识别轻度认知障碍后及早采取行动，有助于延缓痴呆的进展，甚至通过正确的治疗可以预防痴呆的发生。"

第2章

轻度认知障碍

阿尔茨海默病和其他类型的痴呆通常不会迅速或突然发作：患者并不会这一个月毫无症状，而下个月突然出现了记忆、情绪问题。

相反，痴呆的发展往往是缓慢的。随着时间的推移，症状会逐渐变得严重。正如你在第1章中了解到的那样，疾病的进展是沿着认知谱逐渐进行的。

认知谱这个词的含义是"一个范围或一个连续的整体"。在这种情况下，它是指一个人的认知变化史，以及它与衰老和疾病的关系。认知谱是从起病到痴呆的所有症状和体征的集合。

多年来，研究人员一直专注于认知谱最严重的阶段——痴呆，因为处于这一阶段的人们往往需要立即得到充分的护理。但目前研究人员逐渐将关注转移至更轻的阶段，即症状比典型衰老严重，但还没有达到痴呆的状态。

这一阶段称为轻度认知障碍（mild cognitive impairment，MCI），它可能由阿尔茨海默病或其他类似的疾病引起。

什么是轻度认知障碍

轻度认知障碍是指一个人的认知功能出现异常，明显不同于其之前的认知水平，但还没有严重到干扰日常生活能力的程度。

对轻度认知障碍患者来说，许多认知功能都可以保持正常。他们可能有点健忘，但还能够像原来一样独立生活，例如处理自己的财务问题、做家务和开车。

随着健忘程度的加重，轻度认知障碍患者可能需要去看医生。相较于相同年龄和教育水平的人，他们的记忆力测试成绩更低，但并未严重到足以诊断为阿尔茨海默病或其他类型的痴呆的程度。

并不是每个有轻度认知障碍的人都会患上痴呆，但他们最终患痴呆的风险更高，然而有些人会停留在这个阶段。少数人甚至可能恢复到正常状态。

换句话说，轻度认知障碍并不意味着一定会发展为痴呆。但是，每年约10%的轻度认知障碍患者会发展为痴呆。

随着研究的深入，越来越多关于认知功能减退如何发生的信息被揭示。充分认识轻度认知障碍有助于了解痴呆是如何发展的，同时也将为治疗导致痴呆的疾病提供更多可能。

轻度认知障碍的分类

轻度认知障碍分为两大类：遗忘型和非遗忘型。不同类型有着不同的症状和体征，但它们在男性中的发生率都高于女性，以下是对每种类型的介绍。

遗忘型轻度认知障碍　这一术语源于"amnesia"，意思是遗忘，它的主要症状是记忆力下降。注意力和语言等功能也可能会受到影响，但通常比较轻微。患有遗忘型轻度认知障碍的人通常可以独立生活，也可以参与社交。然而，有些人也可能因为担心忘记谈话细节等尴尬的事情发生而逃避社交。

遗忘型轻度认知障碍可以被进一步分成两种：一种只有记忆力减退，另一种记忆力和其他认知功能都有所下降，比如除了健忘，还难以集中注意力，说不出他人或事物的名字。

遗忘型轻度认知障碍是最常见的轻度认知障碍，也是被研究最多的类型，它被认为是阿尔茨海默病的早期阶段，是阿尔茨海默病的危险因素。

非遗忘型轻度认知障碍　非遗忘型轻度认知障碍患者的记忆力不受影响，表现为其他认知功能，如推理能力、判断力、语言和沟通能力出现异常。患者还可能出现视空间障碍，即无法判断台阶的高度或与周围障碍物之间的距离。与遗忘型轻度认知障碍一样，非遗忘型轻度认知障碍患者有一种或多种认知功能受损。

研究人员认为，在决策和优先排序等方面出现持续性的轻微障碍，可能意味着某人处于非阿尔茨海默病性痴呆的早期阶段，比如额颞叶变性（见第9章）；也可能是一种记忆力相对保留的非典型阿尔茨海默病的征兆（见第7章）。

研究人员还认为，轻度的语言障碍可能与不同类型的痴呆有关。此外，推理能力、判断力和解决问题（执行）能力出现异常多见于路易体痴呆的早期阶段（见第10章）。

轻度认知障碍的病因

与痴呆一样，轻度认知障碍并不是

一种疾病，而是一系列症状，它是一种综合征。

　　轻度认知障碍可能有多种潜在的病因。

神经系统退行性疾病　脑神经元被破坏，随着时间的推移而逐渐恶化，如阿尔茨海默病、路易体痴呆或额颞叶变性。

血管性疾病　影响脑血管，血液供应不足导致细胞损伤甚至死亡，发生血管性认知障碍。

精神类疾病　影响记忆力、注意力和情绪，如抑郁症。

药物　某些药物有影响脑功能的副作用。一般来说，某人在服用某种药物后发生认知改变，该药物可能就是罪魁祸首。这类药物包括阿片类药物（具有止痛作用）和抗焦虑药物（如苯二氮䓬类药物）等。

睡眠障碍　失眠、睡眠呼吸暂停等睡眠障碍会导致患者缺乏高质量的睡眠，进而影响思考和学习能力。

代谢紊乱　代谢（维持生命所需的所有过程）紊乱可能导致轻度认知障碍，如甲状腺功能障碍和维生素B_{12}缺乏等。

　　上述病因部分可以逆转。如果发现自己的认知功能发生了轻微变化，请及时就诊，医生可以判断这些变化是否可以被治愈。

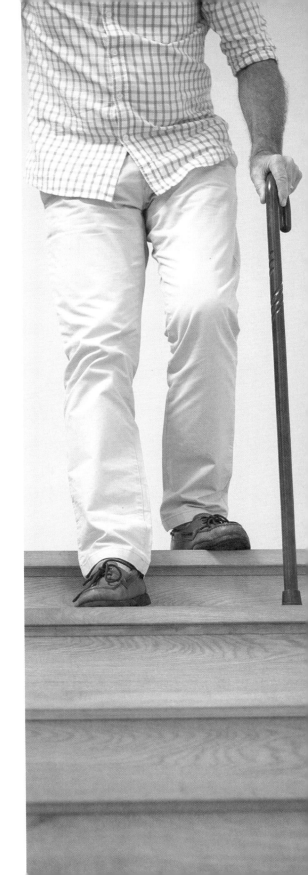

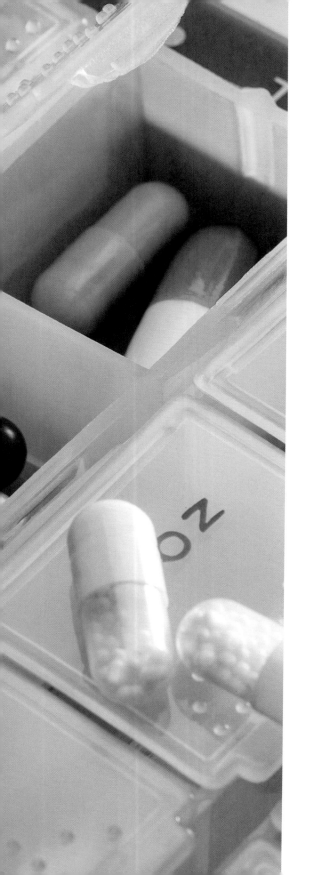

轻度认知障碍的诊断

轻度认知障碍无法通过任何单一的测试确诊，医生需要通过一系列指标来进行诊断。

轻度认知障碍的诊断标准如下。

- 测试提示认知功能较之前有所下降，常见表现有记忆力下降，也可以伴有注意力、决策、语言、视空间、运动或社会技巧等方面的问题。上述改变需要由家人或朋友证实，或通过测试确认。

- 日常生活能力比如做家务、按时服用药物、履行工作职责和社交功能等不受影响，不足以诊断为痴呆。

- 排除因谵妄或其他精神相关疾病（如抑郁症）导致的认知功能改变。

- 症状不影响日常生活能力，所以不足以诊断为痴呆。

轻度认知障碍可能很难诊断。记忆受损的程度因人而异，记忆力有问题的人也常不自知。因此，让熟悉患者的人来描述患者记忆力下降的具体事件对于诊断很有帮助。

通常，这类人会在一些特殊情况下意识到自己健忘，例如反复询问同样的问题，或者记不住原本很容易记住的日期、人名等。尽管偶尔忘记约会是正常的，但日常工作中的经常性失误可能是严重疾病的征兆之一。

医生会询问一些问题，同时完善认知评估来确定患者是否有认知功能下降的迹象。如果患者的表现与他（她）的年龄或教育水平不符，但又不足以诊断为痴呆，那么其可能被诊断为轻度认知障碍。

某些测试可以用于判断记忆力和其他认知功能是否受损。测试的结果可与同年龄段平均水平（常模）进行比较。定期进行测试以评估认知功能是否减退是最好的方法。

除此之外，轻度认知障碍的诊断也在一定程度上取决于医生的主观判断。一般来说，有经验的医生会结合问诊、病史和测试结果，对患者的认知变化做出判断。

明确轻度认知障碍的病因

一旦被诊断为轻度认知障碍，下一步就需要寻找病因。

许多影像学检查可以帮助医生确认轻度认知障碍的病因。例如，磁共振成像（magnetic resonance imaging，MRI）可以明确患者是否存在颅内肿瘤、头部损伤或脑血管疾病等。影像学检查还可以用于评估有无脑萎缩，一些轻度认知障碍可能由损害脑内神经元的疾病引起，即神经系统退行性疾病。影像学检查还能帮助医生判断患者的海马是否正常。海马是脑中与记忆相关的重要结构，研究表明，从轻度认知障碍进展为痴呆的患者，其海马的体积往往会缩小。

研究人员正在探索更多有助于评估轻度认知障碍的检查方法。其中一些检查还可能预测轻度认知障碍是否可能发展为痴呆。

例如，功能成像可以检查脑的活动，轻度认知障碍患者的脑活动会出现一些变化。这些变化可以用来预测轻度认知障碍进展为阿尔茨海默病性痴呆的风险。

分子成像是另一项有潜在价值的诊断工具。例如，正电子发射断层成像（positron emission tomography，PET）使用可以结合脑内的β-淀粉样蛋白的示踪剂，从而显示β-淀粉样蛋白的沉积情况。但需要强调的是，目前功能成像和分子成像主要用于研究，它们并不是常规检查项目。

如果随着研究深入，科研人员开发出针对阿尔茨海默病预防和治疗的新方法，轻度认知障碍的检出将变得更为重要。因为测试可以判断哪些轻度认知障碍患者容易发展为阿尔茨海默病性痴呆，并使这部分患者在早期治疗中获益。

展望

轻度认知障碍在老年人中很常见。随着年龄的增长，患上这种综合征的风

其他用于研究轻度认知障碍的检查手段

多项研究表明，通过腰椎穿刺获取脑脊液（脑和脊髓周围的液体）以测量特定形式的β-淀粉样蛋白和tau蛋白的水平，可能有助于检测轻度认知障碍患者是否存在阿尔茨海默病相关的脑变化，这些变化进而预示着患者是否会进展为阿尔茨海默病。

正电子发射断层成像（PET）的结果也具有参考价值。首先简要介绍这一技术可以应用于阿尔茨海默病的生物学原理。在阿尔茨海默病的发生过程中，β-淀粉样蛋白是其中很重要的一个元素。它可以聚集、沉积形成淀粉样斑，导致脑中的神经元死亡。这个过程会导致阿尔茨海默病的发生。本书将在第5章介绍更多关于β-淀粉样蛋白的知识。

匹兹堡化合物B（pittsburgh compound-B，PIB）等放射性示踪剂可以与β-淀粉样蛋白结合，可在PET中显示患者脑中β-淀粉样蛋白的聚集情况。正如下面图中不同颜色所显示的，冷色如蓝色和绿色代表β-淀粉样蛋白水平较低，而暖色如黄色和橙色则代表β-淀粉样蛋白水平较高。

左边的图像是认知功能正常的人的脑的成像结果，显示β-淀粉样蛋白水平正常，呈蓝色和绿色。中间的图像是轻度认知障碍患者的脑，显示存在β-淀粉样蛋白的聚集。右边的图像是阿尔茨海默病患者的脑，显示很多区域的β-淀粉样蛋白水平远高于正常值。

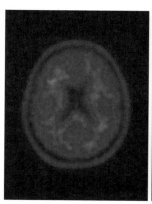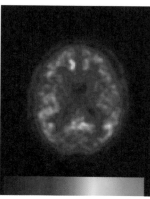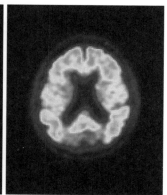

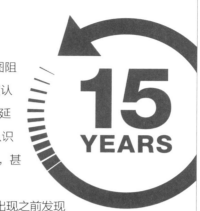

更早地发现阿尔茨海默病

大多数研究表明，在确诊阿尔茨海默病后，试图阻止其进展或逆转其造成的损害为时已晚。这也是轻度认知障碍的研究如此重要的原因：它可能有助于制订延缓或预防阿尔茨海默病的策略。研究人员目前已经认识到，阿尔茨海默病相关的脑改变在症状被发现前几年，甚至几十年就出现了。

目前，研究人员认为可以利用生物标志物在症状出现之前发现阿尔茨海默病并控制其进展。这种想法类似在心脏病发作之前采取治疗措施。目前研究的热点是在症状出现前（也就是疾病早期）脑内发生的变化。研究人员希望通过这些变化预测个体未来患痴呆的风险，而不是等到症状出现再进行干预。此外，研究人员还希望这些生物标志物可以有助于制订预防疾病的策略。

险也会增高，受教育程度较低的个体患病风险更高。研究人员不仅需要了解促进轻度认知障碍进展为痴呆的因素，也要了解哪些患有轻度认知障碍的人群不会进展为痴呆。

例如，一项针对17项研究的回顾性分析表明，在患有轻度认知障碍的人群中，更有可能恢复正常认知的人有一些共同点：更年轻、受教育程度更高、没有高血压和脑卒中史、不携带载脂蛋白E（apolipoprotein E，*ApoE*）ε4等位基因（一种与阿尔茨海默病相关的基因，将在第5章中详细介绍）。

研究人员还发现，控制高血压和心脏病等危险因素可以降低患轻度认知障碍和痴呆的风险。

每年大约1/10的轻度认知障碍患者会发展为痴呆；也就是每100例轻度认知障碍患者中，有10例会在一年后发展为痴呆。换句话说，如果一个人有轻度认知障碍，其更有可能患上痴呆，但这也并不绝对。

一些轻度认知障碍患者的认知功能会随着时间的推移而改善，或者不再下降。事实上，5%~10%的轻度认知障碍患者的认知功能可以恢复。

需要强调的是，轻度认知障碍患者仍然可以参与日常活动。他们通常可以完成以下活动。

- 执行复杂的任务，如支付账单、遵医嘱服用药物，有时可能需要一定帮助。
- 生活自理。

许多专家认为，识别轻度认知障碍后及早采取行动，有助于延缓痴呆的进展，甚至通过正确的治疗可以预防痴呆的发生。

轻度认知障碍进展为痴呆的危险因素

研究人员正在努力寻找轻度认知障碍进展为痴呆的危险因素。遗传是其中之一，比如*ApoE ε4*基因。高血压、糖尿病等影响脑供血的疾病，是另一类危险因素。

危险因素的综合分析可能比任何单一危险因素的分析更加有利于预测痴呆。医生希望了解哪些早期迹象预示着将来进展为痴呆，从而判断哪些患者可能从早期干预中获益、哪些患者可能从长期随访中获益。

轻度认知障碍患者脑内的变化

与轻度认知障碍相关的疾病变化及其对脑的影响的研究正在进行中，这方面的研究越深入，越有助于揭示痴呆的早期表现，甚至可以为痴呆的治疗提供新选择。

研究发现，不同于阿尔茨海默病，轻度认知障碍患者的脑并不一定出现大量淀粉样斑和神经原纤维缠结。

目前研究证据表明，轻度认知障碍患者的脑变化通常类似于阿尔茨海默病或其他类型的痴呆，只是程度较轻，这些变化主要影响脑中与记忆和学习相关的重要结构。

研究还发现，一些患者的轻度认知障碍阶段是阿尔茨海默病或其他类似疾病的早期阶段。这为相应疾病的预防、早期治疗和延缓疾病的进展提供了可能。

治疗

研究人员尝试了不同的药物，探索它们对预防阿尔茨海默病相关轻度认知障碍进展为痴呆的作用。

早期，研究人员观察了一些对阿尔茨海默病性痴呆有一定治疗效果的药物，如胆碱酯酶抑制剂。这些药物可以提高脑中乙酰胆碱（一种化学物质）的水平。这种化学物质会随着阿尔茨海默病的进展而逐渐减少，因此应用这种药物有助于在疾病早期阶段稳定患者的认知功能。但目前专家并不建议将该药物应用于轻度认知障碍的常规治疗，第8章将介绍更多关于这些药物的信息。

其他药物例如美金刚、维生素E、罗非昔布、吡拉西坦、多奈哌齐、加兰他敏、利伐斯的明、B族维生素等，也被用于轻度认知障碍的研究，但暂时没有显示出确定的疗效。

延缓认知功能下降

除了药物治疗以外，以下方法也有助于延缓认知功能下降。

治疗抑郁

抑郁在轻度认知障碍患者中很常见，治疗抑郁有助于改善记忆力。

治疗睡眠呼吸暂停

睡眠呼吸暂停常表现为睡眠时反复呼吸暂停，可影响睡眠质量。治疗睡眠呼吸暂停可以改善睡眠质量，有助于白天注意力的集中。

控制血压

血管损伤会损害脑。研究发现控制高血压和其他可能影响血管的疾病有助于预防痴呆。

健康的生活方式

研究表明，健康的饮食和定期的体育运动可能有助于延缓认知功能下降，降低痴呆的发生风险。

运动可以改善与思维相关的认知功能，并可能降低轻度认知障碍进展为痴呆的速度。

在饮食方面，研究人员发现，地中海饮食可能比低脂饮食更有益于与思维相关的认知功能。

尽管目前还没有确定的研究证实什么可以延缓或阻止轻度认知障碍进展为痴呆，但是更好地理解疾病过程、用更好的工具早期识别高危个体有助于推动相关研究。这些研究也许能带来更有效的治疗，尤其是预防性治疗，将在本书后面的部分介绍。

未来的研究方向

请相信，在未来的几十年里，我们将研究出预防阿尔茨海默病的方法。此外，我们也能够识别出阿尔茨海默病的高危人群，例如轻度认知障碍患者，或者处于轻度认知障碍前期的人。阿尔茨海默病的早期诊断和早期治疗可以让更多人获益。

目前面临着两方面的挑战：一方面是如何精确诊断哪些轻度认知障碍患者会发展为痴呆；另一方面是研发延缓或阻止轻度认知障碍进展为痴呆的治疗方法。

"痴呆是一种记忆力、学习能力、专注力和决策能力等功能受损并影响日常生活的综合征。"

第3章

什么是痴呆

第1章介绍了弗兰克的故事。75岁的弗兰克在自己建造的房子里住了40年，他一直喜欢修理各种器械。但最近，弗兰克经常把东西放错位置。他去经常光顾的餐厅时会迷路，想要回家时甚至找不到回家的路。弗兰克说他最近经常和妻子聊天，但他的妻子几年前就去世了。

如果弗兰克的症状影响了他的生活能力，例如不能管理财务、做饭或正常服用药物，那么医生可能诊断其患有痴呆。如果医生认为痴呆的病因是阿尔茨海默病，那么弗兰克就会被诊断为阿尔茨海默病性痴呆。

痴呆

全球约有5000万人患有痴呆，每年报道的新病例接近1000万例。世界卫生组织将痴呆定义为一种随着时间的推移，记忆力、思维能力和日常生活能力不断衰退及行为发生变化的综合征。必须指出，痴呆不是正常衰老过程的一部分。

痴呆这一定义中的关键词是综合征。许多人认为痴呆是一种疾病，但事实上痴呆是一种综合征，二者的区别在于综合征是由疾病引起的症状和体征的集合。根据病因的不同，患者出现的症状和体征有所不同。

多种疾病和状态会导致痴呆，本章将详细介绍。不论病因如何，痴呆意味着某些认知功能严重受损。

以下是痴呆最常见的症状和体征。

- 记忆力减退，通常由家人或朋友注意到。
- 语言功能减退。
- 视空间障碍，例如开车时迷路。
- 推理或解决问题的能力减退。

- 制订计划的能力减退。
- 运动协调功能受损。
- 人格改变。
- 行为不当。
- 偏执。
- 易激惹。
- 出现幻视或幻听。

记忆力减退是痴呆的常见症状。这是阿尔茨海默病性痴呆的一个标志。但是，记忆力减退本身并不意味着痴呆。

痴呆患者都有严重的认知功能症状，比如记忆力减退。只有当这些症状严重到影响了日常生活，才能作为判断痴呆的指标。事实上，痴呆的症状可能是记忆力减退、容易迷路和语言功能减退这样的组合。只有结合综合症状、体征，并评估其严重程度才能判断一个人是否患有痴呆。

希望有一天能够在早期阶段识别并判断不同形式的认知功能下降，从而找到痴呆的病因。治疗痴呆的最佳时机是痴呆刚刚开始的时候，也就是在脑相应变化达到一定程度之前。

个体的症状和体征与疾病发展速度和严重程度之间的关系尚在探索中。目前还存在很多疑问，例如，为什么有些人在出现轻中度记忆力减退后病情会稳定下来，而另一些人的记忆力则会迅速下降？脑是如此复杂，我们很难获得想要的答案。

痴呆是老年人失能的主要原因之一。随着疾病的发展，痴呆患者可能依赖他人的照护。患者可能无法独自生活，变得不能使用和理解书面与口头语言。但是，也有部分能力可以保留较长时间。

痴呆对人们的身体、心理、社交和经济都有影响，还会影响其工作、家庭和社会关系。

痴呆的常见病因

认知是指思考、推理并与周围世界互动的脑工作过程，当这些过程严重受损时就会发生痴呆。大多数情况下，损伤是由脑本身的疾病（神经系统退行性疾病）和（或）血管性疾病引起的。虽然治疗有助于缓解痴呆的症状，但往往无法做到彻底治愈。只有少部分病因导致的痴呆是可以治愈的，比如药物副作用或感染引起的痴呆。

神经系统退行性疾病

这些疾病会导致脑损伤从而导致痴呆。以下是关于每种疾病的简单介绍，你将在后面的章节中了解更多相关内容。

什么是综合征?

综合征是一些症状和体征的集合,不同的症状和体征组合通常指向不同病因。例如,许多女性经常在月经之前出现头痛、乳房压痛、易怒和疲劳,这些症状和体征指向经前期综合征。

如果一位老年人的记忆力随着年龄的增长而减退,并伴有迷路和注意力下降,医生可能怀疑这些症状和体征是由痴呆引起的,而痴呆可能是由阿尔茨海默病导致的。可见,不同的症状和体征组合可能提示不同的病因。

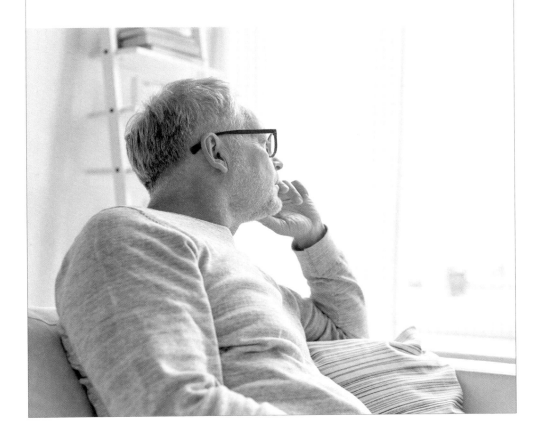

痴呆：一个概括性术语

痴呆是一种记忆力、学习能力、专注力和决策能力等功能受损并影响日常生活的综合征。这是一个概括性的术语，它包括影响日常生活能力的认知问题。

痴呆可以影响注意力、记忆力、视觉或空间知觉以及行为、决策、语言等能力。通常，痴呆患者不止一种认知功能受到影响，可能某个认知功能受累最为严重。

下图列出了导致痴呆的4个主要病因，以及各自在痴呆中所占的比例，每个病因都有各自的特征。每个痴呆患者经历的症状都是独一无二的，并不是每个患者都会出现一种疾病的所有症状。

由于痴呆是对多种症状和疾病的描述，所以痴呆患者可能同时出现多种疾病的症状。

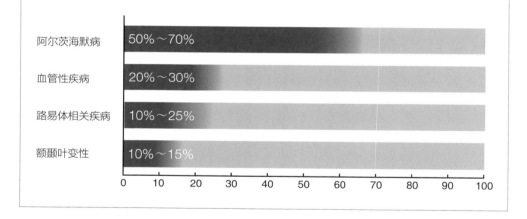

阿尔茨海默病　阿尔茨海默病是导致痴呆的最常见病因。在阿尔茨海默病中，由于淀粉样斑和神经原纤维缠结的聚集，神经元死亡，从而导致记忆力和其他认知功能逐步下降。

阿尔茨海默病症状加重的速度因人而异，记忆力丧失是初始症状之一。第

二部分我们将介绍更多关于阿尔茨海默病的内容。

路易体相关疾病　路易体相关痴呆是仅次于阿尔茨海默病的第二常见的神经系统退行性痴呆，包括路易体痴呆和帕金森病痴呆。

路易体相关痴呆是脑中与思维、记

阿尔茨海默病和痴呆

虽然阿尔茨海默病和痴呆通常被用来表示相同的疾病，但它们实际上是两个不同的概念。痴呆是一种综合征，而不是一种特定的疾病，多用于描述一系列症状，这些症状会影响一个人日常生活的能力。

阿尔茨海默病是导致痴呆的病因之一，但其不是唯一病因，你将在本章中逐渐了解到这一点。

忆和运动相关的部分神经元中形成了一种名为路易体的蛋白质沉积。一些路易体痴呆患者会出现幻视，睡眠时出现和梦境相关的肢体活动，并伴有警觉性和注意力的波动变化。其他临床症状还可能包括类似帕金森病的症状和体征，如肢体僵直、运动迟缓和震颤。

不同于阿尔茨海默病性痴呆在早期就会出现记忆力减退症状，路易体痴呆患者的记忆力通常在疾病进展至后期才会受到影响。

额颞叶变性　额颞叶变性是一组罕见疾病的总称，主要影响大脑的额叶和颞叶。这组疾病也包括轻度认知障碍和痴呆这两个阶段。

部分额颞叶变性患者会出现人格及社交能力的改变，他们可能变得冲动或情绪淡漠，部分患者还会出现语言功能障碍。在本书第9章中将介绍更多关于额颞叶变性的知识。

血管性疾病

心血管系统包括心脏和血管网，它们将血液送往全身各处。本书介绍的重点是影响脑血管的疾病。

高胆固醇血症、高血压、糖尿病和吸烟会导致动脉粥样硬化，影响血液流动，进而增加患心脏病、心肌梗死或脑卒中（脑梗死）的风险。同时，这些因素也会导致一种类型的痴呆，它被称为血管性认知障碍。

最常见的血管性认知障碍是由多次小的脑梗死引起的。这些梗死会影响脑的血液供应，损害脑组织，甚至造成脑组织死亡，它的影像学表现为脑白质点状异常信号。

如果脑梗死程度严重并发生在脑中的关键部位，患者可能出现血管性认知障碍急性发作。随着脑梗死次数的增加，病情也可能逐渐恶化。

血管性认知障碍的症状包括思考困难、注意力不集中、步态异常、意识模糊和抑郁。根据梗死灶在脑中的位置，患者的症状可能仅限于一侧肢体或部分功能。

脑梗死对脑组织的损伤是不可逆的。但控制高血压和其他影响血管的因素可以降低脑梗死复发的风险，从而防止进一步的脑损害。在本书第11章中将介绍更多关于血管性认知障碍的知识和预防方法。

痴呆的其他病因

痴呆有时并不是由脑或血管病变引起的，有些病因可以治疗，甚至纠正，例如正常压力脑积水。

正常压力脑积水、亨廷顿病和克-雅病都可能导致痴呆。你可能听说过这些疾病，只是并不知道它们也会导致类似痴呆的症状。

总而言之，当我们察觉到记忆力和注意力出现问题时，及时就医非常重要。

下面将简单介绍刚刚提到的几种疾病。

正常压力脑积水

脑积水是脑周围起缓冲作用的液体（脑脊液）不能正常吸收回血液，从而导致的病理状态。在这种情况下，脑脊液的积聚会对脑造成一定压力。

正常压力脑积水是脑积水的一种类型。与其他脑积水一样，积聚的脑脊液会给脑组织带来压力，但压力不会太大。这种类型的脑积水多见于老年人，可能是外伤或其他疾病的结果，但在大多数情况下原因不明。正常压力脑积水一定程度上是可以治疗的。

症状和体征 正常压力脑积水的常见初始症状是行走缓慢。患者可能行走时步基宽，转身、起步困难，跌倒和平衡问题也很常见。

逐渐地，患者可能出现尿频，甚至小便失禁的情况。正常压力脑积水患者的思维和信息处理速度可能较慢，也可能存在注意力不集中和记忆力下降的问题。

这些症状也许不如其他类型的痴呆症状严重。例如，与阿尔茨海默病患者不同，正常压力脑积水患者通常可以正确回答问题，只是可能需要更长的时间。

正常压力脑积水的症状和体征有时与其他类型的痴呆相似，从而导致误诊，一些检查可以用于辨别痴呆的不同病因。尽早诊断就可以尽快开展治疗，使患者有更多收益。

如何治疗？ 正常压力脑积水的常规治疗方法是使用一根长且具有弹性的分流管引出颅内多余的脑脊液。分流管从

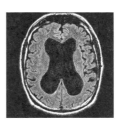

正常压力脑积水

　　正常压力脑积水患者的脑中出现脑脊液积聚。过量的脑脊液会扰乱脑的功能，导致步态改变和思考能力受损。

"尽早诊断就可以尽快开展治疗，使患者有更多收益。"

头皮和皮肤下面穿过，沿着颈部和胸部向下延伸到腹部，将脑脊液引入腹腔。排出脑脊液可能有助于缓解症状，使颅内的脑脊液水平恢复正常。

　　虽然治疗可能有助于改善症状，但也存在一定风险。一些研究表明，使用分流术治疗正常压力脑积水可以长期改善大多数患者的症状，但分流术的效果因人而异。有些患者术后症状会马上消失，而也有些患者需要更长时间才能缓解。

　　在行永久性分流术之前，医生会评估患者对放液（放出一定量的脑脊液）的反应。例如通过观察步态，评估症状是否有所改善。

亨廷顿病

　　亨廷顿病是一种遗传性疾病，患者常在中年发病。它会导致患者不自主运动、情绪紊乱和智能衰退。如果患者是年轻人，症状通常更为严重，且恶化更快。在极少数情况下，儿童也会患上这种疾病。

　　症状和体征　亨廷顿病的症状通常进展缓慢，疾病的严重程度取决于患者脑的损害程度。早期症状多为易激惹、愤怒和偏执等情绪改变，抑郁也很常见。亨廷顿病会导致决策、学习新事物、对答和记忆等方面的问题。早期的运动障碍包括轻微的平衡问题、面部抽搐、表情狰狞和行动笨拙。

　　随着病情恶化，身体的不自主运动可能突然出现且难以控制。患有这种疾病的人走路时可能步幅较大，讲话停顿或含糊不清。痴呆是该病的另一个症状。

患者多在症状首次出现后的10～30年内死亡。最主要的死亡原因是肺炎或跌倒引起的损伤和并发症。通常情况下，症状出现得越早，疾病进展得越快。

筛查和诊断　亨廷顿病是由单基因突变导致的。正常情况下，该基因编码亨廷顿蛋白，而突变的基因可能产生亨廷顿蛋白的一种有毒形式，从而破坏脑中的神经元。

医生会结合体格检查、病史及家族史，判断患者是否出现了亨廷顿病的相关症状。医生可能会询问患者最近情绪和认知方面的变化，辅以脑影像学检查和血液检查。

血液检查可以明确患者是否携带这种疾病的致病基因。有亨廷顿病家族史的人在症状出现前就应进行致病基因的检测。

是否进行早期检测视个人情况而定。如果不确定是否应该进行基因检测，遗传学顾问可以帮助我们权衡利弊，了解检测结果的含义。

如何治疗　目前没有任何治疗方法可以阻止或逆转亨廷顿病的发展。但有几种方法可以帮助缓解症状和体征。

丁苯那嗪是美国食品药品监督管理局（Food and Drug Administration，FDA）批准的用于控制抽搐和扭动的药物。这种药物存在一些副作用，它可能诱发或加重抑郁症和其他精神问题，导

致困倦、恶心和不安。

抗精神病药，如氟哌啶醇（Haldol）和氯丙嗪可以控制不自主运动，以及控制暴躁、易激惹和情绪紊乱，但可能导致肌肉僵硬。

改善情绪的药物包括抗癫痫药，如卡马西平和拉莫三嗪。

抗抑郁药有时被用来改善亨廷顿病常见的强迫性行为，但它们存在恶心、腹泻、嗜睡和低血压等不良反应。

谈话治疗、物理治疗和语言治疗同样可能有所帮助，尤其对于早期阶段的患者。这些治疗方法可以提高患者的生活质量，并可能有助于降低药物副作用。

均衡饮食和控制体重对亨廷顿病患者也很重要。因为患者每天可能消耗多达5000千焦的能量，这一数字远远高于普通人，因此必要时患者需补充额外的维生素和补充剂。

良好的用餐习惯也对患者有帮助，比如将食物切成小块、留出充足的用餐时间等。

克-雅病

每年每100万人中约有1人患克-雅病，目前认为克-雅病由变异蛋白攻击脑细胞所致。克-雅病比阿尔茨海默病进展更快，它也会诱发痴呆，并最终导

致死亡。

　　克–雅病通常在60岁左右起病，一旦起病则迅速恶化。患者常在几个月内死于并发症。目前没有任何治疗方法可以阻止或延缓这种疾病。

　　克–雅病在20世纪90年代就引起了公众的注意。当时克–雅病出现在英国，是因为患者食用了患有牛海绵状脑病（俗称疯牛病）牛的肉。

　　症状和体征　克–雅病的主要特征是快速进展性的痴呆。在疾病早期，患者可能出现肌肉协调性异常、人格改变、睡眠障碍和视物模糊等。症状的迅速加重会导致严重的智能损伤，患者还可能出现肌阵挛、失明、活动和语言困难。

　　许多患者最终陷入昏迷，随后出现心肺功能衰竭或肺部感染等，最终死亡。死亡多发生在起病后一年内。

　　与牛海绵状脑病相关的克–雅病患者的年龄一般较小，早期表现为抑郁、焦虑、淡漠和幻觉。认知障碍出现的时间则较晚。这类患者的存活时间相比于其他克–雅病患者稍长一些（12～14个月）。

　　病因　引起克–雅病的蛋白质被称为朊蛋白。正常的朊蛋白是无害的，但它出现异常折叠时会导致疾病的发生。朊蛋白正确折叠成特定的三维形状时，可以发挥正常功能，而错误折叠的朊蛋白会被回收。但随着年龄增长，人体对

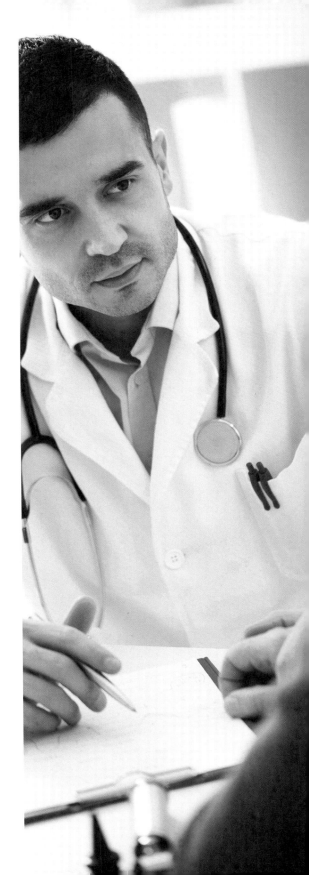

异常蛋白的回收可能并不充分。错误折叠的朊蛋白开始在脑中聚集。

错误折叠的朊蛋白在脑中聚集可能也会导致其他蛋白质错误折叠，从而引起细胞死亡，大量的细胞死亡使脑千疮百孔。这种疾病可能在蛋白质发生变化后的几年才会出现症状。

克–雅病是如何发展的 克–雅病出现的原因有3种。超过85%的病例无明确原因，在美国5%～10%的病例是家族性的。

此外，在皮肤移植或注射生长激素的过程中，患者可能因为暴露在致病蛋白质下而患病，但这种情况的患病风险很低。自1985年以来，美国所有的人类生长激素都经过了基因改造，避免了接受生长激素治疗者患克–雅病的风险。

在某些脑外科手术中，这种疾病也有较低的概率通过器械传播。这是因为导致这种疾病的异常蛋白不能被医疗器械的标准灭菌方法所灭活。

研究表明，受污染的血液和相关产品可能在动物中传播该疾病，但在人类中还没有相关情况的报道。

如何诊断 根据体格检查、病史、脑部检查以及脑脊液的检测，医生可以确定患者是否患有克–雅病。但在此之前需要排除导致类似症状的其他原因。

磁共振成像和脑电图可以用来寻找该病的相关证据，通过腰椎穿刺获取脑脊液也可以检测某些蛋白质的水平。一种被称为实时震动诱导转换（RT-QuIC）的特殊检测方法可以用来检测患者脑脊液中导致这种疾病的朊蛋白的水平。

但是，确诊的唯一方法是患者去世后进行脑组织的病理检查。

如何治疗 尽管医务工作者尝试过很多种药物，但针对任何一种克–雅病，目前都没有有效的治疗方法。

现有的治疗重点是缓解疼痛和其他症状，尽量减轻患者的痛苦。

类似痴呆症状的病因

在某些情况下，患者可能出现痴呆的症状和体征，但并未患有痴呆。例如，轻微的记忆力丧失可能仅仅是因为正常的精神活动速度减慢。

抑郁和谵妄可以表现为类似痴呆的症状，而且它们都可以被治疗。

抑郁症

人们经常用抑郁这个词来形容因糟糕的一天或不好的感觉所产生的暂时性的情绪低落。

抑郁症指的是一种严重的疾病，它会影响一个人的思想、情绪、感觉、行为和身体健康。

认知障碍的可治性病因

与正常压力脑积水一样，以下这些导致认知障碍的病因可以被治愈。

感染 脑膜炎会导致精神错乱、判断力和记忆力受损，但如果及早发现，脑膜炎可以被治愈。

药物 药物的副作用会导致短期的记忆力和注意力下降。

代谢或内分泌疾病 甲状腺、肾脏、胰腺和肝脏疾病会影响代谢平衡，导致痴呆。

脑肿瘤 有些肿瘤，例如脑肿瘤会导致痴呆，其机制是肿瘤压迫脑导致内分泌水平异常。

硬膜下血肿 血液在脑表面和硬脑膜之间聚集。

药物滥用 滥用某些处方药可能导致痴呆。

慢性酒精中毒 慢性酒精中毒的并发症，如肝脏疾病和营养吸收障碍，尤其是硫胺素吸收障碍，会导致痴呆。

营养不良 缺乏充足的营养素如B族维生素，可能会导致痴呆。

中毒 在没有防护的情况下，暴露在有毒溶剂或烟雾中会损害脑细胞。随着时间的推移，可能会导致痴呆。

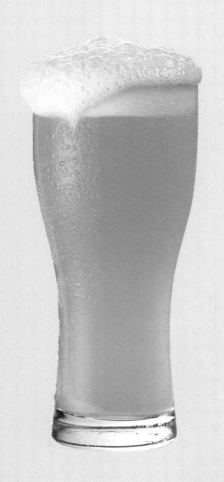

自身免疫系统疾病 记忆力和思维方面的问题可能是免疫系统出现问题的征兆。在这些情况下，使用类固醇治疗可以改善症状。

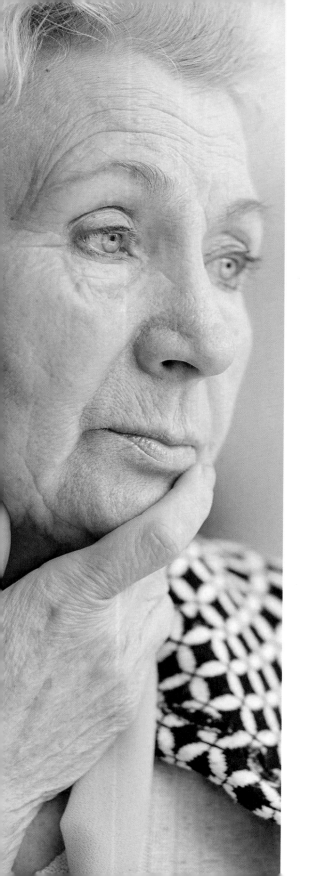

人们过去常常认为抑郁症是臆想出来的，只要努力，就能摆脱抑郁情绪的控制。但目前抑郁症被认为不可以自愈，它是一种有生物化学基础的疾病。

有时，一件产生压力的事件，例如配偶去世，会引发抑郁症。其他时候，抑郁症似乎是自然发生的，没有明确的诱因。不管是哪种情况，抑郁症患者的抑郁状态都不仅仅是由悲伤或忧郁情绪造成的。

与痴呆患者相似，抑郁症患者可能感到困惑、健忘、反应迟缓。这是因为抑郁症会影响人们的感觉、思考、饮食、睡眠等。

抑郁症的标志性症状是持续的悲伤和绝望，以及对曾经感兴趣的事物失去兴趣。抑郁症患者往往注意力不集中，这让他们看起来像是痴呆患者。

如果担心自己存在一些抑郁症的症状，及时就医很重要。抑郁症的症状可能不会自行好转，如果不治疗，抑郁症可能变得更糟。即使症状真的与抑郁症无关，找出痛苦的原因同样很重要。

抑郁也常见于痴呆患者。事实上，超过1/3的阿尔茨海默病患者也存在抑郁情绪。当有人被诊断为阿尔茨海默病时，可能有短暂的沮丧和冷漠。但重要的是，不要让情绪问题长期得不到缓解。在痴呆的基础上，抑郁对情绪和智力的负面影响可能更加强烈。

"在某些情况下，患者可能出现痴呆的症状和体征，但并未患有痴呆。"

谵妄

谵妄是一种精神混乱和意识模糊的状态。出现谵妄的患者往往会经历一系列极端的情绪。

谵妄可能导致注意力不集中，记忆力下降，尤其是近期的记忆。患者的语言可能杂乱无章或毫无意义，还可能迷失方向、坐立不安、易怒或好斗。他们可能会出现幻视和（或）幻听，或存在睡眠障碍。

虽然谵妄可能被误认为是痴呆，但两者有明显的区别。例如，谵妄通常会在很短的时间内出现，从几个小时到几天不等。随着时间的推移，症状可能好转或加重。

此外，谵妄通常是由其他可治疗性疾病，例如严重感染或中毒引起的。在这些情况下，及时治疗是至关重要的。

谵妄易见于患有肺病或心脏病、长期感染、营养不良或激素紊乱的老年人。谵妄也可能因为药物的相互作用、情绪压力、酒精或药物滥用所致。

此外，痴呆患者也可能出现谵妄，这种情况常常继发于其他疾病，如尿路感染。

无论抑郁或谵妄是单独发生的，还是与痴呆合并存在，这两种情况都是可以治疗的。因此，如果你发现自己或所爱的人存在认知障碍的症状和体征，及时就医很重要。

痴呆的危险因素

现在我们已经对痴呆及其可能的病因有了一定的了解，下面将介绍痴呆的危险因素。有些危险因素不能干预，例如年龄和家族史，但是有些因素是可以控制的。

当我们回顾这些危险因素时，请记住，如果同时存在几个危险因素，并不意味着将来就一定会患上痴呆。风险评估并不精确，它能预测一个人在一段时间内患痴呆的某种概率，但是存在风险并不意味着一定会患病。

年龄

65岁以后，患痴呆的风险几乎每5年就增加1倍。85岁以后，近1/3的人患有痴呆。

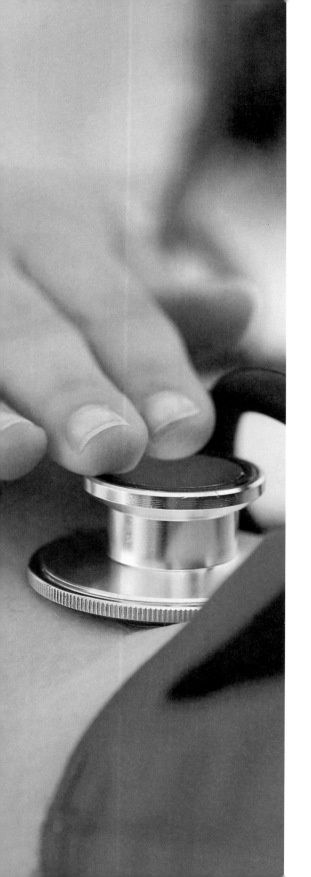

家族史和遗传（基因）

一般来说，有阿尔茨海默病家族史者比没有阿尔茨海默病家族史者有更高的痴呆患病风险。研究人员已经发现了一些会增加痴呆患病风险的基因和基因突变，但一些携带这类基因或基因突变的人并不一定患有阿尔茨海默病。因此，基于遗传证据来预测痴呆的风险仍然是不可行的。

心脏疾病

脑和心脏的健康存在一定联系。随着脂肪、胆固醇和其他物质在动脉中积聚，脑卒中和血管性认知障碍的发生风险会增加。高水平的低密度脂蛋白（Low density lipoprotein，LDL；或"坏胆固醇"）和高血压也会增高痴呆的患病风险。

糖尿病

糖尿病会损害脑血管，增加患血管性认知障碍的风险。此外，目前有研究正在试图揭示糖尿病和阿尔茨海默病之间可能存在的联系。

吸烟

尽管吸烟和痴呆之间的关系还存在争议，但一些研究表明，吸烟的人患痴呆的风险更高。其中一个原因可能是吸烟者患心脏病的风险更高，从而更可能患上痴呆。

血压

高血压可以从多种途径增加痴呆的患病风险。已有研究表明，中年高血压会增加患痴呆的风险。

听力减退

研究表明，听力减退与痴呆的高患病风险有关。事实上，听力减退会使罹患痴呆的风险翻倍。

听力减退可能让人在社交时感到孤独，进而养成吸烟、饮酒和暴饮暴食等不良生活习惯，这会提高患痴呆的风险。听力减退还可能导致脑负责听力的部分发生变化，相关结构可能萎缩，这也可能导致痴呆。

缺乏运动

体育运动可以预防痴呆，换言之，经常运动会降低患痴呆的风险。研究表明，缺乏足够的体育运动会增加患痴呆的风险。

牙齿健康状况不佳

初步研究表明，患有严重牙科疾病导致牙齿脱落的人患痴呆的风险也更高。然而，断言牙科疾病和痴呆之间的联系以及两者之间的因果关系还为时过早，这是目前的一个热门研究领域。

受教育程度低

许多研究表明，早期教育水平低可能与晚年患痴呆有关。提高教育水平可能延缓或预防1/4~1/3的人患痴呆。

降低风险的方法

虽然目前还没有确切的结论，但越来越多的证据表明，一些良好的生活方式，例如经常参加体育运动、社交，持续学习和脑力活动，可保护脑，有助于降低患痴呆的风险。请参阅第19章了解更多信息。

"不能仅通过一项检查就确定相应症状是否由痴呆引起，
痴呆的确诊需要一系列诊疗过程。"

第4章

逐步准确诊断痴呆

在第3章中，我们简要介绍了痴呆的定义及导致痴呆的病因。简而言之，痴呆是影响一个人独立执行日常生活能力的认知障碍。

通过前面的章节我们也已经了解到，类似痴呆症状的出现并不一定意味着患有阿尔茨海默病等神经系统退行性疾病。认知障碍可能是由其他原因导致的，例如感染、药物副作用或抑郁症。此外，在之前的章节中我们还了解了痴呆的危险因素。

本章将介绍如何确定是否存在痴呆，或者是否有其他原因导致了痴呆症状；我们将了解确定痴呆的病因是一个循序渐进的过程，以及有哪些检查有助于确定病因。专业的检查可以评估一个人存在哪些技能或认知功能受损，其可以做什么，又不能做什么。

但重要的是，请记住痴呆是一种临床诊断。有些检查可以帮助确定出现症状的原因，判断患者是否患有痴呆，并确定治疗的最佳方式。因为没有任何单一的检查能直接确诊痴呆或找出痴呆的病因，所以多项检查辅助诊断是有必要的。

医生在诊断时将首先考虑以下问题。

• 患者是否有认知功能障碍？

• 如果患者存在认知功能障碍，程度如何？

• 如果患者有类似痴呆的症状且存在其他情况，那么其症状可以被改善或纠正吗？

• 如果患者确诊痴呆，病因是什么？

以下是医生为了明确这些问题所采取的措施。

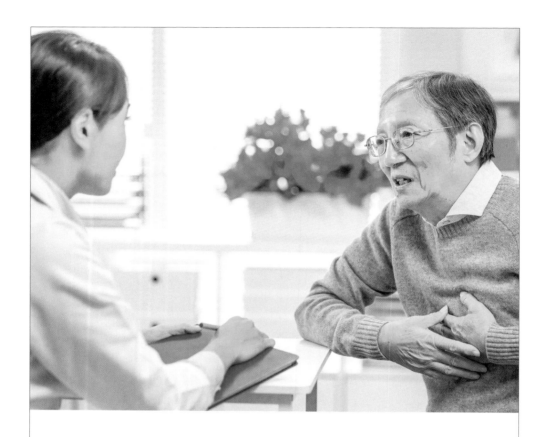

诊断痴呆的专家

痴呆的确诊和排除诊断通常可由全科医生完成，有时也需要专科专家参与。专科专家一般包括：

- 专门研究脑和神经系统的神经科医生
- 精神病学家或其他有执照的精神健康专家
- 专门评估记忆和精神功能的心理学家或神经心理学家
- 专注于老年人群的老年病学医生

常见的检查和评估

不能仅通过一项检查就确定相应症状是否由痴呆引起，痴呆的确诊需要一系列诊疗过程。

在基本的评估过程中，医生会针对患者的症状，询问一些非常了解患者的人，例如患者的家人或朋友。医生会记录病史，进行认知评估，完善基本的实验室检查，可能还需要做影像学检查，例如头部的计算机断层扫描（computed tomography，CT）或脑的磁共振成像（MRI）。

然后，医生会把这些信息整合在一起来进行诊断。如果结果显示是痴呆引发了这些症状，下一步就是找出痴呆的病因。以下是这些过程的详细介绍。

认知行为相关病史

医生通过询问患者的症状和体征来收集病史。

之后医生会询问非常了解患者的人，例如配偶、伴侣、家人或朋友等，以便进一步了解这些症状和体征，以及它们是如何影响患者日常生活能力的。

这些问诊过程能帮助医生发现可能与痴呆有关的事件、重要症状和体征出现的时间顺序，并找出这些症状和体征所产生的影响。医生会记录患者人格、情绪和日常生活能力的变化，家务能力、智力水平和与他人的相处情况是医生可能关注的几个方面。

医生可能询问以下问题。

- 患者的日常生活是怎样的？
- 患者的首发症状是什么？什么时候出现的？
- 患者的症状是逐渐加重，还是基本保持不变？如果加重，其速度如何？
- 患者的症状是否已经严重到影响其日常生活能力？例如，患者是否在衣食起居上需要帮助，难以完成更复杂的任务（例如支付账单、对账、独自购物、下国际象棋、参照食谱进行烹饪、遵医嘱服药、外出旅行或开车）。

医生还会询问以下问题。

- 患者过去或现在患有或存在任何疾病或精神问题吗？
- 患者正在服用任何非处方药或处方药吗？
- 患者有痴呆或其他疾病的家族史吗？
- 患者家庭的社会文化背景是怎样的？

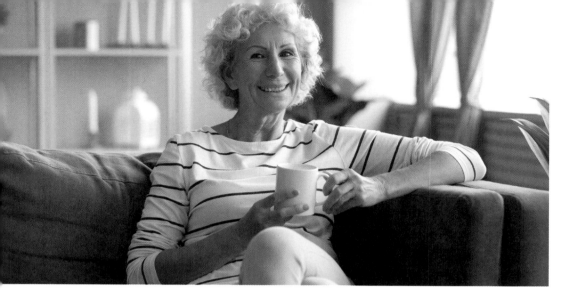

体格检查

体格检查是一个重要的步骤，可以检查是否存在心脏病、甲状腺疾病、视力或听力问题等，这些异常可能影响一个人的思考和学习能力。全面的体格检查有助于判断患者是否存在其他能导致痴呆症状和体征的身体因素。

作为体格检查的一部分，神经系统检查主要评估脑、脊髓以及使信息在脑和脊髓与身体其他部位之间传递的神经系统（周围神经系统）的工作情况。除此之外，医生可能检查力量、平衡、反射和不同的感觉水平。这些检查还有助于评估肌肉力量（肌力），神经系统是否能正常工作。神经系统检查可能发现帕金森病的迹象、脑卒中的证据，以及其他的思维和运动能力的问题。

作为神经系统检查的一部分，精神状态评估有助于显示哪些思维和学习功能可能受损。例如，患者可能被要求现场记忆3~5个字词，5分钟后再回忆。

在获取了病史并进行了神经专科检查后，医生会安排实验室检验和影像学检查。病史、体格检查、认知评估、实验室检验，以及某些影像学检查，如磁共振成像（MRI）或头部计算机断层扫描（CT）是基本的痴呆评估。

在大多数情况下，基于上述基本评估，医生可以判断患者是否患有痴呆及痴呆的可能病因。然而有时还需要其他检查。

其他测试

如果基本的评估不能够让医生做出诊断，可以进一步借助其他检查。额外的检查不总是必要的，不是每名患者都需要，但它们可以帮助医生判断患者的认知功能问题是否属于典型衰老的一部分。如果症状可能由痴呆引起，那么这些检查将有助于判断是哪种类型的痴呆导致了这些症状。

神经心理测试

以下这些测试显示了患者可能有哪些认知功能改变，以及这些改变造成了哪些影响。

- **记忆和学习**　测试学习和记忆新信息的能力。

- **视空间功能**　测试在开车时辨认方向、正确穿衣、辨认面孔或物体、在正常视野中寻找物体以及复制图像的能力。
- **执行功能**　测试推理、判断和解决问题的能力。
- **思考速度**　测试处理信息的速度。
- **注意力**　测试在分心或同时做多件事的情况下，长时间集中注意力的能力。
- **语言使用**　测试写作能力以及与他人交流时的理解能力，以及说话时记不住常用字词或在用词/书写上出错的频率。

医生可能问的其他问题

除了在基础检查中通常问的一般问题外，医生还可能问其他的有助于评估特定类型痴呆的问题。

以下是一些医生可能问的问题。

评估记忆问题	• 是否对记住约会、一项安排和遵医嘱服药感到困难 • 是否记不住刚发生的对话 • 是否会重复陈述或提问
评估语言问题	• 能否迅速想起一个人的名字 • 在表达自己的想法时能否找到合适的词 • 是否有阅读或书写方面的问题
评估视空间功能（判断台阶的高度、找到熟悉的地方的能力）	• 是否有阅读障碍 • 是否会在开车的时候迷路 • 是否很难判断高度
评估执行功能（包括任务安排、逻辑思考和解决问题的能力）	• 能否顺利执行多项任务 • 能否按序完成包含几个小步骤的任务 • 能否独立管理账单和财产

评估精神心理状态	• 是否会产生抑郁或焦虑的情绪 • 是否出现幻觉 • 是否有一些行为方面的改变，例如不合时宜的行为 • 是否对以往感兴趣的事情或重要的事情失去兴趣或不再在意 • 是否有新的饮食习惯，例如变得爱吃甜食
评估一些与痴呆相关的睡眠情况	• 睡觉的时候是否有梦境行为，例如大喊大叫、攻击别人、手脚乱动 • 睡觉时是否会打鼾或呼吸暂停
可能询问的其他症状	• 直立时是否会感到头晕（体位性低血压） • 有无便秘 • 有无大小便控制不佳或失禁 • 有无嗅觉减退或丧失

可能影响记忆力的药物

如果你用一些药物前担心它们会影响记忆力，可以在用药前向医生咨询相关的副作用。除了下文列举出的药物外，其他药物也可能影响记忆力，因此在用药前应向医生咨询药物的相关副作用。

请注意，使用这些药物并不意味着一定会有记忆问题。还要注意的是清单上没有列举的药物也可能导致健忘。

疾病或症状	药物名（商品名）
焦虑	<ul><li>阿普唑仑</li><li>氯硝西泮</li><li>地西泮</li></ul>
抑郁	<ul><li>阿米替林</li><li>氯米帕明</li><li>去甲丙咪嗪</li><li>多虑平</li><li>丙咪嗪</li><li>去甲替林</li><li>普罗替林</li></ul>
过敏	<ul><li>溴苯那敏</li><li>卡比沙明</li><li>马来酸氯苯那敏</li><li>氯马斯汀</li><li>赛庚啶</li><li>苯海拉明</li><li>羟嗪</li><li>氯苯甲嗪</li></ul>
精神分裂症、双相情感障碍或其他心理健康问题	<ul><li>氯氮平</li><li>奥氮平</li><li>异丙嗪</li></ul>
胃肠道、膀胱痉挛，溃疡，恶心、呕吐或晕动症	<ul><li>阿托品类</li><li>双环维林</li><li>后马托品</li><li>莨菪碱类</li><li>普鲁本辛</li><li>东莨菪碱</li></ul>

疾病或症状	药物名（商品名）
烧心	• 西咪替丁 • 法莫替丁
心律失常或心衰	• 索他洛尔 • 地高辛
肌肉疼痛和痉挛	• 异丙基甲丁双脲 • 环苯扎林 • 奋乃静 • 替托尼定
疼痛	• 哌替啶 • 芬太尼 • 羟考酮 • 曲马朵
帕金森病	• 苯扎托品 • 苯海索
睡眠障碍	• 氟西泮 • 羟基安定 • 三唑仑 • 扎来普隆 • 唑吡坦 • 苯海拉明 • 琥珀酸多西拉敏
尿失禁	• 达非那新 • 弗斯特罗定 • 奥昔布宁 • 黄酮哌酯 • 索非那新 • 托特罗定

常见的神经心理测试

下表中列出了一些常见的神经心理测试项目，一些项目看起来很简单，但会被设计得具有一定的挑战性。

测试项目	医生可能询问的问题或要求做的事情
短期记忆	学习一些词汇并重复它们，间隔几分钟后回忆；后续可能要求在一系列的词汇中辨别它们
长期记忆	和个人史相关的一些问题，例如儿童时期居住的地方、工作、学校，或在学校中习得的知识
语言功能	• 说出房间中常见的物品的名称，如桌子、开关、窗帘 • 听指令，例如重复一个简短的句子或用手指出不同的物体
运动功能	• 钉钉子或用夹子 • 对指运动，评估对指速度 • 使用握力器等评估握力
执行功能	• 寻找关联词之间的相似性或不同点 • 解决问题
视空间	• 搭积木 • 匹配相似的图形 • 画时钟或其他复杂图形

医生通过检查患者目前的认知水平（包括记忆力、语言能力、逻辑推理、视空间能力、判断力和注意力），并与正常水平或其之前的水平进行比较，来评估其脑功能是否发生了改变。

这些检查结果有助于评估患者处理各种常见的复杂任务的能力，例如学习新的食谱、管理财务；同时也可以帮助家庭做出关于患者在家是否安全、能否独居的判断，以及决定患者是否需要其他帮助和支持。

医生也可以使用这些检查找出痴呆和其他疾病（如抑郁症）之间的区别，判断它们是否同时存在，这在痴呆的早期阶段很有帮助。

影像学检查

正如我们所了解到的，脑部影像学检查是痴呆检查的一部分，医生依据此来更好地了解患者脑的情况。脑成像能提供更多信息帮助医生找出痴呆的病因。部分影像学检查是常规检查项目，其他大多在研究范畴内使用。

脑部影像学检查可以大致分为结构成像、功能成像或分子成像，医生会根据需要选择相应的成像类型。结构成像最常应用于确定痴呆的病因。

结构成像显示了脑各个结构的大小、形状和位置。它可以发现脑卒中、肿瘤、以往的创伤性脑损伤、脑积水或其他结构问题；还可以显示脑萎缩（萎缩）。计算机断层扫描（CT）和磁共振成像（MRI）就是结构成像，可用来对痴呆进行全面评估。

如果有条件的话，大多数医生对认知疾病的检查倾向于选择MRI；MRI显示脑结构的改变模式能够提供导致痴呆的病因线索。

例如，在阿尔茨海默病导致的痴呆中，MRI可能显示海马萎缩。MRI更能帮助确定脑血管疾病，如脑卒中等，是否导致或促进了痴呆。下文是更多关于CT和MRI的介绍。

CT CT是从不同角度拍摄一系列图像，组合后展示脑部骨骼、血管和软组织等结构的图像。

当进行CT时，患者躺在一台环形机器里。机器内部的扫描仪绕着患者旋转，发出一系列X线。计算机收集并处理这些扫描数据，将它们组合成一张张比X线片更详细的图像。

MRI MRI机器呈长长的管状结构，会产生磁场。磁场使人体内的原子重新排列，无线电波使这些原子发出微弱的信号。机器收集到这些信号后能呈现出脑部薄层切片的图像。MRI可以提供比CT更详细的图像。

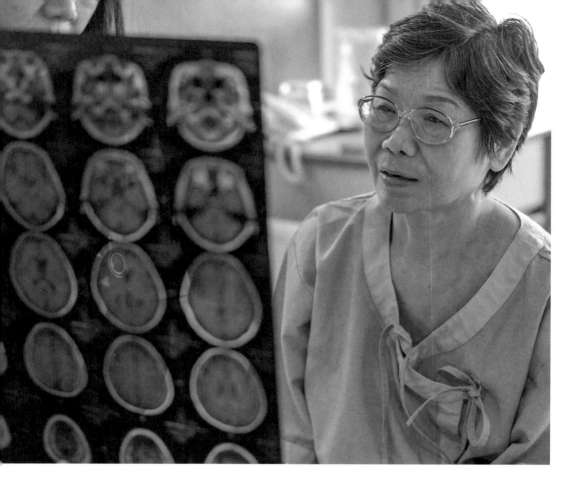

功能成像和分子成像

在常规检查后诊断仍不明确时，可以选择其他影像学检查作为痴呆的评估项目，如功能成像或分子成像等。

功能成像显示的是脑活动的情况而非脑的结构。它可以检测脑组织化学成分的变化，例如脑内的能量代谢、血液流动等。

这些图像有助于将脑的功能（如对话、回忆等）和不同的脑结构联系起来。

基于功能成像，医生可能获取阿尔茨海默病或其他类型痴呆患者脑中异常的活动模式。功能成像包括18氟–脱氧葡萄糖正电子发射计算机断层显像（18F-fluorodeoxyglucose positron emission tomography/computed tomography，18F-FDG PET/CT）和单光子发射计算机断层成像（single-photon emission computed tomography，SPECT）。

分子成像主要基于正电子发射断层成像（PET）或MRI，利用放射性示踪剂显像，帮助医生评估脑功能和疾病。

当示踪剂进入脑时，它们会发生特定化学变化，从而在图像中被捕捉到。

分子成像目前主要用于研究，其提供了其他成像技术无法提供的信息，例如，分子成像可以发现活体脑内β–淀粉样蛋白聚集形成的淀粉样斑块。这些淀粉样斑块是阿尔茨海默病的特征性标志。

研究人员主要使用的功能成像和分子成像，包括功能性磁共振成像（fMRI）和tau蛋白PET。fMRI利用血液

的磁性记录脑不同区域的活动，并检测这种活动在短时间内的变化。

PET和SPECT都是功能成像的应用。

PET PET既是一种功能成像，也是一种分子成像。少量放射性药物（示踪剂）被注射到人体内，进而提供有关脑新陈代谢或分子活性的信息。下文阐述了PET帮助判断患者是否患有痴呆的原理。

在氟脱氧葡萄糖（fluorodeoxyglucose，FDG）PET（FDG-PET，PET的一

CT和MRI图像

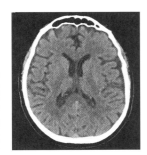

结构成像显示了脑部结构的大小和形状。左侧这张图片是健康脑的CT图像。下面3张图片是MRI图像，显示了脑的不同切面，比CT图像提供了更多的细节，有助于更细致地观察。

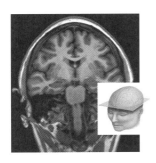 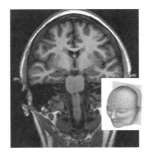 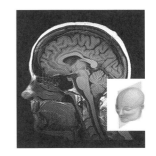

种）中，示踪剂会聚集在脑活动度较高的区域。而脑的病变区域不那么活跃，示踪剂的摄取量较少，因此在FDG-PET中病变区域显示出较低的新陈代谢活动。

tau蛋白PET tau蛋白（见第63页）被认为是一种标志蛋白。检测tau蛋白的PET目前还没有被应用于临床，但在临床试验中常见。

正如现在的tau蛋白PET和淀粉样蛋白PET技术一样，研究人员希望未来PET能应用于检测更多与其他类型的痴呆有关的蛋白质，例如和额颞叶变性相关的TDP-43，与路易体痴呆有关的α–突触核蛋白。

SPECT和PET一样，使用放射性示踪剂成像。示踪剂被注射进体内后，摄像头围绕头部旋转，以创建脑的三维图像。SPECT可以显示脑中哪些区域更活跃，哪些区域的血流较少。

脑脊液检测

脑脊液检测通常用于明确脑和脑脊

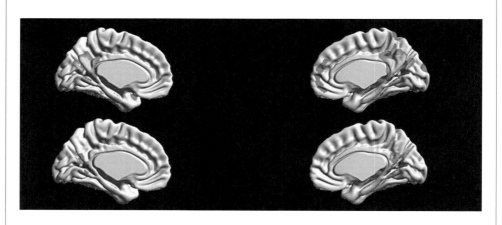

fMRI图像

上面2张fMRI图像显示的是正常情况，受阿尔茨海默病影响的脑区域被突出显示。而下面2张fMRI图像显示了受阿尔茨海默病影响的脑区域活动减少。

PET图像

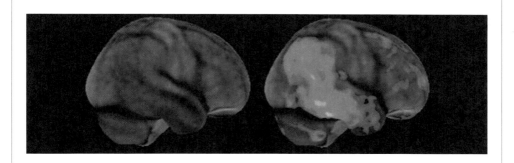

　　PET使用了示踪剂这类放射性药物来显示疾病区域。上图为FDG-PET图像。这类PET能显示脑中葡萄糖的代谢情况，葡萄糖代谢减少说明该区域被分解的营养物质较少。图像中显示脑代谢减少的区域可以帮助判断患者是否患有阿尔茨海默病或其他类型的痴呆。在这些图像中，冷色表示代谢正常的区域，正常的脑看起来几乎是黑色的；暖色（绿色、黄色和红色）显示代谢减弱的区域。左图是新陈代谢正常的人的脑；右图是阿尔茨海默病患者的脑，绿色和黄色表明脑新陈代谢减弱。

液（脊髓周围的液体）中是否有感染或炎症的迹象，可以帮助发现一系列疾病，其中部分疾病是可以治疗的。

　　同时我们也可以检查脑脊液中淀粉样蛋白和tau蛋白的水平，二者是阿尔茨海默病的生物标志物，在第二部分你将了解更多关于生物标志物的知识。

　　淀粉样蛋白和tau蛋白也可被用来确认患者的认知功能障碍是否由阿尔茨海默病导致。当其他检查的结果不明确

时，脑脊液检测可以起到很大作用。

　　如果怀疑患者患有快速进展的痴呆或早发型阿尔茨海默病，也可以考虑测量这两种蛋白质或其他蛋白质的水平。阿尔茨海默病患者的脑脊液主要表现为淀粉样蛋白水平降低和tau蛋白水平升高。

　　医生还可以借助脑脊液检测辅助判断是否有阿尔茨海默病以外的其他因素导致痴呆。脑脊液检测未来可能被用来

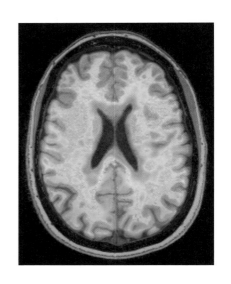
指导用药，帮助患者选择预防或延缓阿尔茨海默病的药物。

血液检查

研究人员正在开发血液检查技术来检测脑中β–淀粉样蛋白的水平。目前有多种相当有效的、不同的血液检查相关研究正在开展。β–淀粉样蛋白是阿尔茨海默病的早期标志物，在认知障碍的症状出现之前就已经产生。

血液检查β–淀粉样蛋白的水平可以帮助医生更早地发现阿尔茨海默病，

有助于早期治疗和预防。第20章将介绍更多关于阿尔茨海默病血液检查的研究进展。

排除其他因素

在排除可治疗的病因之后，痴呆也可能由以下因素引起。

与年龄相关的损伤

随着年龄的增长，我们可能不能像以前那样高速高质地学习和获取新的信

tau蛋白PET图像

tau蛋白是阿尔茨海默病的另一个生物标志物。研究表明，脑中的tau蛋白沉积与阿尔茨海默病症状的关系比淀粉样蛋白的沉积更为密切。研究人员一直在研究tau蛋白病理变化在脑中的进展过程，试图寻找有助于诊断阿尔茨海默病的特征性标志物。

右侧这张PET图像中黄色、橙色和红色部分显示了脑中已经形成tau蛋白沉积的区域。

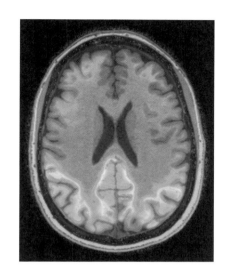

息。处理信息的速度可能也变慢了。

这是正常且可预料的。即使我们有由衰老引起的认知障碍，但仍然可以思考和学习。我们可能需要更长的时间来管理日常事务，做出适当的调整，例如写下我们想要记住的东西；或者在填写表格时，需要多阅读几遍说明。

谵妄

谵妄会影响注意力，可能让我们的注意力波动，像是得了痴呆。但与痴呆缓慢起病、逐渐进展的病程不同，谵妄一般是突然出现的。

因为谵妄和痴呆可以同时发生，所以区分两者不太容易。谵妄可能只持续几天，也可长达几个月。但与痴呆不同的是，病因得到确认和治疗后，谵妄一般是暂时的。导致谵妄的常见原因包括感染和药物副作用。

抑郁

抑郁症可能产生类似痴呆的症状，如兴趣丧失、困惑和注意力不集中。和痴呆不同，抑郁症患者通常可以意识到他们在思考和记忆力方面遇到了问题。

而痴呆患者自己常常意识不到，通常是朋友和家人注意到这些症状，并为医生提供病史。

轻度认知障碍

有些人存在明显的记忆力下降，比典型衰老导致的记忆变化严重，检查结果可能提示轻度认知障碍，但还不足以影响日常生活，因此不能被诊断为痴呆。

这些人可能有轻度认知障碍，不如痴呆那么严重，但比典型衰老的记忆变化更明显。

由于轻度认知障碍有一定风险进展为痴呆，患者可能需要定期检查以监测进一步的认知变化。

神经认知障碍指南

《精神疾病诊断与统计手册》（*The Diagnostic and Statistical Manual of Mental Disorders*，DSM）由美国精神病学协会出版，被用于诊断包括痴呆在内的数百种精神健康问题，也用于指导治疗决策和确定美国医疗保险覆盖范围，现已出版到第五版（DSM-5）。

DSM-5概述了神经认知障碍的3个主要类别如下。

（1）轻度神经认知障碍

（2）重度神经认知障碍

（3）谵妄

在做出诊断时，上述类别会与具体症状相匹配。例如，患者可能因阿尔茨海默病而被诊断为轻度神经认知障碍。诊断分为两步：第一步，确定认知障碍的程度及其对患者日常生活能力的影响；第二步，找出导致认知障碍的原因。

虽然DSM-5中的分类与以前的版本有所不同，但医生诊断阿尔茨海默病的方式几乎没有变化。精神病学家已经在使用轻度神经认知障碍和重度神经认知障碍这两个术语。这些术语也与本书中轻度认知障碍和痴呆这两个术语的使用方式相吻合。

当测试结果提示痴呆

正如我们已经了解到的那样，评估症状以判断它们是否与痴呆有关是一个循序渐进的过程。有时，症状与痴呆毫无关系，但有时它们紧密相关。

《精神疾病诊断与统计手册（第五版）》（DSM-5）常用于诊断痴呆，手册中痴呆被描述为一种重度神经认知障碍。根据这一标准，确诊痴呆的条件是：

- 至少有2项认知功能问题。
- 日常生活受影响，独立生活的能力下降。
- 症状不能用抑郁或谵妄解释。

其他痴呆迹象

医生可能寻找不典型的迹象，如冷漠、焦虑、易怒、不恰当的行为或语言，这些迹象本身可能不是认知功能下降的表现，但与痴呆有关。它们也能最早提醒家人和朋友，患者可能出现了认知功能方面的问题。

痴呆患者可能一遍又一遍地重复问题或对话；可能把个人物品放错地方，忘记重要的事件或约会，或者在熟悉的路线上迷路；在说话或写作时可能记不住常用的字词或出现错误。一些痴呆患者辨认熟悉的面孔或物体有困难。随着病情的发展，他们可能使用简单的工具（如剪刀、筷子、勺子等）时也有困难。痴呆患者可能不会意识到自己有记忆力下降或其他思维问题；可能制订不切实际的计划，如可能坚持将大量资金投入他们以前从不感兴趣的事业上；可能不遵守行为规范和公共礼仪；可能在公共场合讲不恰当的笑话，无视社会规则，例如言行不礼貌、说话声音巨大，影响他人。

很重要的一点是，当我们或我们的家人存在一个或多个上述症状时，不要仓促下结论。记住，痴呆是一种综合征。

此外，建议不要自我诊断，不要轻信网上或药店提供的测试来进行症状的对比或进行筛查测试。这些测试一般都不可靠，结果很容易被曲解，低分会引发不必要的担忧，而高分会产生错误的安全感。

咨询医生和其他专家是更合适的选择，只有他们才能做出诊断并提供恰当的治疗计划。

确定痴呆的病因

本章中的各种检查有助于医生做出痴呆的诊断，但这并不是结束。在确诊痴呆后，医生还需要思考一个更复杂的问题：什么类型的痴呆导致了这些症状和体征？

虽然不同类型的痴呆可以有共同的症状和体征，但它们之间很难鉴别。例如，记忆力下降是阿尔茨海默病和额颞叶变性的症状之一，在阿尔茨海默病中，记忆力下降往往是最早出现的症状；而在额颞叶变性的一种常见亚型中，情绪或人格改变通常最先发生，记忆力下降可能在后期出现。

那么，医生如何才能确定痴呆的病因呢？首先，需要通过检查、评估、分析和比较的方式诊断痴呆；其次，必须综合考虑症状和体征以缩小病因的范围。

有时找出痴呆病因的过程是简单的，例如患者有脑卒中病史，而认知功能减退出现在脑卒中后不久，医生可以据此判断痴呆可能是由血管性认知障碍引起的。但大多数时候，医生还需要更多的检查和评估才能明确病因。

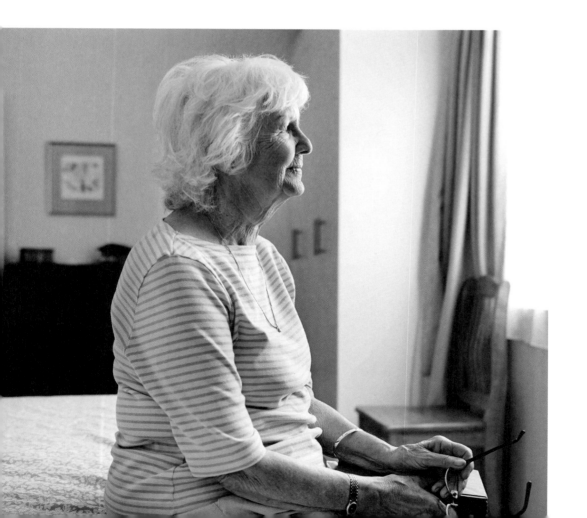

然而，有时即使做了所有的检查和评估，医生也很难确定患者是哪种类型的痴呆。例如，路易体痴呆的几个常见症状与阿尔茨海默病相同。血管性认知障碍和阿尔茨海默病的常见症状也类似。

而有些患者可能同时有几种痴呆的病因，这进一步增加了诊断的难度。例如，大多数被诊断为阿尔茨海默病的患者同时存在其他导致痴呆的病因，包括脑血管病或路易体病。

痴呆患者所需要的护理不会因为痴呆类型的不同而有所差别。痴呆患者及其家人仍然可以接受对症治疗，寻求支持，获取资源，并讨论未来的计划。

还需强调的是，尽管两个人的痴呆病程不会完全一样，但识别痴呆的类型可以为家庭和医疗人员提供更多的信息，以便为患者提供最好的照护和支持。

我们可以把痴呆类比为癌症。癌症患者希望知道癌症的具体类型，从而明确是否可以治疗以及进行更合适的症状管理，痴呆患者也是如此。

及时诊断的益处

68岁的萨拉已经连续几个月感到不适。除了越来越健忘外，她还经常感到困惑和焦虑。她需要帮助，但当朋友和邻居试图帮助她时，她变得易怒，甚至会抓挠别人，以前她不会这样的。

萨拉的女儿极力劝她去看医生，但她不同意。萨拉声称如果家人能再耐心一点，她可以自己控制并改善症状。实际上萨拉可能只是害怕去看医生、做检查。

像许多其他人一样，萨拉对未知感到恐惧，害怕受到伤害。萨拉的女儿向她保证，看医生才是正确的做法。

事实是，无论结果是好是坏，医生都会想办法让萨拉的生活更轻松并减轻其家人的顾虑。萨拉越早就诊，就可以越早获得帮助。

当症状和体征刚开始出现时，人们往往不会意识到这可能是一个严重的健康问题，反而可能会忽略它，或误以为这是正常的衰老过程。人们也可能将困惑、健忘和情绪波动视为独立的问题，而没有将它们联系到一起。也有一些人可能意识到有什么不对劲，但害怕面对现实——他们宁愿不了解自己的病情。

诚然，因为萨拉有记忆力下降、困惑和极度的情绪波动，医生很可能注意到并排查她是否存在痴呆。但她的症状也可能由其他原因引起，例如，甲状腺疾病、抑郁症或药物不良反应。越早

痴呆的常见病因和症状

以下是痴呆常见的原因和症状，我们将在本书后续章节了解更多内容。

常见病因	常见症状
阿尔茨海默病	• 记不住近期的事情 • 判断和推理障碍 • 完成日常任务存在困难 • 找字/词困难，记不起人名和物品的名称
路易体痴呆	• 波动性记忆力、注意力和警觉性变化 • 出现幻听或幻视 • 运动障碍，例如走路缓慢、肌肉僵硬 • 思维出现问题，例如意识混乱、注意力不集中或记忆力下降 • 睡眠障碍，例如梦境行为
额颞叶变性	• 人格改变或不恰当的社会行为 • 饮食习惯改变，例如嗜甜食 • 计划和组织活动出现困难 • 使用和理解字词出现困难 • 运动障碍，例如震颤、肌肉痉挛、肢体缺乏协调性
血管性认知障碍	• 思维速度变慢 • 集中注意力出现困难 • 不能组织思维和行为 • 不能做出决策

就诊、越早做检查、越早得到诊断，她就有越多的选择来改善症状和提高生活质量。

例如，医生可能发现萨拉在记忆力和家务琐事上的问题对于她这个年龄而言是正常的。那她的困惑和情绪变化呢？这可能是她上个月开始服用的新药与其他药物相互作用的结果。只要改变她正在服用的药物，萨拉的生活就可以迅速恢复正常。

此外，检查可以排除其他可能导致痴呆的可治性病因。

尽管这个诊断难以接受，但及早确诊可能是一件好事。一般来说，及时诊断可以提高患者的生活质量，减轻护理压力，让患者及其家人有更多时间享受当下。

及时诊断还具有以下益处。

- 让患者及其家人释怀，因为它为患者的变化和家人的担忧提供了清晰的答案。
- 提供有用的信息、支持、资源和服务。
- 帮助延长痴呆患者在家中独立生活的时间。
- 为痴呆患者提供机会，寻找相应的社会团体和组织，使患者能够参与其中，保持和外界的联系，提高生活质量。

- 让痴呆患者及其家人明白认知功能下降是病程的一部分，而非个人的失败。
- 为患者提供一个整理个人财务状况的机会。这也可能是与家庭和法律专家讨论照护计划、预留医疗指示、完成委托等的时机。

诊断后

无论对谁而言，确诊痴呆都是一件可怕的事情。重要的是花时间去调整感受和情绪。在第13章中，你将了解更多诊断后应采取的步骤。

不要害怕向家人、朋友和同事寻求帮助。医生、护士或心理学家可以与患者及其家人一起制订症状管理的策略。医护人员可以帮助患者决定告知外界患病事实的时机和方式。患者所在社区也可能提供资源，例如阿尔茨海默病协会的地方分会等。

最重要的是，花时间更多地了解这种疾病，本书是一个很好的起点。对疾病的了解在一定程度上可以帮助患者理解痴呆随时间发展而发生的变化，帮助痴呆患者和照护者寻找到与痴呆共处的好办法。

每个人都是独一无二的，许多人都患有各种疾病或处于各种状况之中。需

得到诊断：询问医生

这是什么类型的痴呆？

痴呆的诊断会帮助患者理解什么原因导致了这些变化，但这并不能说明全部情况。可以询问医生是什么原因导致了痴呆。阿尔茨海默病是痴呆最常见的病因，但还有其他原因导致的痴呆。

哪些药物可能有帮助？

只有为数不多的几种药物被FDA批准用于治疗阿尔茨海默病，此外它们通常也被用于治疗其他类型的痴呆。询问医生可以应用哪些药物及药物的副作用。其他与痴呆相关的症状，如抑郁、焦虑和睡眠障碍等，也可以用药物治疗。下文中我们将介绍药物治疗。

诊断后，我能做些什么让自己尽可能过上最好的生活呢？

诊断后，重要的是着眼当下，规划未来。询问医生能做些什么来弥补认知障碍，提高整体幸福感，例如规律作息、定期运动和保持社交等。阅读第14章以了解更多信息。

我可以参加研究或临床试验吗？

一些研究或临床试验可能适用于你的情况。通过参与研究，你可以为可能治疗痴呆的方法提供有价值的信息，也可以帮助改善能为痴呆患者提供护理和支持的方法。参与临床试验，可以获得以下益处。

- 有助于自己的治疗过程。
- 成为探究可能的治疗方法的临床试验中的一分子。
- 为痴呆研究做出贡献，帮助子孙后代。

我在哪里可以获得更多信息和支持？

这本书是了解痴呆相关信息的一个很好的开始。你也可以从医生和医疗团队中获得更多有用信息。

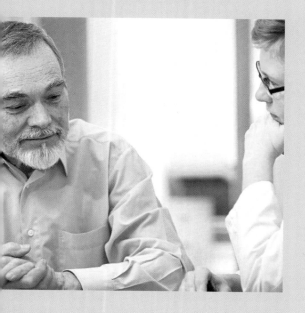

要强调的是，疾病在任何时候都不能成为一个人的标签，也不能决定一个人的生活质量。痴呆患者的生活取决于诊断后他们的应对方式、态度、行动和选择。确诊痴呆后，生活还在继续，痴呆患者可以，也确实能够很好地生活。

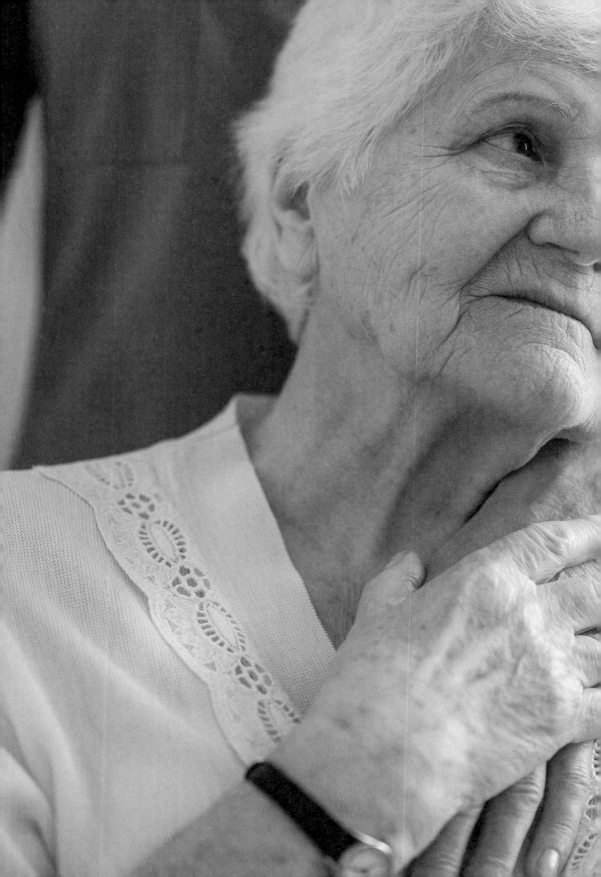

第二部分

阿尔茨海默病

目前全球有超过6000万的痴呆患者，其中2/3以上为阿尔茨海默病患者。在美国，阿尔茨海默病是第六大死亡原因，而在老年人中阿尔茨海默病更是第三大死亡原因。

尽管阿尔茨海默病已经成为一个社会问题，且形势不容乐观，但希望依旧存在。随着研究的深入，阿尔茨海默病的早期诊断现已成为可能，最早甚至可以早于症状和体征的出现。这为阿尔茨海默病患者提供了治疗的时间乃至新的机会——因为与此同时，科研工作者也一直在努力寻找治愈阿尔茨海默病的方法。

接下来的章节将介绍目前科研工作者对阿尔茨海默病发病机制的见解以及医疗团队如何更快速、准确地诊断该疾病，以延长患者的生存时间并改善他们的生活质量。

近来，阿尔茨海默病研究在生物标志物领域取得了振奋人心的进展。生物标志物的检测可被用于确定诊断、排除诊断、预测将来患病的可能性；而研究人员发现其中一些检测可以在临床症状出现之前，鉴别一个人是否患有或者将患有阿尔茨海默病。这些突破性的发现可以帮助医生诊断阿尔茨海默病，并评估一个人出现阿尔茨海默病相关认知功能下降的风险。你将会在本部分的各章节中了解到更多关于生物标志物的内容。

医务工作者和科研人员不仅致力于预防阿尔茨海默病的发生，更在努力开发针对阿尔茨海默病的治疗方案，以帮助确诊为阿尔茨海默病的患者维持正常生活能力，享受充实且有意义的生活。

"人们理解、诊断和治疗阿尔茨海默病的方式是与时俱进的。"

第5章

从科学的角度看阿尔茨海默病

阿尔茨海默病是65岁及以上人群痴呆的最常见的病因。阿尔茨海默病患者的家人和朋友们会与其共同经历疾病带来的令人痛苦的变化：患者的智力和记忆力逐渐减退，判断力受损，性格改变并且逐渐不能正常地生活。

阿尔茨海默病是一种神经系统退行性疾病。与其他神经系统退行性疾病一样，阿尔茨海默病患者脑中的神经元会逐渐丧失正常功能并死亡。

随着脑细胞之间的连接受损乃至脑细胞死亡，人们的记忆力、语言能力、计算能力和辨别方向的能力等都会受到影响。阿尔茨海默病患者可能或多或少地丧失各种能力，比如日常交流、识别熟悉的物品、控制情绪和行为，甚至是吃饭、排泄等最基本的能力。直至疾病晚期，患者可能卧床不起，需要他人的照护。

阿尔茨海默病的病程进展因人而

异，但共同点是它通常会缩短患者的寿命。患者的死亡常由不能活动以及不能正常进食、进水所导致的并发症引起，血液循环障碍和肺炎等感染也是导致阿尔茨海默病患者死亡的重要原因。

2011年，美国政府在充分认识到这一日益严重的健康危机后，颁布了国家阿尔茨海默病防治计划。该计划的重点是预防阿尔茨海默病，以及更好地帮助数百万受到阿尔茨海默病影响的家庭。

面对阿尔茨海默病这一重大挑战，这项计划提出了需全社会共同努力的5个目标。

- 到2025年，实现阿尔茨海默病的有效防治。
- 培训医疗卫生及健康保健行业的从业人员，开发新的方法以提高医疗服务质量。
- 加大对阿尔茨海默病患者及其照

护者和家庭的支持力度。

- 提高公众对阿尔茨海默病的认识。
- 改进数据收集模式，持续跟进研究进展。

美国国家阿尔茨海默病防治计划从科研、医疗和照护的角度，为应对阿尔茨海默病这一健康危机提供了坚实的理论框架。

在讨论阿尔茨海默病的第二部分中，本章作为开篇之章，将介绍阿尔茨海默病背后的生物学机制。本章还将介绍阿尔茨海默病最典型的两种特征性改变：淀粉样斑和神经原纤维缠结。

脑中的病变

神经元是脑和神经系统最基本的组成细胞，它的功能是在脑内以及脑和身体的其他部位之间传递信息。阿尔茨海默病会破坏神经元，导致神经系统退行性变，影响脑的正常功能。除此之外，阿尔茨海默病也会扰乱神经元之间信息传递的功能结构（突触），而这会使得信息传递变得更加艰难。

特定脑区（如海马）神经元之间的相互联系程度对于该区域的功能（如记忆的形成）至关重要。对大多数人而言，阿尔茨海默病最先累及的部位就是海马。海马属于脑的边缘系统，它是记忆的中枢。这就是为什么阿尔茨海默病

性痴呆的首发症状往往是记忆力减退。随着疾病累及其他脑区，患者可能出现定向障碍，不能准确地判断自身及物品的位置。

除了海马，阿尔茨海默病还会影响边缘系统的其他部分，如杏仁核——它对于学习和情感体验都很重要。阿尔茨海默病还会累及脑的更多区域，包括额叶、顶叶和颞叶等。

额叶负责思考、计划、组织、解决问题、短期记忆和运动等功能；顶叶负责对感觉（如听觉）信息的解释；颞叶处理来自感官的信息，并在语言和记忆存储中发挥作用。在进一步了解阿尔茨海默病所影响脑区的基础上，你可以更好地理解这种疾病为何会引起某些症状。

随着神经元之间的交流连接变得越来越困难，脑的其他功能也会受损。例如，患者可能出现决策、语言、写作方面的障碍。

渐渐地，疾病会使患者无法照顾自己，也难以完成自己一直以来都能胜任的工作。边缘系统负责感知人的本能和情感，边缘系统受损后，一些患者会变得好斗和偏执。

阿尔茨海默病还会破坏脑深处迈纳特（Meynert）基底核内的神经元。这个区域富含乙酰胆碱，对记忆的形成和唤起有着至关重要的作用。这一区域的

受阿尔茨海默病影响的脑内化学物质

化学物质	主要功能
乙酰胆碱	注意力、记忆力、思维能力和判断力
多巴胺	运动、奖赏和愉悦感
谷氨酸	学习和远期记忆
去甲肾上腺素	情感反应
5-羟色胺	情绪和焦虑

损伤会导致乙酰胆碱水平显著下降，从而进一步加剧由其他脑区损伤导致的记忆力减退。此外，阿尔茨海默病还会导致脑中其他一些化学物质，如多巴胺、谷氨酸、去甲肾上腺素和5-羟色胺的浓度下降。上面的表格展示了这些化学物质的含量降低对脑功能的影响。随着阿尔茨海默病不断进展，整个脑最终也将会萎缩。

蛋白质的异常

阿尔茨海默病的两种特征性改变是β-淀粉样斑和tau神经原纤维缠结。淀粉样斑是大量蛋白质异常沉积形成的，它会阻止神经元之间的正常连接。神经原纤维缠结则来源于异常改变的tau蛋白，它也会损伤脑内的神经元。

1907年，阿诺斯·阿尔茨海默（Alois Alzheimer）博士报道了一名病态偏执、记忆力严重减退的女性患者案例。他在对这名女性的脑的尸检中发现了大量淀粉样斑和神经原纤维缠结。

淀粉样斑和神经原纤维缠结并非阿尔茨海默病独有的特征，在其他类型痴呆的患者甚至正常人的脑中也有可能出现。但阿尔茨海默病患者脑中的淀粉样斑和神经原纤维缠结远多于其他人，并且往往在患者相对年轻时就已经出现。

淀粉样斑　淀粉样斑是由大量蛋白质和一些不能被身体吸收的细胞残片聚集形成的，往往分布在活的神经元附近。阿尔茨海默病中出现的淀粉样斑主要由β-淀粉样蛋白构成，也有细胞残片和其他蛋白混杂其中。

在症状出现之前发现阿尔茨海默病

人们理解、诊断和治疗阿尔茨海默病的方式是与时俱进的。科研人员致力于研究脑在阿尔茨海默病相关症状出现之前发生的一系列变化。如果能够更早地发现这些变化，就可以采取药物和其他干预措施阻止疾病在脑内发生。当然，相关研究成果同样也可使已被诊断患有阿尔茨海默病的患者受益，因为我们可以针对疾病机制开发新的治疗方法。

为了尽早发现阿尔茨海默病，研究人员构建了生物标志物框架，以期在症状出现之前判断患者是否患有该病。

生物标志物已经被广泛用于筛查各种疾病，如高血压、高胆固醇血症、糖尿病和癌症。一个人即使没有出现任何症状，也可以通过一些检查来确认自己是否患病。研究人员认为，对阿尔茨海默病可以采取类似的生物标志物方法，在出现症状前诊断阿尔茨海默病。

正如血糖和糖化血红蛋白指标可以用来判断一个人是否患有糖尿病，生物标志物框架利用已知的阿尔茨海默病生物标志物变化来判断一个人是否患有阿尔茨海默病，它并不依赖于是否出现相关症状。基于这个框架，正电子发射断层成像（PET）和脑脊液检测依据阿尔茨海默病的标志性蛋白（淀粉样蛋白和tau蛋白）的水平，来评估一个人是否患有阿尔茨海默病。

淀粉样斑的形态

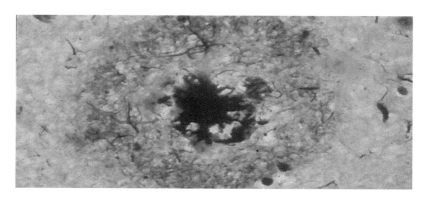

上图是一张脑组织切片的显微照片。深色、不规则的区域是脑组织中淀粉样斑的致密核心。核心周围的变色区域显示脑内发生了炎症，而它会导致脑细胞的死亡。

需要特别强调的是，淀粉样蛋白和tau蛋白出现异常并不能说明一个人一定患有阿尔茨海默病。有些人虽然存在这些蛋白的沉积，但是没有认知功能下降的症状。这类似于利用心脏计算机断层扫描（CT）评估心血管疾病：检测到动脉粥样硬化斑块沉积并不意味着患者一定会心脏病发作。

另外，磁共振成像（MRI）可用于检测神经系统退行性变，这有助于衡量疾病的严重程度。例如，磁共振成像可以显示脑中对记忆非常重要的海马是否萎缩。这可以帮助医生判断具有淀粉样蛋白和tau蛋白异常的患者是否同时具有神经系统退行性变（如海马的萎缩）。研究人员发现，同时存在淀粉样蛋白异常、tau蛋白异常和神经系统退行性变的患者，记忆力减退比其他人更快，因此判断是否有神经系统退行性变的发生对阿尔茨海默病患者来说具有很重要的临床意义。

找到一种有效的生物标志物组合，并用于临床诊断，可能改变阿尔茨海默病的诊疗体系，进而为更早地应对疾病提供更多选择。

现有研究显示，该框架可以准确预测非痴呆人群的记忆力减退情况。研究人员将继续测试和完善该框架，他们也在不断开发新的检查手段以辅助预测阿尔茨海默病的发生。

虽然生物标志物框架在研究人员中已经得到广泛应用，然而该框架目前尚未应用于临床。尽管如此，我们仍希望有一天，它可以成为一种工具，帮助医生在患者的症状和体征出现之前提早发现阿尔茨海默病；甚至能更进一步地，基于这个框架提出新的治疗和预防手段。

β-淀粉样蛋白是淀粉样前体蛋白（amyloid precursor protein，APP）异常水解生成的片段之一。APP被切割后形成的片段一部分留在细胞内，另一部分在细胞外。β-淀粉样蛋白就是在APP被切割的过程中形成的，下一页插图详细展示了这一过程。一些特定的生物化学途径负责从脑中清除这些蛋白质片段，以维持脑的正常功能。

每个人都有APP及其产生的切割片段，但一些因素可能使这些蛋白质片段更容易在脑中沉积：一方面是这些蛋白质片段过量产生，另一方面是脑清除这些蛋白质片段的能力不足。另外，由于β-淀粉样蛋白比其他蛋白质更有黏性，它们更容易聚集硬化，形成斑块。

科学家们认为，这些斑块会破坏脑细胞之间的正常交流，激活免疫细胞，诱发有害的免疫反应。另有研究人员发现，即使是少量的β-淀粉样蛋白聚集，也同样会对脑细胞产生毒性。上述这些变化最终都可以导致脑细胞死亡。

科学家是如何知道脑中的这些过程呢？

淀粉样斑的形成

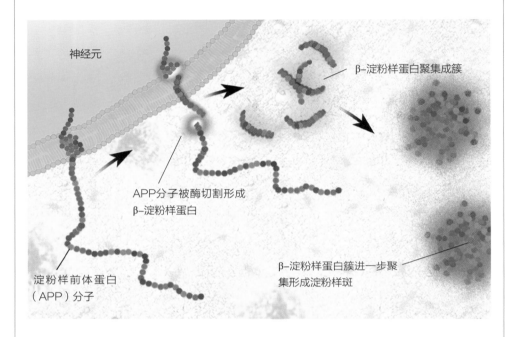

神经元

β-淀粉样蛋白聚集成簇

APP分子被酶切割形成
β-淀粉样蛋白

淀粉样前体蛋白
（APP）分子

β-淀粉样蛋白簇进一步聚
集形成淀粉样斑

淀粉样斑形成于脑细胞之外，是脑中蛋白质和细胞成分的致密沉积，也是阿尔茨海默病的特征之一。

淀粉样斑的形成始于一种名为淀粉样前体蛋白（APP）的大分子蛋白质，它存在于每个人的脑中。当APP被酶切割成更小的片段，其中一个片段就是β-淀粉样蛋白，它具有黏性且比其他片段的毒性更大。

阿尔茨海默病的发生过程一方面是β-淀粉样蛋白过量产生，另外一方面是脑清除β-淀粉样蛋白的能力不足。它们共同导致β-淀粉样蛋白聚集成簇，最终硬化成淀粉样斑。

证据之一是科学家发现，遗传性阿尔茨海默病（一种较罕见的类型）患者的基因突变，几乎总会导致更多的β-淀粉样蛋白产生，进而导致脑中的淀粉样斑更早、更多地出现。

此外，在晚发型阿尔茨海默病（更常见的阿尔茨海默病类型）早期，患者脑内同样会发生β-淀粉样蛋白的异常增多和积累。影像学检查显示，这些沉积物可能在患者出现症状和体征的几年甚至几十年前就已经出现在其脑中。而在脑脊液中，β-淀粉样蛋白的水平同样也可以在阿尔茨海默病症状显现的数十年前出现变化。

科学家们已经开始关注阿尔茨海默病的早期阶段。尽管此时没有明显的症状，但脑中已有淀粉样斑和神经原纤维缠结出现。这一阶段也被称为阿尔茨海默病的临床前阶段。

β-淀粉样蛋白的毒性与淀粉样斑形成的各个阶段　β-淀粉样蛋白在形成斑块之前会经历几个阶段。越来越多的研究表明，某些阶段的β-淀粉样蛋白可能比其他阶段更具毒性。

起初，一些β-淀粉样蛋白聚集成簇，形成寡聚体。但此时它们仍然是可溶的，容易被清除。当几个寡聚体结合在一起时，它们变得更大、更黏。从这一阶段开始，β-淀粉样蛋白会改变形态，形成细长的蛋白链。这些淀粉样蛋

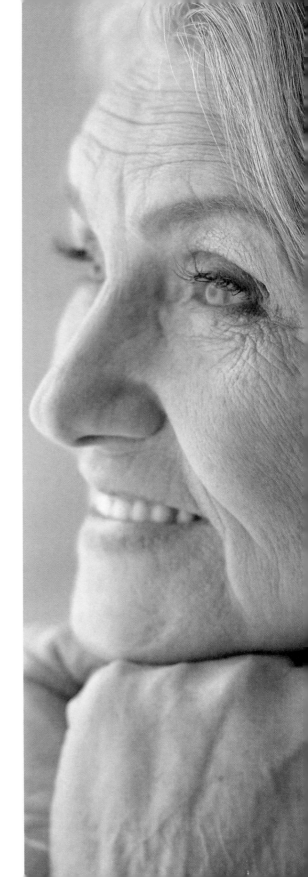

神经原纤维缠结的形成

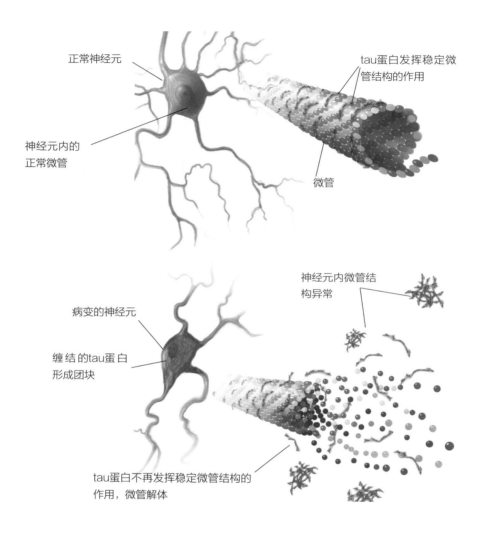

正常神经元

神经元内的
正常微管

tau蛋白发挥稳定微
管结构的作用

微管

神经元内微管结
构异常

病变的神经元

缠结的tau蛋白
形成团块

tau蛋白不再发挥稳定微管结构的
作用，微管解体

微管是神经元的重要组成部分，能维持细胞结构稳定，辅助细胞内物质运输。它们的结构看起来像又长又细的圆柱体。tau蛋白是一种维持微管稳定的蛋白质，在阿尔茨海默病患者的神经元内，tau蛋白出现了异常的化学修饰。异常的tau蛋白会破坏微管的稳定性，进而导致细胞结构被破坏。此外，异常的tau蛋白也会在细胞内聚集并形成神经原纤维缠结，这也是阿尔茨海默病的标志性特征之一。

白链不断聚集，直至形成坚硬的、不可溶解的斑块。而这种淀粉样斑是阿尔茨海默病的特征之一。

很长时间以来，科学家们普遍认为导致神经元死亡的罪魁祸首是淀粉样斑。但是随着淀粉样斑形成过程的更多细节被研究揭开，一些科学家开始重新思考这个问题。他们认为，β-淀粉样蛋白在斑块形成前的寡聚体早期阶段毒性最强，而不是在他们一直认为的形成淀粉样斑之后。

研究人员认为，寡聚体会攻击并破坏脑的突触。而突触作为神经元桥接的狭窄空间，对神经元间交流并形成记忆至关重要。突触的损伤会导致记忆力减退和认知功能下降。

根据这一理论，不可溶的淀粉样斑是不活跃的。我们可以将它近似理解为细胞的"垃圾场"。当大的淀粉样斑形成时，β-淀粉样蛋白已经失去了一些毒性。不过，β-淀粉样蛋白的毒性随着不断聚集逐渐加强的假说可能也是对的——这两种机制可以在脑内同时发生。

阿尔茨海默病的发生也许不止有淀粉样蛋白的参与 尽管研究人员一直致力于研究阿尔茨海默病的发病机制，但仍然有很多机制没有被完全阐明。

研究表明，一些人的脑中有大量的β-淀粉样蛋白，但他们的神经元几乎没有受到损伤，并且一生都没有出现认知功能下降的症状。然而，也有一些人脑中的β-淀粉样蛋白属于正常水平，但他们仍然出现了相当显著的脑损伤。

从以上研究中，我们可以引申出几个思考：即使脑中没有高水平的β-淀粉样蛋白，脑中的神经元是否也会被破坏；脑中的神经元是否还要经历其他过程才会受损，进而引发痴呆；是不是有些人比其他人更能抵抗β-淀粉样蛋白的损害，因此尽管他们的寿命很长，但脑并没有显著的病变。

对于那些存在认知障碍但是脑中没有太多β-淀粉样蛋白的患者，研究人员认为，他们的确在向痴呆进展，但这并非由阿尔茨海默病引起。

研究人员还尝试从很多其他角度研究淀粉样蛋白。例如，由于淀粉样蛋白与遗传型阿尔茨海默病高度相关，许多临床试验都致力于减少脑中淀粉样蛋白的含量，以期达到治疗效果；然而这些尝试并没有取得预期的结果。这使一些研究人员怀疑淀粉样蛋白是否真的具有毒性，以及是否应该改变研究方向以开发其他的治疗方法。

支持淀粉样蛋白有毒性的研究人员也提出了一些反驳意见。他们认为这些研究中的受试者接受治疗的时间还不够早——可能由于神经元的改变已经发生，所以抗淀粉样蛋白治疗的效果并不显著。他们提出，在症状出现之前就对

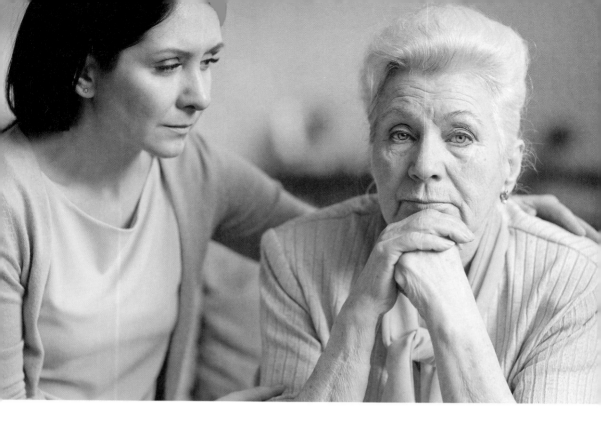

患者进行治疗或许可以使结果有所不同。这种预防性的治疗策略目前正在临床试验中。

导致抗β-淀粉样蛋白治疗效果不显著的另一个原因是阿尔茨海默病的复杂性。为了获得理想的治疗效果，也许我们需要同时针对多个途径和通路，使用多种治疗方法，来干预阿尔茨海默病的进展。这与某些感染性疾病和癌症的治疗方法类似，即多种治疗手段并行。

以上提到的内容只是科学家们正在努力研究的问题中的一部分。科研人员的目标是充分认识阿尔茨海默病，建立对疾病发生过程的清晰认知。

神经原纤维缠结　神经原纤维缠结是阿尔茨海默病的另一种标志性改变。它由tau蛋白异常聚集引起，发生在神经元内部。tau蛋白发挥正常功能时有助于维持神经元的结构，但在阿尔茨海默病中，这种蛋白质由于结构改变而失去正常功能。病理状态下，tau蛋白不仅无法发挥稳定细胞结构的功能，反而会解链并聚集在一起，在神经元内形成缠结的团块（神经原纤维缠结）。

这些神经原纤维缠结会阻碍营养物质和信息在神经元和脑细胞间的运输和传递，进而导致神经元死亡。

学界已经认识到，在阿尔茨海默病的发生过程中，神经原纤维缠结和淀粉样斑可相互影响，共同发挥作用；但它

基因筛查有意义吗？

基因筛查可以检测与早发型和晚发型阿尔茨海默病有关的基因突变，但专家通常不建议进行基因筛查。

如果患者出现早发型阿尔茨海默病（发病年龄通常小于65岁）的症状，并且有明确的家族性痴呆的病史，在*APP*基因、*PSEN1*基因和*PSEN2*基因中筛查早发型阿尔茨海默病的基因突变可能是有意义的；但在进行基因筛查之前，最好先咨询相关专业人员。此外，晚发型阿尔茨海默病的常见遗传危险因素是*ApoE ε 4*等位基因，但目前对该等位基因的筛查并没有很大的临床价值。携带该等位基因并不意味着一定会患阿尔茨海默病，不携带它也不意味着一定不会患病。基于以上原因，再考虑到阿尔茨海默病目前缺乏有效的预防治疗方法，我们不建议在科研用途之外筛查*ApoE ε 4*等位基因。

们各自的具体致病机制仍然是现今科研工作的前沿方向。例如，相比淀粉样斑的数量，脑中神经原纤维缠结的数量同神经退行性变（脑萎缩）、痴呆症状的出现时间与严重程度更为相关。一些研究人员认为，这可能是因为β-淀粉样蛋白的沉积发生在tau蛋白沉积之前，也可能是因为tau蛋白沉积是β-淀粉样蛋白沉积的结果。但无论如何，必须指出的是，β-淀粉样蛋白和tau蛋白之间的关系目前仍未被完全阐明。

阿尔茨海默病的致病因素

尽管我们已经知道淀粉样斑和神经原纤维缠结是阿尔茨海默病的典型特征，并且已经对其开展了大量研究，但许多科学家意识到，我们现在对阿尔茨海默病还是知之甚少。

目前学界的观点是，阿尔茨海默病和许多其他疾病一样，是由多种因素共同引起的。与基因一样，这些因素具有多样性：生活方式、身体对衰老和其他疾病的适应能力等因素都参与疾病的发生过程。接下来将介绍几个可能与阿尔茨海默病相关的致病因素。

基因

基因可以决定眼睛或头发的颜色，

也能预测患阿尔茨海默病的可能性。

早发型阿尔茨海默病相关基因 早发型阿尔茨海默病的特点是症状通常在65岁之前出现。有3种基因发生突变会增高患早发型阿尔茨海默病的风险：淀粉样前体蛋白（*APP*）基因和2个早老素基因——早老蛋白1（presenilin-1，*PSEN1*）基因和早老蛋白2（presenilin-2，*PSEN2*）基因。这3种基因都与β–淀粉样蛋白的产生有关，它们的突变在人群中非常罕见。

这些基因突变会导致脑中产生过量的β–淀粉样蛋白，进而导致淀粉样斑形成，最终杀死脑中的神经细胞。这也是阿尔茨海默病的症状出现和加重的原因。早发型阿尔茨海默病与晚发型阿尔茨海默病的症状相似，二者的不同之处在于早发型阿尔茨海默病更容易出现非

记忆症状和癫痫。

携带已知致病基因突变的父母有很高的概率把致病基因遗传给他们的孩子，每个孩子都有50%的可能性遗传致病基因并出现早发型阿尔茨海默病。然而，部分早发型阿尔茨海默病患者并不携带上述3种致病基因，这意味着其背后可能有一些尚未被发现的生物学过程参与。

晚发型阿尔茨海默病相关基因 晚发型阿尔茨海默病是最常见的阿尔茨海默病类型，它通常起病于65岁以后。与晚发型阿尔茨海默病相关性最高的基因是载脂蛋白E（*ApoE*）基因，在该基因被发现同阿尔茨海默病有关之前，医学界对它的普遍认识是它参与血液中胆固醇的转运。

该基因有3种常见的等位基因，分别为ε2、ε3和ε4基因，其中ε4基因会增

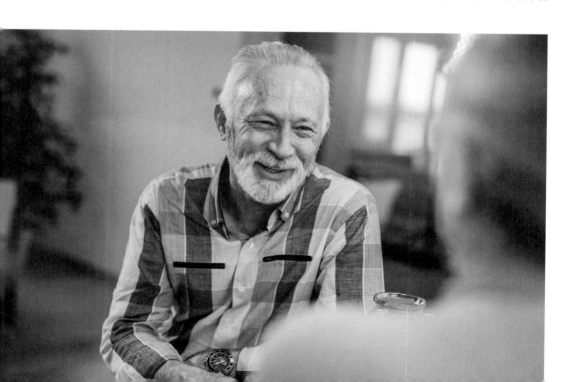

高患阿尔茨海默病的风险。每个人有两个*ApoE*基因的等位基因，一个来自母亲，一个则来自父亲。如果其中一个等位基因是ε4基因，患阿尔茨海默病的风险就会增高；如果从父母那里得到的两个等位基因都是ε4基因，患阿尔茨海默病的风险会更高。

此外，携带ε4基因的人可能比其他人更早患上阿尔茨海默病。对ε4基因的携带者来说，患阿尔茨海默病的风险会在70岁左右达到高峰。

需要强调的是，携带ε4基因并不意味着一定会患阿尔茨海默病。反之，即使没有携带ε4基因，仍有可能患阿尔茨海默病。

目前关于ε4基因增高患阿尔茨海默病风险的原因尚不明确。研究表明，ε4基因可以降低脑内β–淀粉样蛋白的清除速度；也有证据表明它能使β–淀粉样蛋白更快地聚集。此外，它还可能影响血管和脑对炎症的反应。这些作用都与阿尔茨海默病的发展有关。值得一提的是，ε2基因型反而可以降低患阿尔茨海默病的风险，它背后的作用机制仍在研究当中。

其他许多基因也与晚发型阿尔茨海默病有关。研究人员在基于大样本人群的大型研究中发现了许多与阿尔茨海默病相关的基因，目前仍在尝试解释它们在阿尔茨海默病的发生、发展过程中起到的作用。此外，学界还有更多的研究工作致力于发现新的阿尔茨海默病相关基因。

这里我们简单介绍一些可能与阿尔茨海默病有关的基因。

ABCA7　尽管*ABCA7*的确切作用尚不清楚，但其一些等位基因似乎会增高患阿尔茨海默病的风险，研究人员认为*ABCA7*可能与脑内*APP*降解以及胆固醇代谢途径有关。

CLU　该基因参与脑内β–淀粉样蛋白的清除。正如前文所介绍的，β–淀粉样蛋白在阿尔茨海默病分子机制中起到关键作用。这个基因发生突变可能导致脑内β–淀粉样蛋白含量增高。

CR1　当该基因编码的蛋白质太少时，会引发脑内的炎症反应，而炎症反应可能是阿尔茨海默病发生的一个重要因素。此外，该基因也与*APP*的降解有关。

PICALM　该基因的功能是维持脑中神经元之间的交流，这对神经元发挥正常功能以及记忆的形成非常重要。也有科学家认为*PICALM*参与*APP*在脑中的降解途径。

PLD3　虽然科学家们对*PLD3*在脑中的作用了解不多，但有证据表明它与阿尔茨海默病相关。

SORL1　该基因在β–淀粉样蛋白生成等过程中起着重要作用，它的一些突变与阿尔茨海默病相关。

TREM2　该基因与脑对炎症的反

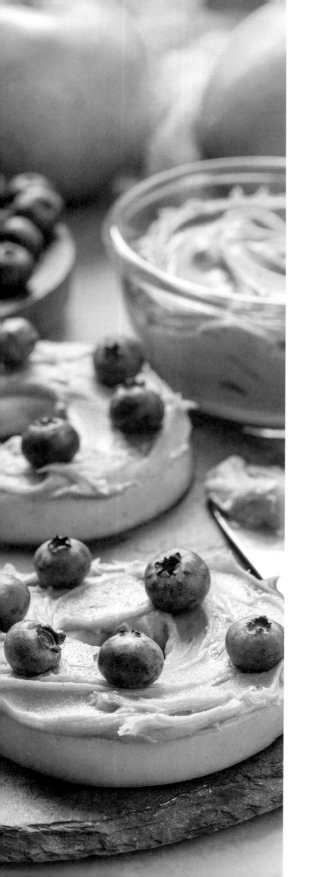

应有关，它的罕见突变与阿尔茨海默病相关。其他与阿尔茨海默病相关的基因也与炎症反应的过程有关。

氧化应激

当细胞内的线粒体结构受损时，就会发生氧化应激。线粒体是细胞的"能量工厂"，其受损会产生过多的自由基。

自由基形成是正常的生理过程。当我们进行体育运动时，身体会将葡萄糖、糖原等转化为能量，自由基即在这一过程中产生。人的身体也一直暴露在来自环境的自由基和促进自由基产生的因素中，如烟草的烟雾、空气污染和阳光。如果自由基分子太多，就会引发人体细胞损伤，这种损伤发生的过程就是氧化应激。

专家认为氧化应激参与了许多疾病的发生过程，而阿尔茨海默病也是其中之一。在阿尔茨海默病患者（特别是晚期患者）的脑中，研究人员同样发现了氧化应激的证据。此外，氧化应激也可能参与其他类型痴呆的发生过程。

导致氧化应激的因素有哪些？正常的衰老及各种与疾病有关的因素都可能导致自由基的积累，也有一些证据表明淀粉样斑的形成和炎症也会导致氧化应激。

有证据表明氧化应激也发生在阿尔茨海默病的早期阶段。这使一些研究人员认为氧化应激可能导致淀粉样斑和神经原纤维缠结的形成。与之相反的观点则认为，淀粉样斑和神经原纤维缠结的形成是身体应对氧化应激的保护机制。也有研究人员认为，长期处于低水平的氧化应激状态，加上其他因素，足以引起脑神经元损伤。

不管氧化应激是神经元损伤的原因，还是神经元损伤的结果，绝大多数研究人员都认可氧化应激会在阿尔茨海默病的发病过程中起到一定作用。

有没有办法对抗氧化应激？能否防止氧化应激对神经元造成损伤，进而预防痴呆的发生？多摄入富含抗氧化剂的食物，例如坚果及坚果酱、水果和蔬菜，可能有所益处。在一些研究中，维生素E被认为有抗氧化的效果，但并不是所有的研究都表明它有显著的益处。此外，服用高剂量的维生素E也可能带来一些不良后果，如出血，甚至增高死亡的风险。基于这些原因，我们不建议将维生素E作为一种补充剂使用。

炎症反应

本章已经多次提到了炎症反应与阿尔茨海默病的关系。但炎症究竟是什么？它又是如何作用的呢？

炎症是身体对伤害的自然保护性反应，炎症部位可见发红、肿胀、发热、疼痛以及功能障碍。阿尔茨海默病与脑中低水平的慢性炎症反应有关。

是什么导致脑内炎症反应的发生？

一种叫作"小胶质细胞"的脑内免疫细胞会清除受损的神经元、死亡细胞和脑组织中的其他废物，神经元之间的淀粉样斑也是小胶质细胞清除的对象。科学家们认为，小胶质细胞将淀粉样斑视为外来物质，并予以清除，而这一过程会触发炎症反应。

正常的小胶质细胞对清除脑中的有毒物质（如β-淀粉样蛋白和死亡细胞）至关重要。如果小胶质细胞不能很好地完成它们的工作，这些有毒物质就会在脑中积累，进而导致脑细胞死亡。此外，如果小胶质细胞长期处于激活状态，就会导致脑中发生慢性炎症，而这也会损伤脑细胞。

研究人员认为，在阿尔茨海默病的不同阶段，脑的炎症反应对疾病的作用是不同的。在早期阶段，炎症反应对免疫系统的轻微刺激是有益的；然而在慢性或长期的炎症反应开始后，减少炎症反应则更有益。关于如何对免疫系统进行最合适的调节，相关研究仍在进行。

脑血管损伤

作为人体中结构和功能最复杂的器官，脑极度依赖心脏所输送来的血液，

阿尔茨海默病性痴呆

下图比较了自然衰老过程中的认知功能下降和阿尔茨海默病患者的认知功能下降情况。

阿尔茨海默病可能在60岁左右发病，发病前可以毫无征兆。随着时间的推移，其症状和体征（大部分是记忆问题）会逐渐使日常工作变得越来越困难。最终，当认知障碍加重到一定程度时，患者会被诊断为阿尔茨海默病性痴呆。

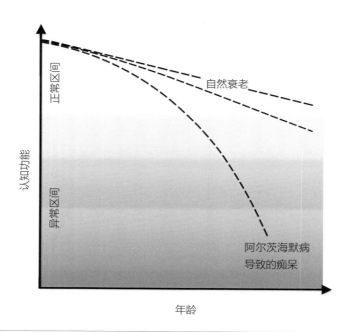

血液循环为脑输送必要的氧气和营养物质。此外，血液循环也有助于清除废物，比如β-淀粉样蛋白。

随着时间推移，脑的血管系统和身体其他部位一样也会衰老。脑的动脉会变得越来越窄，弹性越来越低，有些动脉甚

至会被脂肪沉积物阻塞，从动脉主干分出的新毛细血管的生长速度减慢，心脏也不像以前那样健康地跳动。这些变化的结果是脑得不到足够的血液供应，到达脑的血液灌注不像以前那么充足。

随着年龄增长，脑血管也会磨损：

微小损伤、炎症和氧化应激都会发生。高血压、动脉粥样硬化（脂肪、胆固醇和其他物质堆积于动脉壁）以及头部创伤等都会加重这些血管损伤。

衰老、受损的脑血管系统可能导致神经元损伤和死亡。例如，许多研究表明，中年人如果存在心脏病风险因素，如高血压、高胆固醇血症和肥胖，那么晚年出现认知障碍和痴呆的风险就会增高。

值得注意的是，阿尔茨海默病和脑血管疾病经常同时发生。脑血管疾病（如脑卒中）发生时脑供血不足，可导致脑损伤和痴呆。

严重脑血管疾病患者的脑内通常有β-淀粉样蛋白，阿尔茨海默病患者也常常患有脑血管疾病。

两者是如何相互影响的是目前研究的热点之一。一种理论认为，正常的β-淀粉样蛋白有助于防止有毒物质从血液扩散到脑。但是，当心脏病或者头部损伤等原因导致脑血管出现慢性病变时，会产生过多的β-淀粉样蛋白，使小血管阻塞并形成自由漂浮的小碎片。科学家们认为，正是在这个阶段，淀粉样蛋白沉积并成为有害物。

淀粉样蛋白似乎也能影响脑血管的正常功能，可能导致脑血管渗漏。

大量研究都在关注阿尔茨海默病和血管健康之间的关联。常用的抗高血压

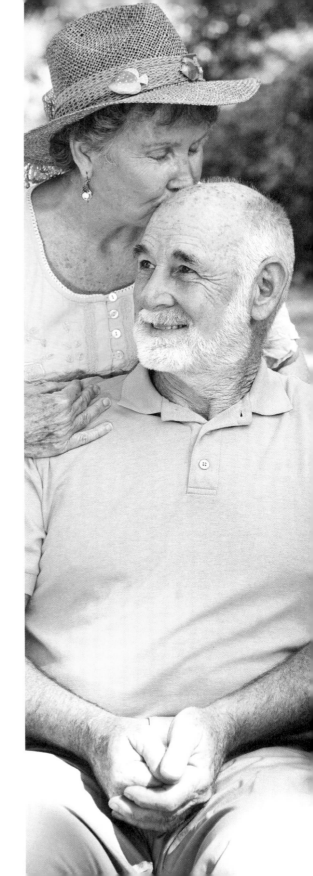

药能帮助阿尔茨海默病患者缓解症状或降低其发病风险吗？心脏病和阿尔茨海默病之间有什么关联？有没有针对这种关联的药物可以阻止阿尔茨海默病的发生？以上列举的只是研究人员正在努力研究的问题的一部分。

尽管阿尔茨海默病和脑血管疾病之间可能存在联系，但许多研究表明，其中一种并不会直接导致另一种疾病恶化。不过，两种疾病对患者的影响存在累积效应。换句话说，相比只患有阿尔茨海默病的患者，同时患有阿尔茨海默病和脑血管疾病的患者的认知障碍会更加突出。

糖尿病

糖尿病和阿尔茨海默病可能存在某种联系，但仍需更多证据来佐证。一些研究表明，患有糖尿病可能增加患痴呆的风险，但并非所有研究人员都同意这一观点。

糖尿病会对身体造成各种损害，其中包括血管损害，这也使它成为血管性痴呆的风险因素。许多糖尿病患者都有阿尔茨海默病和血管性认知障碍的标志性脑改变，一些研究人员认为，糖尿病、阿尔茨海默病和血管性认知障碍存在相互促进的作用。糖尿病还会增高轻度认知障碍的风险，并使轻度认知障碍更有可能进展为痴呆。

虽然糖尿病可能通过损伤脑血管增高患痴呆的风险，但尸检研究并不支持糖尿病与阿尔茨海默病特征性的淀粉样蛋白和tau蛋白沉积之间存在直接关系。随着研究继续深入，研究人员仍在试图寻找二者的联系，并尝试利用其联系找到同时治疗这两种疾病的方法。

一种可行的方案是使用胰岛素治疗阿尔茨海默病。早期研究表明，胰岛素鼻喷雾剂能够改善记忆力，帮助早期阿尔茨海默病患者或轻度认知障碍患者维持认知功能。然而，最近的研究表明，使用胰岛素鼻喷雾剂对轻度认知障碍或阿尔茨海默病患者并无益处。

尽管如此，研究还在继续，研究人员一直致力于更好地解释糖尿病与阿尔茨海默病之间的联系，并且致力于开发出更多关于预防和治疗这两种疾病的方法。

保护性因素

越来越多的研究表明，虽然许多因素可能增高患痴呆的风险，但也有一些方法有助于预防痴呆的发生。

一些生活习惯如日常运动、多食用水果蔬菜、参加益智活动和保持社交可能降低患痴呆的风险。

目前，学界仍在研究这些生活习惯

是否对阿尔茨海默病的致病机制产生作用，或者是否能增加脑的功能储备，使脑的部分区域在受到损伤时仍可保留该区域的功能。本书接下来将介绍更多的保护措施，以及与之相关的最新研究。

阿尔茨海默病的病程

痴呆并不是一种疾病，而是一种综合征。患者会出现多种症状和体征，下一章将介绍医生如何根据阿尔茨海默病的症状和体征进行诊断。

每名阿尔茨海默病患者的患病经历都是不同的。并不是每名患者都在同样的年龄起病，每名患者的疾病严重程度和进展速度也各不相同。许多因素都会影响阿尔茨海默病的病程，包括年龄、健康状况、家族史、文化等。但是，阿尔茨海默病的病程具有一些共同点，医生正是利用这些共同之处"勾勒"出了阿尔茨海默病的各个发展阶段。

本书使用3个阶段来描述阿尔茨海默病的病程：轻度、中度和重度。每个阶段的区别在于患者能否正常思考、行动以及完成基本任务。这3个阶段的划分是概括性的，因此可能不完全符合每名患者的情况。我们需要根据患者的整体状况来判断患者处于哪个病程阶段，一些体征和症状可能在整个疾病过程中均出现，而另一些症状和体征可能永远不会出现在某些患者身上。我们将在下一章学到更多关于这3个病程阶段的知识。

每名阿尔茨海默病患者的寿命也不尽相同。与以往相比，现在阿尔茨海默病患者的预期寿命有所延长。平均而言，阿尔茨海默病患者在被确诊后还能存活3～11年，但也有些人能存活20年甚至更长。

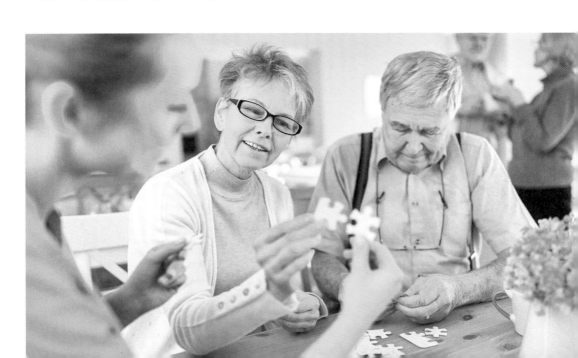

"早期诊断，即在阿尔茨海默病的症状开始出现，
但仍较轻微时及时诊断有诸多好处。"

过去，阿尔茨海默病导致的痴呆常常在患者的症状和体征出现之前就已经非常严重，直到影响到他们的生活质量和独立生活能力时才能被诊断。

而在20世纪90年代末和21世纪初，人们认识到阿尔茨海默病患者首先表现为轻度认知障碍。正如第2章中所提到的，轻度认知障碍患者在认知方面，尤其是记忆力，存在明显的下降，但仍然可以正常生活。

随着研究的进展，现在我们不需要等到患者死亡就能检测到阿尔茨海默病的标志性蛋白。阿尔茨海默病的生物学改变早在首发症状（常常为记忆力下降）出现之前就已经出现，甚至早于首发症状15年，这被称为临床前阶段，即生物学改变已经发生，但症状尚未出现。在此阶段，患者脑中已经出现阿尔茨海默病的病理改变，但还没有出现临床症状。

目前尚不清楚，患者脑中的阿尔茨海默病相关生物学改变在症状首次出现之前的多久出现。事实上，部分人脑中可能已经形成了阿尔茨海默病标志性的病理改变（淀粉样斑和神经原纤维缠结），但他们却没有发展为阿尔茨海默病。阿尔茨海默病临床前阶段仅在临床试验或研究中被提及，目前暂不适用于临床。

如果出现记忆力减退，人们可能想知道，这是自然衰老的表现，还是轻度认知障碍或阿尔茨海默病轻度痴呆阶段的表现。

这又会给人们带来新的疑问：目前尚无有效的治疗方法阻止阿尔茨海默病进展，那么当症状出现时，及早诊断有意义吗？

答案是肯定的。

早期诊断，即在阿尔茨海默病的

症状开始出现，但仍较轻微时及时诊断有诸多好处。首先，在确诊后一段时间内，服用药物可以减轻症状，如改善记忆力。其次，及早诊断可以让患者及其家属认识到，认知变化是由疾病引起，而不是个人原因导致的，这可以带来一种解脱感。最后，明确诊断使患者家属有机会了解这种疾病，知道将会发生什么，学习如何适应、面对这种疾病。所有这些都有助于减轻压力，及早应对，以免留有遗憾。

此外，及早诊断还能让患者参与决策和计划，并有可能参与开发中的新治疗方法的临床试验。

在本章中，我们将了解医生诊断阿尔茨海默病的步骤和相关研究进展。

发现阿尔茨海默病引起的认知障碍

正如我们所知道的，痴呆并不是一种疾病，而是一种综合征，一种症状和体征的集合。患者表现为思考能力、推理能力及与周围环境的互动能力受损（认知障碍），这使其独立生活的能力下降。

当一个人第一次因持续的记忆力或思考能力下降就诊时，医生可能建议他（她）做多种检查，以确定其症状是否与神经系统退行性疾病（如阿尔茨海默病）或者脑卒中等其他疾病有关。相关

检查已在第4章中详细介绍。

最常见的情况是，老年人的痴呆由某一种脑疾病引起，这种疾病通过攻击整个脑的神经元通路进而破坏脑神经元，称为神经系统退行性疾病。在导致痴呆的神经系统退行性疾病中，阿尔茨海默病最常见。

阿尔茨海默病是痴呆的病因吗

如果一个人的症状和体征被确定由痴呆引起，下一步就是找出痴呆的病因。

考虑到阿尔茨海默病是痴呆最常见的病因，医生会对阿尔茨海默病和其他可能导致痴呆的疾病进行鉴别诊断。患者的病史、用药史以及体格检查、实验室检查或脑影像学检查的结果都可能提供线索。

医生通过观察如下症状和体征来判断阿尔茨海默病是否是痴呆的病因。

发病缓慢，症状逐渐发展 阿尔茨海默病和其他神经系统退行性疾病一样，开始时发病缓慢，随着时间的推移逐渐恶化，最终影响患者的日常活动。

突然出现的症状可能是其他疾病的征兆，比如脑卒中或药物副作用。几周内迅速出现的症状可能是朊蛋白病（如克-雅病）或自身免疫性疾病的征兆。

显著的记忆力减退 记忆力减退，

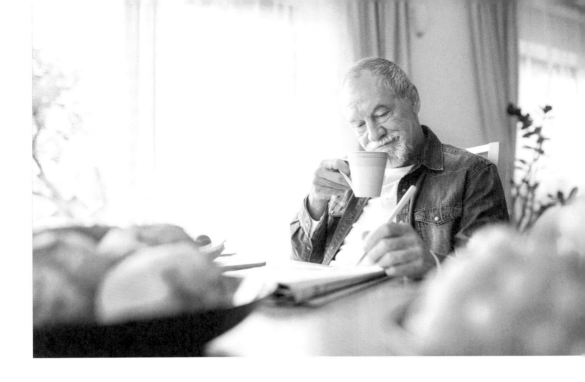

尤其是短期记忆出现问题是阿尔茨海默病的典型症状。它通常是阿尔茨海默病首发的、最显著的症状。

其他伴随记忆力减退或在病程后期出现的症状和体征包括以下内容。

- 视空间障碍。
- 语言障碍。
- 执行能力下降（推理、判断、组织任务、抽象思考、管理时间和解决问题方面出现问题）。
- 行为变化。

如果一个人的首发症状和体征更多地与性格或行为变化（而不是记忆问题）有关，这可能提示另一种神经系统退行性疾病，如额颞叶变性。如果一个人早期出现幻觉，则其可能患有路易体病。

智力问题 医生可能做一个简短的智力测试来评估患者的记忆力和其他思维能力。对阿尔茨海默病患者来说，间隔5分钟后延迟回忆3～5个字词是很困难的。

更复杂的神经心理测试（第56页）可能提供更多关于神经心理功能的信息。当患者的症状较轻时，这些测试可能特别有帮助。通过多次进行神经心理测试并对测试结果进行比较，有助于随访观察患者的神经心理功能的变化。

正常的神经系统检查结果 阿尔茨海默病患者通常在力量、平衡、反射和感觉等方面的功能是正常的。这些都是在神经系统检查时需要评估的（详见第4章）。存在帕金森综合征表现的患者可能有不同的痴呆病因，如路易体病。

正常的实验室结果 血液检查结果可以用来排除导致痴呆的其他病因，如甲状腺功能紊乱或维生素B$_{12}$缺乏。

阿尔茨海默病患者通常不会出现可能导致痴呆的代谢问题。

影像学检查提示阿尔茨海默病患者存在脑组织萎缩的迹象 阿尔茨海默病患者的脑并没有特定的萎缩模式。然而，患者的MRI检查经常出现与记忆有关的脑内侧颞叶萎缩。阿尔茨海默病的一个典型MRI表现是海马萎缩，海马是脑中信息存储和记忆的中枢。

一般来说，患者临床症状的严重程度与MRI检查呈现的萎缩程度相对应。其他解剖异常，如顶叶萎缩或大脑皮质厚度降低，也可能是阿尔茨海默病的表现。痴呆患者的海马如果没有萎缩，则间接提示其病因可能是路易体病。如果脑萎缩主要发生在额叶或颞叶区域，就需要怀疑额颞叶变性。如果患者经过全面的评估后，符合上述基本特征，并且其他疾病不能解释其症状，医生会判定患者可能患有阿尔茨海默病引起的痴呆。

当一般检查不能提供明确线索时

有时，患者可能不符合阿尔茨海默病患者的典型表现。例如，一些症状和体征出现的速度比预期快，或者与记忆无关，或者发病年龄较小。

在这种情况下，脑和脑脊液的生物标志物检测有助于明确诊断或排除诊断。

其中许多检查目前主要用于研究机构或教学医院。但医生和研究人员希望，在未来，生物标志物检测能被常规用于阿尔茨海默病的诊断中，以便在症状开始前及早诊断。

例如，生物标志物检测可能对一位50多岁、正处于职业生涯中期的人有帮助。虽然神经心理测试证实了此人存在认知障碍，但MRI和标准的实验室检查仍然无法给予明确诊断，而50岁的人患阿尔茨海默病的可能性很低，此时，生物标志物检测可以帮助医生确定或排除阿尔茨海默病。明确诊断可能让这名患者及早开始适当的治疗，并着手做出某些人生决策。

生物标志物检测包括以下3种。

脑脊液检测 通过腰椎穿刺采集脑脊液标本，并检测其中淀粉样蛋白和tau蛋白的水平。淀粉样蛋白水平降低、tau蛋白水平升高，是阿尔茨海默病的典型特征。

氟脱氧葡萄糖PET 这种类型的PET可以显示脑中不能正常利用葡萄糖的区域，即葡萄糖代谢减少的区域。

葡萄糖是脑细胞唯一的能量来源。该检查可显示葡萄糖代谢减少的区域分

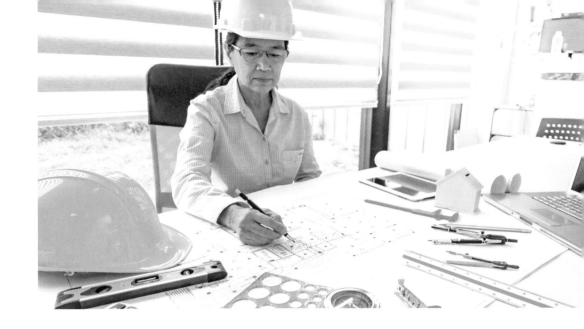

布，有助于显示不同神经系统退行性疾病之间的差异。因此，这种类型的PET有助于鉴别阿尔茨海默病和其他类型的痴呆。如果医生在常规检查后无法判断是哪种疾病引起的痴呆，这项检查能有所帮助。

淀粉样蛋白PET和tau蛋白PET该PET使用放射性示踪剂来检测淀粉样蛋白或tau蛋白在脑中的沉积量，可以证实脑中阿尔茨海默病标志性蛋白的异常改变。

PET未显示脑中有淀粉样蛋白或tau蛋白沉积，就可以排除阿尔茨海默病。反之，PET结果显示脑中淀粉样蛋白和tau蛋白含量增加，提示可能是阿尔茨海默病，但也不能排除其他疾病。

这两种检查都主要用于研究。一些医疗中心已经在使用淀粉样蛋白PET，但医疗机构的医生很少使用它。tau蛋白PET目前仅用于研究。

需要确诊吗

在绝大多数情况下，阿尔茨海默病的临床诊断可以通过基本的痴呆评估来完成。当需要明确诊断时，可以通过生物标志物检测得到更准确的诊断。患者死亡后，尸体解剖时获得的组织样本如果出现淀粉样斑和神经原纤维缠结，就可以确诊。在将来，当有了阻止阿尔茨海默病发展的治疗方法时，明确诊断将变得更加重要。

阿尔茨海默病的不同阶段

阿尔茨海默病患者的病程各不相同，且发病年龄和症状的严重程度也因人而异。这些差异可能受到许多因素的影响，例如身体状况、家族史、文化背景和种族等因素。

阿尔茨海默病是一个连续的疾病过程，大致可分为临床前、轻度认知障碍、轻度痴呆、中度痴呆和重度痴呆阶段。

如果家人患有阿尔茨海默病，我该怎么办？

很多时候，人们想知道，如果父母或自己的兄弟姐妹患有阿尔茨海默病，那么自己患病的风险有多大。

请记住，阿尔茨海默病最重要的风险因素是年龄。人一生患阿尔茨海默病的风险为10%～15%。与没有家族病史的人相比，父母或兄弟姐妹中存在阿尔茨海默病患者的人，其患病的可能性会增加两倍。然而，从某种程度上讲，他们仍然更有可能不患阿尔茨海默病。如果一个人的父母双方都患有阿尔茨海默病，或者父母一方在年轻时就患上了阿尔茨海默病，那么这个人的患病风险就会增加。

了解父母是否患有痴呆是有帮助的。随着年龄的增长，我们可以采取措施努力保持脑健康（更多信息请参阅第19章）。或者，我们也可以参加阿尔茨海默病的遗传学研究或者预防性的治疗试验。

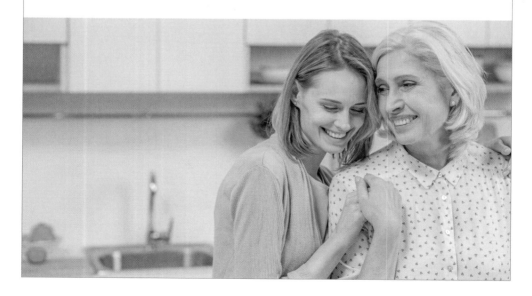

这5个阶段有助于我们了解随着疾病进展可能发生的变化。

然而，这些阶段只是粗略的概括。事实上，研究人员最关心的是第一阶段，因为此时患者尚未出现症状。

在轻度认知障碍阶段，患者仍然可以独立生活。有些患者可能一直停留在临床前或轻度认知障碍阶段。但有些患者确实会进展，且通常在轻度痴呆阶段确诊。一些患者的症状加重得很缓慢，而另一些患者可能在几年内迅速进展。每名患者的起病年龄、症状都会有所不同。

阿尔茨海默病的临床前阶段

研究表明，阿尔茨海默病的生物学改变早在症状出现之前就开始了。这个时期通常被称为阿尔茨海默病的临床前阶段。这时，脑已发生变化，但临床症状不明显。研究人员正在研究这一阶段会持续多久，目前认为这一阶段可能持续15~25年。

阿尔茨海默病的临床前阶段主要表现为异常蛋白（生物标志物）的出现，包括淀粉样蛋白和tau蛋白。若只有淀

阿尔茨海默病导致的痴呆分期

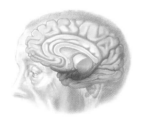 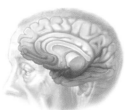 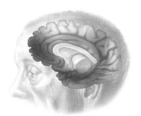

轻度　　　　　　　　中度　　　　　　　　重度

阿尔茨海默病破坏了脑最基本的组成部分——神经元。当神经元丢失发生在海马，并扩散至杏仁核（上图紫色阴影部分）时，患者会出现轻度症状。在该病的中度阶段，神经元的损害扩展到大脑皮质。

在典型的以记忆力下降为首发症状的阿尔茨海默病患者中，与运动技能、视觉、听觉、嗅觉、味觉和触觉相关的区域并不受影响。然而，随着疾病的发展，这些区域也可能受到影响，特别是在重度阶段。

粉样蛋白而不存在tau蛋白，称为阿尔茨海默病的病理改变。这意味着，该患者的脑内存在与阿尔茨海默病相关的变化，但这些变化尚未达到阿尔茨海默病的诊断标准。

阿尔茨海默病的轻度认知障碍阶段

在轻度认知障碍阶段，一个人的思考能力和记忆力出现了轻微的改变，但这些变化还不足以影响其工作或人际关系。轻度认知障碍患者可能遗忘通常情况下很容易记住的信息，如对话、最近的事件或约会，这提示患者出现了认知功能下降。

轻度认知障碍患者可能难以判断完成一项任务需要多长时间、需要多少步骤或任务的先后顺序，且同时处理多项任务和决策、判断的能力也会受损。

并不是每个轻度认知障碍患者都患有阿尔茨海默病。我们可以采用识别阿尔茨海默病临床前阶段的方法，来判断轻度认知障碍是由阿尔茨海默病引起的，还是由其他原因引起的。

阿尔茨海默病的轻度痴呆阶段

阿尔茨海默病通常在轻度痴呆阶段就可被诊断，此时家人和医生都发现患者的记忆力和思维能力严重下降，已经影响到其日常生活能力。在轻度痴呆阶段，患者可能有如下表现。

对近期事件的记忆能力减退　患者很难记住新学到的信息，并反复提问同样的问题。

难以解决问题、完成复杂任务和做出正确判断　患者可能难以计划一个家庭活动或管理账务；判断力下降，例如经常做出错误的财务决策。

难以组织和表达想法　患者很难找到合适的词来描述物体，或清楚地表达自己的想法。

人格改变　患者可能变得压抑、孤僻，或表现出反常的易怒，特别是在社交场合；完成任务的主动性下降。

迷路或错放物品　即使在熟悉的地方，患者也会找不到路；丢失或错放物品也很常见。

阿尔茨海默病的中度痴呆阶段

在中度痴呆阶段，患者变得更加糊涂和健忘，在日常活动和个人护理上需要更多的帮助。此外，患者还有如下表现。

判断力越来越差和糊涂不断加重　患者不知道自己在哪、今天是星期几、现在是什么季节；可能混淆家庭成员或亲密朋友，或把陌生人误认为家

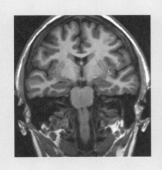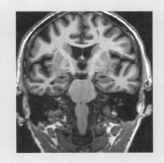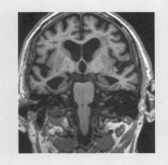

上面是3位70岁老人的脑部MRI冠状位图像，显示出阿尔茨海默病的特征性萎缩模式。

从左至右依次是认知正常、轻度认知障碍和阿尔茨海默病患者的脑。除了全脑萎缩，红色箭头所示位置为海马萎缩。海马与记忆处理和提取有关，是最早受阿尔茨海默病影响的脑结构之一。

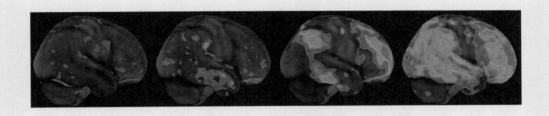

上面从左至右分别是认知正常、轻度认知障碍、轻度痴呆和中度痴呆患者的脑部氟脱氧葡萄糖PET图像，显示葡萄糖代谢水平逐渐降低，提示脑中的某些化学过程减慢。

黑色和蓝色提示该区域代谢相对正常，绿色、黄色、橙色及红色提示该区域代谢水平逐渐降低。葡萄糖代谢变化可能在阿尔茨海默病的临床前阶段末期才会显现，那时轻微的认知变化才刚刚开始。

人；可能四处徘徊，寻找更熟悉的环境。这些困难让他们无法独自生活。

更严重的记忆力减退 患者可能忘记他们自己详细的个人信息，如住址、电话号码或者曾就读的学校；可能编造并重复自己喜欢的故事，来填补记忆中的空白。

重大的人格和行为变化 患者容易出现多疑，例如，他们可能怀疑朋友、家人或专业护理人员偷窃他们的东西，或者怀疑配偶有外遇。有些患者可能出现幻视或幻听。患者经常焦躁不安，尤其是在晚上。有些患者可能表现出身体攻击行为。

在某些日常活动中需要帮助 例如，根据不同的场合或天气选择合适的衣服、洗澡、梳洗、上厕所和其他个人护理等。有些患者偶尔会出现大小便失禁。

阿尔茨海默病的重度痴呆阶段

在重度痴呆阶段，患者的认知功能继续下降，并且运动能力和体能受疾病的影响越来越大。在这个阶段，患者通常会有如下表现。

体能下降 患者可能无法独立行走，慢慢地，患者无法保持坐姿，甚至无法支撑住自己的头部。肌肉可能变得僵硬，反射出现异常。最终，患者会失去吞咽和控制大小便的能力。

失去连贯表达的能力 除了偶尔可能说一些字词或短语外，患者不能连贯地表达。

在日常个人护理方面需要帮助 几乎所有的日常活动，包括吃饭、穿衣、上厕所等，患者都需要帮助。

阿尔茨海默病的分期进展速度有多快

阿尔茨海默病分期进展的速度差异很大。平均来说，阿尔茨海默病患者在确诊后可存活3～11年，但有些患者可以存活20年或更长时间。

肺炎是阿尔茨海默病患者的一种常见的死亡原因：吞咽障碍会使食物误入肺部，导致肺部感染。其他常见的死亡原因包括脱水、营养不良、跌倒和其他感染。

痴呆的并发病因

阿尔茨海默病与其他导致痴呆的疾病同时发生的情况并不罕见，这使医生很难做出诊断。

由于治疗方法可能不同，医生将仔细研究所有的症状和体征，并进行各种检查，希望能区分阿尔茨海默病和其他导致痴呆的疾病。下面是痴呆的几种常见病因，它们可能与阿尔茨海默病同时发生。

脑血管损伤

根据尸检报告，大多数阿尔茨海默病患者同时存在脑血管损伤或相关疾病，如脑卒中。医生可能使用"血管性认知障碍"或"血管性痴呆"来描述这些变化。

路易体病

大约15%的阿尔茨海默病患者合并路易体病。对近100万帕金森病患者的研究统计，50%～80%可能出现痴呆。

路易体是路易体病患者脑中的异常蛋白质沉积物，会逐渐破坏神经元并破坏脑细胞之间的通信，它也出现在一些阿尔茨海默病患者脑中。这说明对大多数痴呆患者来说，不止一种疾病导致了他们的认知功能下降。更多关于路易体痴呆的内容详见第10章。

帕金森病

部分阿尔茨海默病患者合并帕金森病。帕金森病是一种运动障碍疾病，主要影响脑中控制肌肉运动的神经元，其典型症状为肢体僵直、震颤、行走困难和言语障碍。

帕金森病与路易体在脑中（特别是与运动有紧密联系的区域）的沉积有

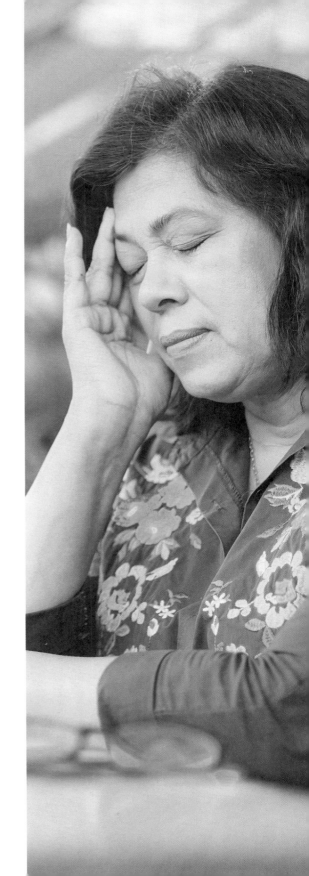

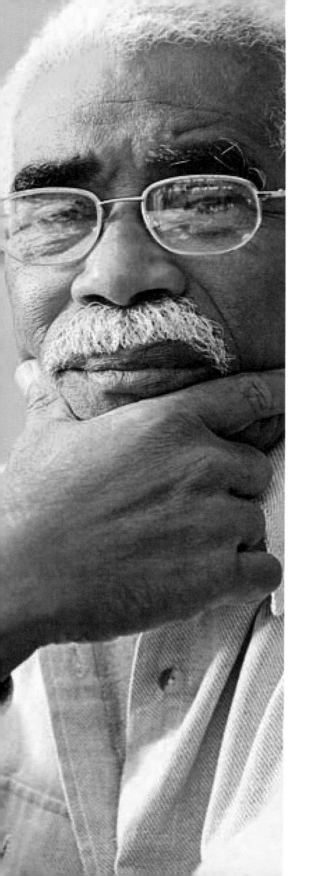

关。患者脑中可以单独出现路易体的沉积，也可以合并阿尔茨海默病的病理改变。这表明这3种疾病之间存在密切但仍未确定的关系。

阿尔茨海默病的其他合并疾病

通常，某些疾病可能与阿尔茨海默病同时发生。这些疾病的症状和体征会使医生难以得出诊断，还可能加重和加快患者认知功能下降的程度和其他症状的恶化速度。

很多疾病都是可以治疗的，这强调了及早诊断的重要性。与阿尔茨海默病共同存在的疾病还包括抑郁症、焦虑症和睡眠障碍。下面将详细介绍。

抑郁症

研究表明，高达40%的阿尔茨海默病患者曾存在严重的抑郁症状。这在社交孤立、精神和身体功能下降、丧失独立能力的早期阶段尤其常见。短暂的沮丧和冷漠是可以理解的，但若长期存在则需要重视。

虽然抑郁症和阿尔茨海默病并存很常见，但目前尚不确定两者之间的确切关系。研究表明，长期的悲伤或无价值感可能与患者意识到自己的智力下降有关，但事实上许多阿尔茨海默病患者在疾病早期就失去了自知力。

其他研究发现，阿尔茨海默病的病理变化可能使抑郁症更容易发生。一些研究表明，抑郁症状，如冷漠和缺乏主动性，可能是阿尔茨海默病的早期症状。

很明显，抑郁症显著影响了阿尔茨海默病患者及其照护者的生活质量。

除了引起情绪问题，抑郁症还会导致体重下降和身体虚弱。抑郁症还与过早被安置在养老院、日常生活能力严重下降和对照护者的身体攻击有关。阿尔茨海默病患者的抑郁情绪也会增加照护者出现抑郁情绪的概率。

由于阿尔茨海默病患者越来越难以描述自己的感受，因此诊断其患有抑郁症比较困难。考虑到这一点，鼓励任何与阿尔茨海默病患者日常生活有关的人参与到医生的访谈中来，以便医生全面了解患者情绪的相关信息。

咨询和非药物治疗可能有所帮助，尤其是对轻度抑郁症患者。有经验的心理健康专家可以帮助阿尔茨海默病患者养成良好的日常生活习惯，并找到患者有兴趣且可参与的活动。治疗师还可以帮助照护者学习解决问题和应对症状的技能。

抗抑郁药有助于缓解严重的抑郁症状。选择性5-羟色胺重摄取抑制剂（serotonin-selective reuptake inhibitor，

阿尔茨海默病协会（Alzheimer's Association）在www.alzheimersnavigator.org上提供了一个在线工具，帮助阿尔茨海默病患者筹办和组织活动，以便解决各种问题。

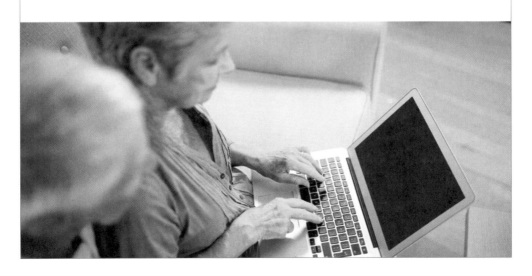

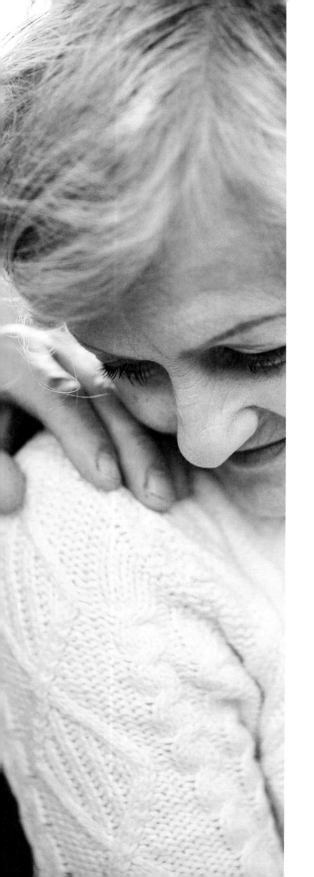

SSRI）是最常用的抗抑郁药，对痴呆患者的抑郁症状有效，而且大多数患者服用后没有副作用。

焦虑症

焦虑症的症状包括恐惧、不安、焦虑、忧虑、烦躁、徘徊、过度担心，甚至愤怒，在阿尔茨海默病患者中很常见。这些症状在病程早期，如轻度认知障碍阶段，更为常见。

此外，焦虑症和抑郁症往往同时发生。不难理解，当一个人无法回忆起过去，无法识别熟悉的面孔和地方，无法完成日常任务，他（她）会出现焦虑和不安。

焦虑症与阿尔茨海默病患者可能出现的一些异常的精神行为，如烦躁、徘徊、不当行为、幻觉、言语威胁和自我虐待有关。这些行为会导致患者被家人送至养老院或养老社区。理解患者心理需求，去除环境诱因，再加上药物治疗，有利于改善焦虑症状，同时减轻照护者的压力和疲劳感。

焦虑症的治疗通常使用行为治疗，具体方法为识别患者想要引起关注的行为，找出可能导致该行为的原因，并调整环境以减轻患者的不适。有关行为治疗的更多内容，请参阅第17章。

如果焦虑症状严重，患者可以在短

期内服用药物（如SSRI）来缓解。

睡眠障碍

睡眠障碍在阿尔茨海默病患者中很常见，尤其是在疾病晚期。睡眠障碍有多种形式：有些患者的睡眠时间可能比以前更多，一天多达16小时；有些患者的睡眠时间可能更少，晚上可能只睡2～4小时。另外，睡眠和觉醒周期可能发生变化，昼夜颠倒、夜间徘徊和坐立不安也很常见。

导致过度睡眠的因素包括药物的副作用、代谢问题和无聊。导致失眠的因素包括焦虑和抑郁、白天缺乏体育运动、午睡过多、服用某些药物以及摄入过多的咖啡因等兴奋剂。

阿尔茨海默病患者的睡眠模式通常会改变，其原因很多。例如，他们经常表现为觉醒增多，快速眼动睡眠（脑非常活跃的睡眠阶段）缩短。昼夜节律（相当于体内的生物钟，帮助调节睡眠）也会受到阿尔茨海默病的干扰，使患者出现睡眠问题。生物钟可能出现延迟或作用减弱，导致夜间活动比白天活动多（日落综合征）。阿尔茨海默病患者也很少接触有助于调节昼夜节律的环境因素，如明亮的光线。

帮助阿尔茨海默病患者养成规律的日常生活习惯、每天参与有意义的活动、控制午睡时间和咖啡因的摄入、增加体育运动、保持合理的就寝时间（不要太早），可能有助于改善睡眠。

影响阿尔茨海默病患者睡眠的疾病还包括不宁腿综合征、睡眠呼吸暂停和睡眠时的周期性腿动。阿尔茨海默病患者可能出现打鼾、间断鼻塞或喘息以及腿部有爬行的感觉（尤其是在晚上），或者做噩梦。

这些症状都应该与医生进行讨论。成功治疗睡眠障碍可以改善患者的认知功能、情绪症状和生活质量。患者的睡眠障碍也会影响同床伴侣的睡眠质量，所以对伴侣来说，寻找其他休息方式也很重要。

"本章将非典型和早发型阿尔茨海默病放在一起讨论，
因为二者高度相似。"

第7章

非典型和早发型阿尔茨海默病

有些类型的阿尔茨海默病并不符合这种疾病的典型特征，为非典型类型，比典型类型少见很多。大约15%的阿尔茨海默病患者属于非典型类型。

诊断非典型阿尔茨海默病比较困难。因为这些患者的首发症状通常不是记忆力减退，而是语言障碍、视觉障碍或无法完成烹饪等任务。当患者的首发症状是非记忆性症状时，医生可能需要更长时间才能诊断阿尔茨海默病。

由于技术进步，医生可以检测阿尔茨海默病的生物标志物，最近对非典型阿尔茨海默病的活体诊断变得越来越普遍。生物标志物检测包括脑成像和脑脊液检测。它们检测阿尔茨海默病的标志蛋白：淀粉样蛋白和tau蛋白。

还有一种重要的阿尔茨海默病类型是早发型阿尔茨海默病，其发病较早。患者通常在65岁之前出现阿尔茨海默病

的症状，如记忆力减退。

早发型阿尔茨海默病约占所有阿尔茨海默病病例的5%～6%。在美国，约20万人患有早发型阿尔茨海默病。在他们当中，大约1/10的人属于家族性阿尔茨海默病，换句话说，他们的疾病由特定的基因突变引起。

本章将非典型和早发型阿尔茨海默病放在一起讨论，因为二者高度相似。虽然非典型阿尔茨海默病往往发生在年轻人中，但它也影响65岁以上的老年人。

同样，早发型阿尔茨海默病患者可以表现为非典型症状，尽管典型症状更为常见。

非典型阿尔茨海默病

非典型阿尔茨海默病也被称为非遗

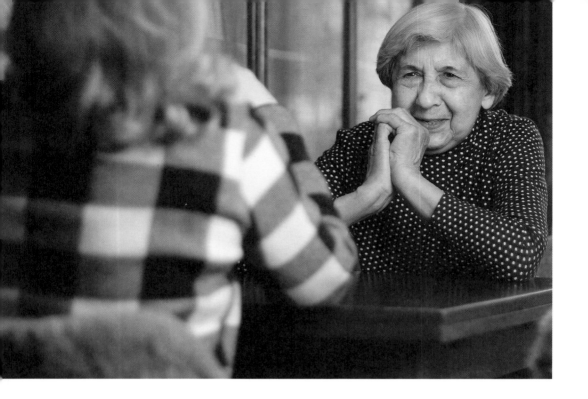

忘型阿尔茨海默病，这种类型的阿尔茨海默病与记忆力无关。而大多数阿尔茨海默病患者属于遗忘型，这意味着其主要问题是记忆力减退。

非典型阿尔茨海默病经常影响语言（少词型原发性进行性失语）、视觉和空间感知觉（后部皮质萎缩）、行为或执行功能（行为型/执行功能障碍型阿尔茨海默病）。与典型阿尔茨海默病相比，这些类型非常少见，因此，研究人员很难招募足够多的志愿者参与研究。对于这些少见类型阿尔茨海默病的进展模式和有效治疗方法，目前尚不清楚。以下是这3种非典型阿尔茨海默病的相关内容。

少词型原发性进行性失语

珍妮丝今年54岁，在过去的几年里，她发现自己在谈话时找词越来越难了，她还注意到，单词的发音、复述复杂句子都变得更加困难。

珍妮丝的大部分检查结果都是正常的。然而，医生在她的语言能力评估中发现，她在找词、发音和复述方面存在问题。脑影像学检查显示，与语言有关的区域出现了异常。珍妮丝被诊断为少词型原发性进行性失语。

它是什么 少词型原发性进行性失语通常被认为是阿尔茨海默病的一种非典型类型，但也可以被归入其他类别。

它可以被归类为原发性进行性失语。原发性进行性失语影响语言理解和表达。它与神经退化造成的脑损伤有关。

本书涉及3种原发性进行性失语，其中少词型原发性进行性失语是唯一一种与阿尔茨海默病密切相关的类型。其他两种类型通常属于额颞叶变性。

少词型原发性进行性失语也被视为阿尔茨海默病的一种类型，因为它拥有典型阿尔茨海默病的标志性改变——淀粉样斑和神经原纤维缠结。

换句话说，少词型原发性进行性失语的症状和体征与典型的阿尔茨海默病不同，至少在病程早期两者是不同的。然而，两者引起症状的原因是相同的，两者都存在淀粉样斑和神经原纤维缠结沉积。在少词型原发性进行性失语中，神经原纤维缠结往往出现在语言网络相关脑区中，因此会导致语言问题。

并不是所有的少词型原发性进行性失语都由阿尔茨海默病引起。在少数情况下，这种疾病与额颞叶变性导致的脑损伤有关。

有什么症状　这类患者在说话时存在找字/词困难，特别是在需要具体说明或使用一个不熟悉的字词的时候。

患者也可能在字词的发音上出错，可能用"长"（cháng）代替"床"（chuáng），或用"失"（shī）代替"丝"（sī）。他们在复述长句或复杂句时也有困难。

记忆、思考和推理的能力在早期是相当稳定的。例如，即使他们存在找字/词困难，他们也能记住字词的意思，并且还能正确使用语法。这种疾病的病程进展目前尚不清楚，但记忆功能可能最终在某个阶段受损。

如何诊断　当患者自己或其家人、朋友注意到他（她）的语言问题时，通常会去看医生。

医生会详细记录语言问题的发生发展，以及其他症状，如记忆力减退或行为改变。医生也可能做一些测试来评估患者的言语、语言理解、物体识别、命名和回忆能力等。

根据评估结果，医生可能建议患者预约语言病理学家，通过进一步评估患者的语言问题，确定引起这些问题的原因。

脑部扫描，如MRI，可以显示脑的某些区域是否存在萎缩以及脑的哪个区域可能受累，还可以排除脑卒中、肿瘤和其他影响脑功能的疾病。

PET可以提示葡萄糖代谢问题，以反映脑功能。但这项检查并不常用，只有医生在常规评估和影像学检查后仍然不能确定诊断时，才会考虑这项检查。

β–淀粉样蛋白或tau蛋白PET扫描通常用于研究，以检测阿尔茨海默病的标志性蛋白。

如果常规检查后仍然无法明确诊断，医生偶尔会检测患者脑脊液中β–淀粉样蛋白或tau蛋白的水平，它们是构成淀粉样斑或神经原纤维缠结的蛋白质。

对于原发性进行性失语，在病程早期，医生很难判断这种疾病是否属于阿尔茨海默病的一种。直到后期，当脑的其他区域受到影响，患者表现出其他症状和体征时，医生才能做出判断。

如何治疗 目前没有治疗方法可以治愈少词型原发性进行性失语或阻止其进展。

但是，与语言病理学家合作，弥补患者失去的语言能力可能对患者有所帮助。语言治疗可以帮助患者控制病情，延缓症状的发展。

胆碱酯酶抑制剂，如多奈哌齐、加兰他敏和利斯的明，可能有助于缓解一些少词型原发性进行性失语患者的症状，特别是当记忆问题出现之后。第8章提供了这些药物的详细信息。

以下建议可能对照顾少词型原发性进行性失语患者有帮助。

- 让患者随身携带身份证和其他资料，以便在需要的时候向他人解释其症状。
- 给患者留充足的说话时间。
- 用简单的句子慢慢说，仔细听。
- 避免非面对面交流。
- 尽可能在低噪声环境中交流。
- 必要时使用手势来辅助表达。
- 必要时选择不同的词帮助患者理解。
- 不要问"你说的什么?"，而是在需要时复述听到和理解的内容。

后部皮质萎缩

萨拉今年62岁，她的视力出现了问题，无法正常阅读，寻找方向的能力也下降了。但她的眼部检查结果显示一切正

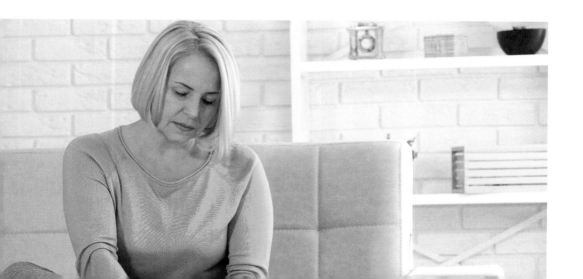

常。在接下来的几个月里，她的视觉问题逐渐恶化了，现在她需要更多的帮助来进行日常活动，如她的手经常够不到东西，需要别人帮忙穿衣服。认知测试和影像学检查显示她有后部皮质萎缩。

它是什么 后部皮质萎缩可引起一系列神经系统症状，主要表现为有意识地处理视觉信息的能力逐渐丧失，这种改变由脑后部（后部皮质）萎缩引起，而这个区域负责视觉和空间推理。典型阿尔茨海默病的标志性淀粉样斑和神经原纤维缠结是造成这种损害的最常见原因，但它也可能由皮质基底节变性（见第9章）或其他脑疾病引起。随着时间的推移，患者的记忆力和思考能力（认知能力）也可能减退。

有什么症状 后部皮质萎缩的患者通常在阅读、爬楼梯、判断距离、穿衣服、使用叉子或牙刷、识别物体和熟悉的面孔方面有困难。此外，他们可能有驾驶困难，因为他们很难定点停车，晚上也看不清路。即使在熟悉的环境中驾驶，也可能出现事故。

大多数后部皮质萎缩的患者在50～60岁起病。随着病情的发展，附近脑区受损，患者出现相应症状，比如计算和书写障碍。记忆力、洞察力和判断力损伤通常在病程晚期才会出现。

如何诊断 因为后部皮质萎缩会导致视力问题，这些患者经常去眼科就诊。有些患者甚至试图通过手术来矫正视力问题，比如白内障摘除术，却发现手术并不能改善他们的视力问题。这是因为，患者的眼睛并没有什么问题，问题出在脑内，眼科医生可能怀疑问题出在脑，并建议患者预约神经科医生或神经眼科专家。

神经科医生会要求患者详细描述症状，还可能评估患者的认知能力。

此外，神经科医生可能需要排除其他可能的疾病。这意味着患者要接受血液检查，评估是否有维生素缺乏或甲状腺疾病，或进行影像学检查，评估是否有肿瘤或脑卒中。

神经心理测试（见第4章）也可能有帮助。神经心理测试可能提示患者存在视空间障碍。在日常生活中，视空间障碍可能导致患者无法判断台阶高度，在熟悉的地方迷路。

MRI检查可能显示与视觉和空间推理相关的脑区萎缩，而PET检查可能显示这些区域的葡萄糖代谢水平较低。这些检查都有助于明确诊断。

如何治疗 虽然后部皮质萎缩无法治愈，但是以下方法可以将疾病的影响降至最低。

自适应设备。为视力低下或失明患者设计的设备例如手杖、录音机和盲人语音手表，也可以帮助那些后部皮质萎缩的患者。当阅读有困难时，可以把有

少词型原发性进行性失语的语言治疗

语言治疗可以最大限度地提高患者独立沟通的能力，并减少其因沟通问题造成的挫折感。

对患者来说，最让人沮丧的事情就是想不出一个具体的词。语言治疗师主要采用重复的方法来帮助患者。他们与痴呆患者及其照护者一起工作，找出对患者而言最难表达的字词。他们会让患者反复说这些字词，此外读或写也会有帮助。研究表明，这种重复的方法可以帮助患者记住这些字词。

对于存在找字/词困难的患者，还可以练习描述这些字词。比如，当患者想说"香蕉"但说不出来的时候，他（她）可以说："剥开它的皮，它的皮是黄色的，可以在厨房里找到它，它是一种水果。"

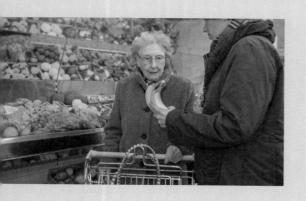

语言治疗师也可以帮助确定痴呆患者可以接受多少信息。这有助于照护者找到最佳的交流方式。

例如，痴呆患者可能能够遵循一系列简单的指示，比如"拿上你的鞋子、帽子和外套，在门口等我"，但不能遵循包含太多信息的指示，比如"我们必须在20分钟内到达餐馆，5分钟后我们将从后门离开。因为外面很冷，所以走之前你得穿好衣服。先拿上你的帽子、外套和靴子。"

在疾病后期，尊重患者的偏好和选择仍然很重要，但限制选项或许更有帮助。不要问"你喜欢咖啡、茶、果汁、水还是牛奶？"而是问，"你想喝热的还是冷的饮料？"

语言治疗对于患者的记忆障碍也有帮助。例如，建立一个日程表或制订一个计划，以便患者追踪每天的日程。在谈论过去或某些事情之前，可以先准备一些与之相关的人物和地点的图片。

语言治疗师可以帮助评估沟通障碍，并在症状加重或出现新的症状时，给出解决方案。

声书下载到智能手机或平板电脑等数字音频设备上。

一些可以利用摄像头识别颜色、阅读文本、描述场景，甚至识别人的面孔的手机软件，也能够帮助患者，但是界面可能让患者感到困惑。按键大、对比度好的简单智能手机可能有所帮助。

疾病教育。对于后部皮质萎缩的患者及其照护者而言，了解后部皮质萎缩和典型的阿尔茨海默病之间的区别是有必要的。

例如，一名后部皮质萎缩的患者或许不能拿起一杯咖啡，但仍然可以谈论时事或记住每天发生的事情，如约会和购买购物清单上的东西。发现并利用患者的优势很重要，因为这样可以帮助患者及照护者减轻压力和焦虑情绪。

认知行为疗法（cognitive behavioral therapy，CBT）。后部皮质萎缩患者在病程的大部分时间里都保留着记忆和思维能力，这使得他们很难接受自己失去其他技能，比如驾驶或阅读的能力。后部皮质萎缩患者在不得不依赖他人的时候，经常有负罪感、愤怒情绪和挫败感。

认知行为疗法可以帮助后部皮质萎缩患者培养积极的应对技能，尝试战胜消极的思维和行为模式，学习放松技

后部皮质萎缩是什么样的？

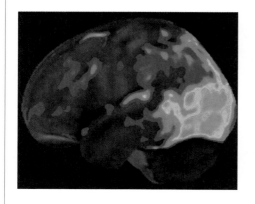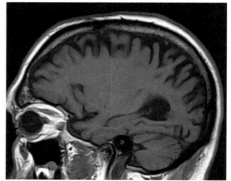

左图为PET图像，提示后部皮质萎缩。图中彩色区域显示脑受损区域，深蓝色区域受影响最小，而红色区域受影响最大。PET图像显示，脑中与视觉和空间推理相关的区域受到了损伤。右边的MRI显示的是同一个脑。脑后部的黑色区域提示这一区域萎缩。

巧。CBT对照护者也有一定的帮助。

药物。虽然胆碱酯酶抑制剂如多奈哌齐、加兰他敏和利斯的明主要用于治疗与记忆相关的症状，但是它们对后部皮质萎缩可能也有帮助。第8章提供了更多关于这些药物的详细信息。

行为型/执行功能障碍型阿尔茨海默病

罗杰今年63岁，他注意到自己近年来工作效率不断下降。有些日子，他意识到自己一整天都在盯着电脑却没做任何工作。他做事缺乏条理，记忆力也出现了问题。与他关系近的人说他似乎无法妥善完成任务。

测试结果显示，罗杰在规划任务、管理时间、解决问题和抽象思考（执行功能）方面存在困难。

影像学检查显示罗杰脑萎缩，提示其得了行为型/执行功能障碍型阿尔茨海默病。

它是什么　行为型/执行功能障碍

型阿尔茨海默病有时被称为额颞叶变异型阿尔茨海默病，但行为型阿尔茨海默病和执行功能障碍型阿尔茨海默病实际上是两种不同的疾病。两种疾病在症状和脑变化上均存在差异。

行为型阿尔茨海默病是一种非常罕见的非典型阿尔茨海默病。它的主要表现为人格、行为和语言的改变，还可见高级思维能力困难，比如难以集中注意力。这些症状和体征与行为变异型额颞叶变性（behavioral variant frontotemporal dementia，bvFTD）相似，后者导致大脑额颞叶萎缩。

有些患者同时患有行为型和执行功能障碍型阿尔茨海默病，这就是二者有时会被放在一起讨论的原因。一般来说，执行功能障碍型阿尔茨海默病的发病年龄为40～80岁，平均发病年龄在65岁以下。

有什么症状 行为型阿尔茨海默病患者通常表现为缺乏关心或主动性（冷漠），还会出现记忆力问题。与bvFTD患者相比，他们不太可能把东西放进嘴里，也不太可能有重复性的强迫性行为。总体来说，行为型阿尔茨海默病患者的行为症状比bvFTD患者少，焦虑、易怒和躁动情况也少。大多数执行功能障碍型阿尔茨海默病患者的首发症状是高级思维能力（执行功能）下降，患者可能在集中注意力、执行任务、提前计划、优先选择、理解其他思维方式和调节情绪方面出现困难。

在执行功能障碍型阿尔茨海默病早期，一些患者可能在学习食谱、使用遥控器或在同时完成多项任务方面存在困难。这种类型的阿尔茨海默病影响的是仍在工作的年轻人，他们可能受到纪律处分或被降职，因为他们不再能执行高级别工作任务。即使他们的肌肉力量正常，他们也经常难以完成有目的的动作。

如何诊断 即使对专家来说，也很难区分行为型/执行功能障碍型阿尔茨海默病和bvFTD。然而，有一些关键的区别。

例如，行为型阿尔茨海默病患者，冷漠往往是其主要症状。与bvFTD患者不同，行为型阿尔茨海默病患者很少出现对食物的痴迷。

以下检查有助于区分行为型/执行功能障碍型阿尔茨海默病和bvFTD。

脑成像 研究人员正在研究患者的脑部影像学特点，希望借此判断症状是由阿尔茨海默病还是bvFTD引起的。例如，研究人员使用PET检测脑中的淀粉样蛋白和tau蛋白，能够显示某名患者是否患有阿尔茨海默病或额颞叶变性。

脑脊液检测 有时，腰椎穿刺获取脑脊液进行检测有助于区分阿尔茨海默病和额颞叶变性。

当看东西困难时

后部皮质萎缩在早期通常表现为视力问题，脑难以理解眼睛看到的东西。这会对阅读、识别物体和面孔、判断距离、驾驶等造成困难。处理视力低下有经验的职业治疗师可以帮助患者找到补偿这些视力问题的方法。这里有3个策略可能对患者有所帮助。

对比 良好的照明和高对比度可使患者更容易区分文字和形状。另外，要避免使用复杂的图案。

使用对比色的记号笔、胶带、颜料或织物，使下列物品变得醒目。

- 写在纸上的词句。
- 电灯开关。
- 门、窗和栏杆。
- 楼梯。
- 地毯。
- 家具上的靠垫。
- 餐具垫和盘子。
- 砧板和炊具。
- 家用电器。
- 马桶座圈、浴缸边缘和扶手。
- 抽屉把手。

一致性 将经常使用的物品放在固定的位置，可以更轻易地找到所需的物品。例如，牛奶放在右侧冰箱门上，钥匙放在边桌上，钢笔放在左侧抽屉里，夹克放在门厅壁橱里。避免搬动家具或电器，将杂物降至最少。应用简化识别系统整理壁橱和抽屉，例如，对装有不同类型衣服的抽屉把手进行颜色编码；使用有几个隔格的钱包，把不同面额的货币分开存放；折叠钞票，使右下角的大粗体数字清晰可见；每一张信用卡单独放置在一个特定的口袋中。

纹理　通过对纹理的记忆来识别对象。通过手指触摸硬币边缘，来识别硬币。1角和1元的人民币硬币侧面是光滑的；而5角的硬币侧面有纹路。通过安全别针或纽扣来识别衣服的内部、前面、后面、顶部或底部。通过触摸定位点或凸起标记微波炉、烤箱表盘和电视遥控器。

　　花点时间看看周围的环境，让自己跳出固有的思维模式。什么样的改变能让我们在不过度依赖视觉的情况下更容易从事日常活动？发挥你的创造力，找到合适的解决方案。

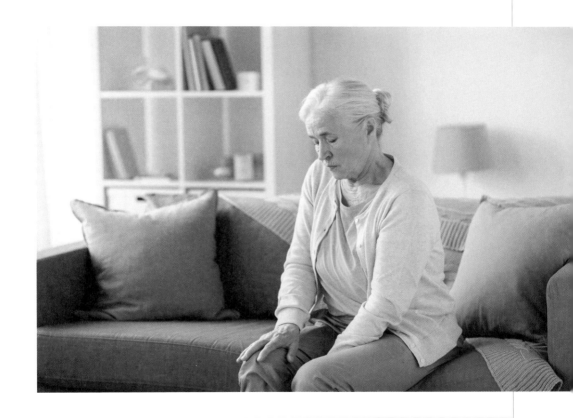

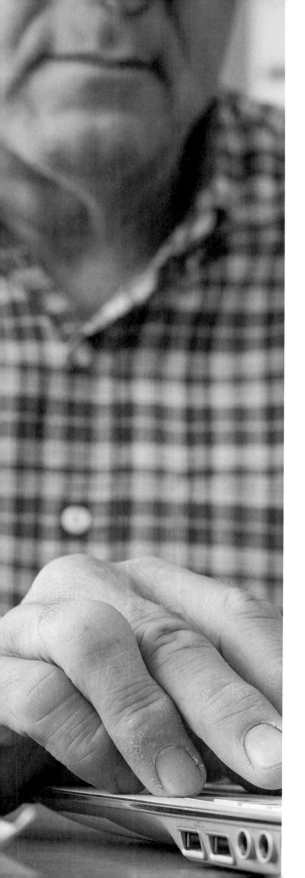

认知测试　行为型/执行功能障碍型阿尔茨海默病患者在记忆测试中的表现往往比bvFTD患者差。早期，他们可能在处理顺序上存在问题。而且，他们的行为异常也不如bvFTD患者那么明显。

一般来说，结合分析认知能力、记忆力和行为问题，在一定程度上有助于医生区分行为型/执行功能障碍型阿尔茨海默病和bvFTD。

如何治疗　与其他形式的阿尔茨海默病一样，本病也没有治愈方法。对于行为型/执行功能障碍型阿尔茨海默病的具体治疗方法，我们所知不多。医生可能推荐某些药物来减轻行为障碍，如SSRI可用于治疗抑郁症状；胆碱酯酶抑制剂，如多奈哌齐、加兰他敏和利斯的明，有助于改善记忆力，也有助于控制其他症状。可以在第8章了解更多相关内容。

早发型阿尔茨海默病

从概念上讲，早发型阿尔茨海默病为65岁之前诊断的阿尔茨海默病。早发型和晚发型阿尔茨海默病在一些方面存在显著不同。

例如，研究表明，早发型阿尔茨海默病比晚发型的伤害性更大。此外，早发型阿尔茨海默病患者更有可能携带2

个*APOE ε4*等位基因，这种基因组合会提高人们患阿尔茨海默病的风险，并降低发病年龄。相比之下，携带1个*APOE ε4*等位基因与晚发型阿尔茨海默病有关。早发型阿尔茨海默病患者更有可能有创伤性脑损伤的病史。

早发型阿尔茨海默病患者可在40～50岁起病，但是确诊时间一般较老年患者长。患者的认知症状可能被误认为与压力大、更年期综合征或抑郁症有关，这些在中年时期很常见。所以，早发型阿尔茨海默病患者容易被误诊、误治。由于发病年龄较低，早发型阿尔茨海默病患者面临更多的挑战，包括失去工作、经济不稳定和家庭冲突等。

早发型阿尔茨海默病的诊断

由于阿尔茨海默病在年轻人中很少发生，医生会建议进行以下检查以排除其他更常见的疾病。这意味着与老年患者相比诊断年轻患者需要的时间更长。

病史 医生通常从详细的病史询问开始，了解患者在哪些认知领域（包括记忆力、语言和学习能力等）可能受到更大的影响。

在询问过程中，有一位熟悉患者经历和变化的家庭成员或密友在场会很有帮助。由于早发型阿尔茨海默病可能有遗传因素，医生可能询问患者的家族史，了解是否有其他家庭成员在年轻时被诊断患有痴呆。

体格检查和认知检查 仔细的体格检查可以对病因有提示作用。有时，影响整个身体的疾病也会影响脑，并可能导致认知障碍。其他影响脑和脊髓的疾病，如炎症和自身免疫性疾病，以及脑卒中和癫痫，都可能与痴呆有相似的表现。这些也需要被排除。

医生可能还需要排除阿尔茨海默病以外的神经系统退行性疾病，如额颞叶变性、帕金森病等。

认知测试和行为测试 评估思维能力、思考的内容和情绪也很有帮助。当测试结果与家庭成员提供的信息相吻合时，这些测试尤其有帮助。

认知测试可以检查患者的记忆力、语言等能力。对思维能力有问题的患者进行评估时，通常也会筛查有无抑郁症，抑郁症会导致思维和记忆力方面的问题。第4章中描述的神经心理测试都可以用来评估患者的认知功能。

血液检查 血液检查有助于排除维生素或矿物质缺乏，以及感染和甲状腺问题。

脑成像和其他检查 MRI通常是首选的影像学检查，它有助于排除肿瘤和脑卒中。MRI可以显示特定区域的脑萎缩，这是阿尔茨海默病等神经系统退行性疾病的迹象。MRI还可以显示脑血管

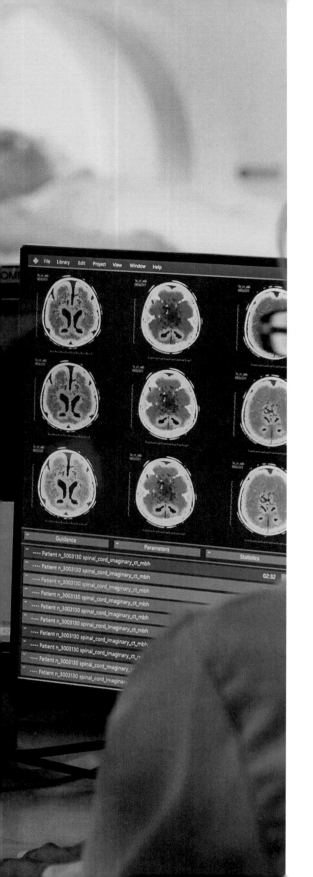

疾病，脑血管疾病也可以导致痴呆。

当诊断不明确时，可能需要其他检查，特别是对存在思维能力和记忆力问题的年轻患者。作为阿尔茨海默病的标志性蛋白，脑脊液中的淀粉样蛋白和tau蛋白是很好的检测指标，脑脊液中的淀粉样蛋白水平降低，tau蛋白水平升高，提示很可能是阿尔茨海默病。

基因检测 如果某人在很年轻的时候就显示出痴呆的迹象，而其亲密的家庭成员已经被诊断出患有早发型阿尔茨海默病，可以考虑进行基因检测。

但是，对于无早发型阿尔茨海默病家族史且无认知症状的人群，不建议筛查与阿尔茨海默病相关的突变。如果有早发型阿尔茨海默病的家族史，无症状的家庭成员可以咨询遗传顾问，了解基因检测的利弊。

如果携带阿尔茨海默病的3种致病基因突变中的任意一种，无论是否出现症状，都可以咨询医生，决定是否参与研究。研究人员希望通过对早发型阿尔茨海默病的研究，了解疾病的病因和发展过程，并开发出新的治疗方法。

例如，显性遗传阿尔茨海默病网络研究主要针对遗传性阿尔茨海默病患者。它包括观察性研究和临床试验。如果你的父母或亲属携带*PSEN1*、*PSEN2*或*APP*基因突变，或者你的家族中有两代人在60岁之前患上了阿尔茨海默病，你可以了解更多关于这项研究的内容。

症状管理

治疗其他类型阿尔茨海默病的药物，比如胆碱酯酶抑制剂（如多奈哌齐、加兰他敏和利斯的明）和美金刚，也可用于治疗早发型和非典型阿尔茨海默病。可以在第8章中了解更多内容。

应对早发型阿尔茨海默病

阿尔茨海默病对任何年龄的人都有巨大的影响。但是早发型阿尔茨海默病患者可能面临更多的挑战。

他们可能需要面对来自身边的各种责难、不理解和对这种疾病的刻板印象。

由于他们还年轻，朋友和家人可能否认或质疑其诊断。早发型阿尔茨海默病患者可能因为这种误解而失去人际关系或工作。如果他们在确诊时仍然在工作，他们也可能会面临收入减少的难题。

以下是应对早发型阿尔茨海默病的建议。

工作　思考一下早发型阿尔茨海默病会如何影响我们的工作能力。我们可以做以下事情。

- 和医生谈谈是否可以继续工作。职业治疗师可以帮助我们决定还能做哪些工作，是否需要减少工作时间。
- 查找相关法律，了解能享有的补助。
- 让配偶、伴侣或照护者熟悉患者所能获取的补助，并了解是否有员工援助计划。

第13章将介绍更多相关内容。

给配偶或伴侣的小贴士　当所爱的人被诊断出患有早发型阿尔茨海默病后，配偶或伴侣往往会感到恐惧和悲伤，因为他们面临着不确定的未来、不断变化的关系以及成为照护者这一意料之外的角色。可以做如下尝试。

- 公开谈论需要从对方那里得到什么样的帮助。交流正在经历的变化，以及相应的需求变化。不要害怕寻求帮助。
- 与伴侣讨论现在和将来可能需要什么支持和资源；寻找并整理相应的支持和资源（随着疾病的进展，将来可能用得上）。
- 继续尽可能充实地生活，做一些双方都喜欢的活动；理解改变是必要的。
- 咨询专业人员帮助解决双方之间一些棘手的问题，如亲密关系、性行为和立场变化。

在后文中可以找到为照护者提供的其他建议。

一个家族性线索

大多数早发型阿尔茨海默病是散发的，这意味着它没有遗传背景。但是许多早发型阿尔茨海默病患者确实有一些与疾病发展有关的基因突变。

以下是3种最常见的基因突变。

- **早老蛋白1（*PSEN1*）基因突变**　这是最常见的导致遗传性早发型阿尔茨海默病的原因，携带这种基因突变的人肯定会患上阿尔茨海默病，其中有一半的人在43岁之前就出现了症状。

- **早老蛋白2（*PSEN2*）基因突变**　携带这种基因突变的阿尔茨海默病更为罕见。携带这种基因突变的人有95%的概率会患上阿尔茨海默病，剩下5%的携带这种基因突变的人不会发病。大多数人的发病年龄在50岁或以上。

- **淀粉样前体蛋白（*APP*）基因突变**　15%的遗传性阿尔茨海默病是由*APP*基因突变引起的，该基因的30多个突变与阿尔茨海默病有关。携带这些突变的人一定会在某个时候发病，其中一半的人会在49岁之前发病。

携带这些基因突变的患者通常在病程早期出现典型的阿尔茨海默病症状，比如记忆力减退。另外，家族性阿尔茨海默病患者也会出现一些少见症状，比如肌肉控制障碍、癫痫和行走障碍。不到1%的阿尔茨海默病患者同时携带这3种基因突变。

处理和孩子的关系　如果父母或其他长辈被诊断为早发型阿尔茨海默病，孩子可能不理解、无法接受，可能生气、退缩或做出各种极端反应，此时可以这样做。

- 诚实地和孩子谈论正在发生的事情。如果你不确定该说什么，可以让孩子提问。这样可以了解他们的接受程度，并引导对话。

- 问问他们注意到或感觉到了什么

变化。为孩子找一个支持团体，寻求心理咨询。将情况告知孩子的学校辅导员和社工。

- 提醒孩子，他们的父母或所爱的其他长辈与从前是同一个人。向孩子解释，这不是痴呆患者的错，他们无法改善或控制自己的行为。第13章将介绍更多如何与孩子谈论痴呆的方法。

财务问题　早发型阿尔茨海默病患

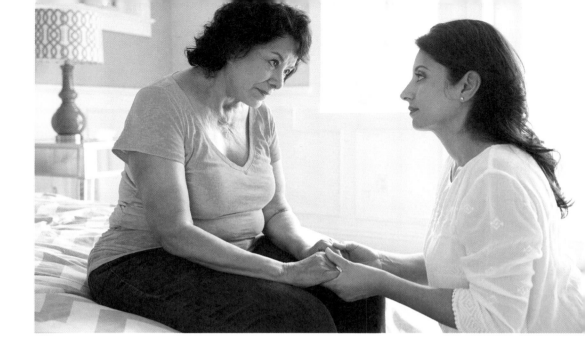

者常常不得不放弃工作，这种情况导致的收入减少是一个严重的问题。如果配偶或伴侣也辞掉工作来照顾患者，其家庭经济状况可能变得更糟糕。

一些医疗福利和社会支持项目可能无法提供帮助，除非阿尔茨海默病患者的年龄超过65岁。年轻患者可能需要特殊豁免才能进入这些项目或得到帮助。

此时可以这样做。

- 与财务规划师和律师交谈，为未来的财务需求制订计划。
- 与社会工作者会面，讨论可能得到的帮助。

- 询问雇主，获取可能的补助。
- 在社会保障、医疗保险或医疗补助中寻找可以获得的补助。
- 整理财务文件，确保配偶或伴侣能够理解并管理好家庭财务。

阿尔茨海默病照护的关键要素是教育和支持。考虑到早发型阿尔茨海默病患者所面临的独特挑战，这一点尤其重要。联系支持团体等服务机构，他们可以帮助我们寻找资源，更深入地了解患者未来的需要，并学习适应的方法。更多关于应对策略的内容，请参阅第13章。

"本章将介绍一些可以帮助阿尔茨海默病患者尽可能独立生活的策略。"

第8章

阿尔茨海默病的治疗

科学家们致力于研发治疗阿尔茨海默病的方法。他们几乎每天都在开发和测试可能停止或延缓阿尔茨海默病的进展、甚至预防该疾病的方法。但是迄今为止，尚无治疗方法可以阻止阿尔茨海默病的发展或改变其病程。

目前使用的治疗策略侧重于减轻症状。我们可能产生这样的疑问：如果不能治愈，那么治疗的意义何在？

事实上，治疗可以达到很多目的。

治疗可以减轻症状，提高生活质量。例如，它可以帮助患者保持记忆力，减少焦虑，振奋精神，缓解健康问题，提高白天的警觉性和晚上的睡眠质量。

阿尔茨海默病的治疗通常包括药物治疗和非药物治疗。一些药物可以治疗脑的病理改变，而另一些药物可以改善

记忆力，解决令人苦恼的行为问题。

本章将介绍一些可以帮助阿尔茨海默病患者尽可能独立生活的策略。

治疗和照护的目标

阿尔茨海默病可以影响患者的勇气、毅力、耐心、创造力和适应能力，患者本人及其照护者、家人和朋友面临的压力和挑战都很大。处理一系列复杂的问题需要信任和真诚。

变化是一直存在的。症状可能改变、波动、消失或加剧。因此，必须及时调整治疗和照护方案以适应这些变化。有些方法在阿尔茨海默病的早期阶段有用，但在中期和晚期可能不再有效。

团队合作同样重要。团队合作下的照护最为有效，团队成员包括医生、专家、物理或职业治疗师、护士、社会工作者、朋友、家人，以及最重要的——阿尔茨海默病患者本人。

这一背景为阿尔茨海默病治疗的第一步奠定了基础：决定什么是最重要的。

当面对一种无法治愈的疾病时，许多人都希望症状得到缓解，尽可能活得长久。药物治疗往往是焦点。

然而，对痴呆患者及其照护者来说，药物治疗不是首要考虑的因素。超过80%的痴呆患者和他们的照护者想要的根本与医疗措施无关。

相反，改善生活质量和得到别人的支持是他们最优先考虑的。生活质量和伴侣的支持对每个人来说都是独一无二的，而且随着时间的推移，它们的意义也会发生变化。因此，设定目标是一个有价值的过程和手段，在每个阶段都有

帮助。设定目标可以帮助痴呆患者和他们的照护者决定现在什么是重要的，并为未来做计划。

例如，在疾病早期，对患者而言，能够参与的日常活动，包括工作，可能是最重要的。随着时间的推移，目标可能改变。在疾病晚期，保持运动能力、控制某些症状和缓解照护者的压力可能变得更加重要。在终末期，一个好的临终体验是重点。

对阿尔茨海默病患者来说，其目标可能包括保证人身安全、能够住在家里、避免住院，以及进行智力训练和体育运动。对照护者来说，目标可能包括保持健康、减轻压力和减少家庭冲突。

一般来说，目标包括管理症状和提高生活质量两大类。本书的第四部分和第五部分会介绍更多与改善生活质量有关的知识。本章的其余部分主要讲解如何管理症状。

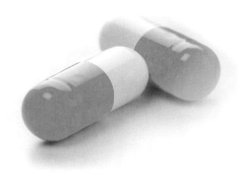

认知症状的药物治疗

一些药物被用于治疗阿尔茨海默病的认知症状，但是这些药物目前还不能治愈疾病或延缓疾病的进展。

然而，它们有助于改善思维和记忆问题。阿尔茨海默病的常用药物有助于减轻记忆力减退、精神错乱、判断力差、注意力不集中等认知症状。

虽然这些药物并不是对每名患者都有效，但它们的目的是帮助脑的通信网络尽可能长时间地正常工作。下面将介绍针对阿尔茨海默病认知症状的常用药物。

胆碱酯酶抑制剂

阿尔茨海默病会消耗脑中一种叫作乙酰胆碱的化学物质，这种化学物质对学习能力和记忆力很重要，帮助信息从一个细胞传到另一个细胞。这种化学物质减少会使信息更难到达脑内的需要到达的地方。

胆碱酯酶抑制剂的作用是减少乙酰胆碱的分解。这有助于脑内的信息交流，可以改善学习和记忆问题。

这些药物对轻中度痴呆患者帮助很大，它们不仅可以稳定患者的记忆力、

乙酰胆碱：重要的信使

乙酰胆碱是人体主要的化学信使（神经递质），它控制肌肉、注意力、睡眠、心率和肌肉活动。

20世纪70年代，神经科学家发现阿尔茨海默病患者脑内的乙酰胆碱水平急剧下降，并因此提出脑内乙酰胆碱的水平与痴呆的严重程度直接相关，乙酰胆碱水平越低，症状越严重。这一证据促进了相关药物的开发，旨在提高乙酰胆碱水平，或防止这种化学物质继续减少。

尽管科学家仍然不知道乙酰胆碱在思维能力和记忆力中扮演的确切角色，但大多数人认为它与选择性注意有关。选择性注意指的是脑过滤输入信息，只处理部分信息而忽略其他信息，其在记忆的开始阶段是非常重要的。一些研究人员还认为，缺乏乙酰胆碱可能影响人们提取存储在记忆中枢中的信息的能力。

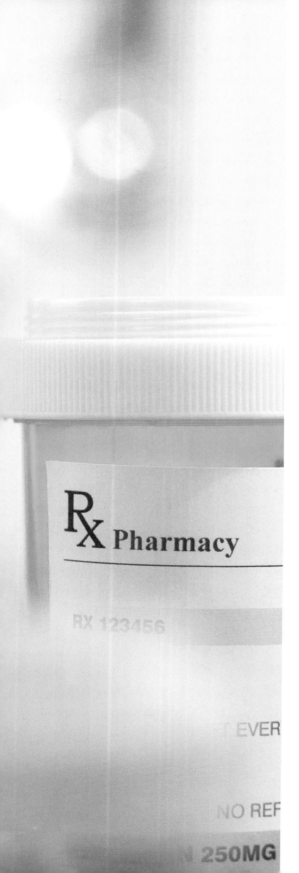

判断力和注意力，还有助于缓解其焦虑和抑郁情绪。

然而，随着病情发展到晚期，患者的记忆和思维问题继续恶化，这些药物可能就没有那么有效了。是否在晚期使用这种药物最好由医生来决定。

这些药物都会引起一些相似的副作用。虽然一般来说，患者对它们的耐受性都很好，但它们也可能导致胃部不适、恶心、呕吐、食欲不振和腹泻，或者干扰睡眠，导致多梦和噩梦。

这些药物与食物同服，可以减少胃部不适等副作用。从小剂量开始，逐渐增大剂量，也有助于减轻药物副作用。心动过缓的患者在服用这些药物之前需要咨询心脏病专家。

一些存在心脏电信号传导异常，比如心脏传导阻滞的患者在用药之前也需要咨询心脏病专家，他们可能无法服用这些药物。

多奈哌齐、利斯的明和加兰他敏是3种最常用的胆碱酯酶抑制剂。

多奈哌齐 多奈哌齐被批准用于治疗所有阶段的阿尔茨海默病。目前在使用的胆碱酯酶抑制剂中，该药是使用时间最长的。许多医生喜欢开这种药，因为它是片剂，容易服用，每天只需要服用1次。

起始剂量为每天5 mg；然后，只要耐受良好，可以在4～6周后增加到每天10 mg。23 mg的剂量是可行的，但它并没有被广泛推荐，因为这个剂量可能提高药物副作用的发生率，而获益却没有显著增加。

研究表明，阿尔茨海默病患者如果每天服用10 mg多奈哌齐，持续6个月，他们的思维能力和记忆力比那些服用无效药物（安慰剂）的患者稍微好一点。多奈哌齐也被证明有助于改善患者的日常生活能力。在小剂量服用时，这种药的副作用一般是轻微的。

利斯的明　利斯的明用于轻中度阿尔茨海默病，它的作用方式和多奈哌齐一样。

该药可以每天服用2次，每次1片，也可以作为皮肤贴片贴在胸部、背部或上臂，用于治疗严重的阿尔茨海默病。因为贴片的效果和药片一样，还可以减轻药物的胃肠道副作用，所以它通常是首选的药物。但是贴片会刺激皮肤，所以不断更换贴片的位置很重要。

加兰他敏　加兰他敏和利斯的明一样用于治疗轻中度阿尔茨海默病。该药以片剂或溶液剂形式服用，每天2次，或以缓释胶囊形式服用，每天1次。该药的剂量是逐渐增大的，最高剂量每天2次，每次不超过12 mg。它被证明有助于提高患者的记忆力和思维能力。

服用胆碱酯酶抑制剂的患者经常怀疑药物是否有效果。如果不能立即看到效果，他们可能忍不住停止服用。这些药物是为了维持患者的认知功能而研发的。事实上，认知功能的变化并不能很容易地通过自我检查和评估来判断。

一些专家建议服用该类药物约6个月后再评估是否有效。综合测试通常用来评估这些药物对思维能力和记忆力的影响。值得注意的是，一些停止服用这些药物的患者会发现认知功能急剧下降。

持续服用胆碱酯酶抑制剂的时间还不明确。通常，治疗应该持续到药物带来的益处足以抵消痴呆症状严重症状为止。但这些药物中至少有一种——多奈哌齐，已经被研究了很长时间，足够证明它的获益可以持续到阿尔茨海默病的晚期。

目前，没有证据表明哪一种胆碱酯酶抑制剂更好。对于服用某种药物出现副作用或者无法耐受某种药物副作用的患者，医生可能更换另一种药物。

在美国，胆碱酯酶抑制剂有时也用于以记忆力下降为主要表现的轻度认知障碍患者。然而，这种用法并没有被FDA批准。

迄今为止，没有证据表明这些药物可以阻止轻度认知障碍发展为痴呆。

NMDA受体拮抗剂

美金刚在美国被批准用于治疗阿尔茨海默病，它已成为继多奈哌齐之后治疗阿尔茨海默病的第二大常用药物。美金刚是一种N–甲基–D–天冬氨酸（N-methyl-D-aspartate，NMDA）受体拮抗剂，可调节谷氨酸的活性。谷氨酸是一种参与记忆和学习的化学信使。美金刚也作用于神经元，而神经元也使用谷氨酸来接收和传递信息。

如果没有谷氨酸，脑就无法形成新的记忆，但是过高水平的谷氨酸也会导致一些问题。当脑细胞由于阿尔茨海默病而死亡时，它们存储的谷氨酸被释放出来，这会使脑中出现过高水平的谷氨酸，从而导致更多的脑细胞死亡。这是一个恶性循环，而美金刚可以打破这一循环。

美金刚用于治疗中重度阿尔茨海默病。没有太多证据表明它能帮助轻度阿尔茨海默病患者。它有助于改善痴呆患者的记忆力减退、思维混乱和推理障碍症状，从而帮助患者维持日常生活能力。

使用该药时通常初始剂量较低，逐渐加量，直至每天20 mg（每天2次，每次10 mg）；还有一种28 mg的缓释胶囊，每天服用1次。

患者通常对美金刚的耐受性良好；该药的副作用主要包括头晕、头痛、精神错乱和躁动，其中，头晕是最常见的副作用。

胆碱酯酶抑制剂和美金刚的作用机制不同，二者有时一起使用。一些研究表明，这种组合有助于改善症状。

膳食补充剂

大量的植物提取物、维生素和营养补充剂宣称可以改善认知功能，但不幸的是，它们的效果多为炒作，实际上作用并不明显。

经临床研究证实，没有一种维生素或营养补充剂（包括鱼油、姜黄素和银杏等）能够改善思维能力和记忆力。一些研究表明维生素E可能有所帮助，但这种观点存在争议。

地中海饮食对痴呆有帮助吗？

虽然补充鱼油似乎对阿尔茨海默病没有帮助，但下面这些包含鱼类的饮食方案可能有所帮助。

鱼类是地中海饮食的重要组成部分，这种饮食方式基于地中海沿岸国家的传统菜肴。地中海饮食包括以下内容。

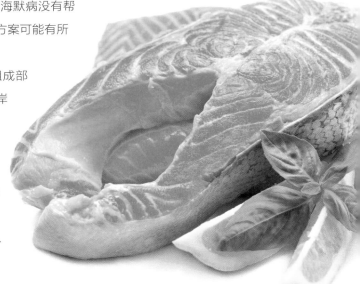

• 食用蔬菜、水果、全谷物、坚果和健康脂肪（尤其是橄榄油）。

• 每周都要摄入鱼类、瘦肉、去皮禽肉、各种豆类。

• 食用适量的乳制品。

• 限制畜肉的摄入量。

• 每天饮用适量葡萄酒。

地中海饮食已被证明有助于预防痴呆，也有助于改善痴呆症状，第19章将介绍更多相关内容。

一些研究表明，地中海饮食有助于延缓阿尔茨海默病的进展，尤其是结合规律的体育运动、社交活动和智力训练后，这种作用更加明显。它也有助于维持患者的思维能力，减少焦躁情绪，改善生活质量，甚至延长寿命。

研究人员认为，地中海饮食的关键在于营养均衡，它含有多种来源的健康脂肪。多种营养素在分子水平上相互作用，有助于维持患者的思维能力。

认知症状的非药物治疗

除了药物治疗，记忆辅助品可以帮助阿尔茨海默病患者应对认知能力的下降，并保持一定的独立性。把信息写下来，放在显眼的地方，把时钟和日历也放在显眼处，这些都是很好的方法。列出一天的活动内容，写下使用咖啡机或准备食材的具体说明，这些都会有所帮助，尤其是对处于疾病早期的患者而言。其他方法包括，列出重要的电话号码，给抽屉贴上提示其内容物的标签，在不同房间的门口上贴上标签（如浴室和卧室）。更多信息请参见第14章。

对照护者来说，安慰可能是其能够提供的最重要的帮助。例如，如果阿尔茨海默病患者担心失去亲人，可以安慰说"一切都会好的"。这往往比坚持让患者接受现实更好。第五部分将详细讲解更多关于照护者的内容。

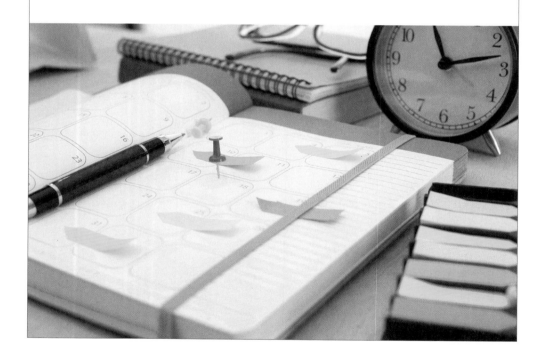

在服用任何营养补充剂或保健品之前，请咨询医生。这些药物可能在体内与治疗阿尔茨海默病或其他疾病的药物相互作用。此外，这些保健品的安全性和有效性声明并未建立在严格的、在获得FDA批准之前必须进行的科学研究基础上。

治疗心理症状的药物

本章会介绍一些非药物治疗策略，这些策略可以帮助缓解与阿尔茨海默病相关的许多症状。虽然这些方法有助于控制焦虑、抑郁症状，但是有时也不能完全控制。这时，患者需要同时接受药物和非药物治疗来控制行为症状。

这些药物不能治愈或延缓阿尔茨海默病的进展，但它们可以帮助控制行为症状。

不幸的是，没有一种药物可以治疗所有与阿尔茨海默病相关的行为症状。而且，尽管药物可能有效，但是通常不会首选药物治疗，因为这些药物有可能加重认知障碍。此外，它们的副作用在老年人中可能很严重。

最好和医生一起权衡服用这些药物的利弊。一般来说，建议必要时再短期使用药物治疗缓解行为症状。

胆碱酯酶抑制剂可以改善认知症状，还可以改善行为症状。如果阿尔茨海默病患者还没有服用胆碱酯酶抑制剂，医生可能建议患者在使用其他药物之前尝试胆碱酯酶抑制剂。

抗抑郁药

焦虑、抑郁症状在阿尔茨海默病中很常见。抑郁症使患者的思维能力下降更加明显，使日常生活更具挑战性，导致患者对照护者的依赖性增高。

对于合并抑郁症和阿尔茨海默病的患者，医生通常首选选择性5-羟色胺重摄取抑制剂（SSRI）。这类药物的副作用小，药物相互作用的风险很低。

一些SSRI会阻断乙酰胆碱的作用，而阿尔茨海默病患者脑部的乙酰胆碱含量本就较低。正如之前所介绍的，乙酰胆碱这种化学信使控制着肌肉活动、注意力、睡眠和心率。SSRI的其他副作用包括睡眠障碍、恶心、体重增高、嗜睡、头晕、视物模糊、便秘和口干。

医生一开始会用小剂量的药物，然后逐渐增大剂量，同时密切关注患者的反应。在使用西酞普兰和艾司西酞普兰

行为症状的非药物治疗

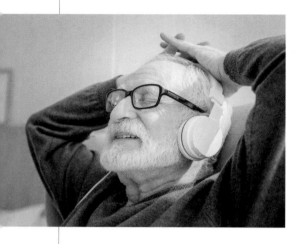

对于痴呆患者的行为症状，建议首选非药物治疗。如果患者已接受药物治疗，那么联合使用非药物治疗，效果会更好。

- 注意交流方式。讲话时注意语调，可以使用肢体语言来表达；尊重患者，维护患者的自主性、自我价值感和自尊感。如此，有助于减少患者的行为症状，如愤怒和焦虑。
- 用平静的声音向患者传递对其的支持和理解。让患者感受到他（她）被在乎，说出患者想要表达的内容。例如，可以说"我看得出你很生气，我会一直在你身边，还会帮助你的"。
- 评估环境问题。有时候环境过于具有刺激性，患者也容易感到坐立不安和困惑。减少噪声、调节灯光有助于缓解症状。
- 审视任务的合理性。如果一项任务过于繁杂或令人难以理解，患者就会表现出焦虑等不良情绪。应该对这类任务进行简单的调整，例如，每次给出一步的指令，留出充足的时间让患者完成任务，或向患者展示如何完成任务。
- 认识到大多数痴呆患者痛苦的根本原因在于心理或情感需求没有得到满足，他们仍然需要被尊重、实现自我价值以及掌握选择权和控制权。
- 应具有同理心。试着从患者的角度来看待这种情况。如果自己是患者，可能也会有这种反应。

时需要小心，因为这些药物可能与安理申相互作用引起心律问题。可以选择其他SSRI类药物，如舍曲林，或者其他抗抑郁药，如文拉法辛或安非他酮。

抗焦虑药

焦虑症在阿尔茨海默病中很常见。阿尔茨海默病患者在某些情况下可能感到不安，或者需要到处走动。

焦虑症有很多诱因，相应地，很多方法有助于缓解。例如，安静的环境、适当运动、避免强光和噪声等。当这些方法效果不佳时，就需要考虑使用抗焦虑药。通常只建议偶尔或短期使用这类药物来缓解焦虑、不安、言语攻击行为和反抗行为。

抗焦虑药包括劳拉西泮和地西泮。认知障碍患者通常应该避免使用这类药物，因为它们会加重认知障碍，增加跌倒的风险。抗焦虑药的副作用包括嗜睡、思维混乱、记忆障碍和吞咽困难。这类药物也有可能加重患者的焦虑症状。一些用于治疗抑郁症的SSRI类药物也可以治疗焦虑症，例如来士普。

抗精神病药

这类药物一般用于表现出危险或极端行为（如攻击、妄想、敌视和幻觉）的患者。但这类药物很少被使用，因为它们有显著的潜在副作用。

抗精神病药分为传统和非典型两种。

两种药物都是通过阻断某些神经递质受体（如多巴胺受体）来达到调节情绪的目的。建议使用新型非典型抗精神病药，因为它们通常比传统抗精神病药的副作用小。

在使用抗精神病药前，必须慎重考虑、权衡利弊。这类药物会增加老年痴呆患者的心脏病和死亡风险。美国食品药品监督管理局（FDA）要求，这类药物应贴上关于这些风险的黑框警告标签，并提醒人们这些药物未被批准用于治疗痴呆症状。

此外，非典型抗精神病药会使血糖升高并超过正常水平，导致糖尿病。一些专家建议，服用非典型抗精神病药的患者需要定期进行血糖检测。

抗精神病药可能在某些情况下对某些患者有帮助，建议短期使用，以减轻

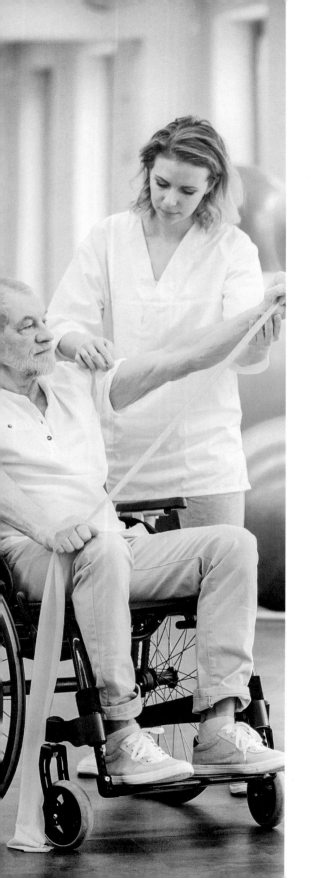

阿尔茨海默病或其他类型的痴呆患者对他人构成危险的严重躁动和攻击行为。抗精神病药不应用于镇静或控制阿尔茨海默病患者。在使用过程中，严密监测患者的反应，定期评估获益和风险。

常用的抗精神病药包括奥氮平、利培酮和喹硫平。

情绪稳定剂

情绪稳定剂（其中一些用于治疗癫痫发作）有时也用于治疗患者的敌视或攻击行为。然而，并不推荐常规使用，因为没有太多证据支持它们对阿尔茨海默病有效。此外，镇静作用等副作用可能很严重。

情绪稳定剂包括锂剂、丙戊酸、丙戊酸钠和拉莫三嗪。

治疗方法和日常生活策略

尽管痴呆对患者的伤害很大，但是痴呆不会夺走一个人的所有能力。痴呆患者仍然可以做到他们在确诊之前本就能做到的事情。在各种治疗方法和日常生活策略的帮助下，这些能力可以保留更长时间。

目前的研究为我们最大限度地提高痴呆患者的生活质量提供了希望。下面将介绍一些有助于提高患者的生活质量的方法。

职业治疗

职业治疗的目的是帮助患者在日常生活中完成他们需要做的和想做的事情。职业治疗师会评估痴呆患者的能力，并提出建议，帮助其安全有效地完成任务。这意味着患者要适应痴呆带来的变化。

职业治疗师也可以帮助改变患者的生活环境，推荐有助于日常生活活动的设备，教会患者解决问题的策略和其他技能，包括如何获得更好的睡眠。

各种策略的组合，而非单一策略，才能帮助痴呆患者最大限度地保持他们的独立性。职业治疗师也能为照护者提供健康教育和培训。

虽然职业治疗可能不会延缓阿尔茨海默病带来的功能减退，但它可以帮助阿尔茨海默病患者继续进行日常生活活动，并且以更加积极的方式生活。

物理治疗

物理治疗有助于降低痴呆患者的跌倒风险，提高身体的灵活性，帮助患者进行日常生活活动。

物理治疗师可以帮助那些因为阿尔茨海默病等疾病而不能运动的患者。他们制订的计划旨在提高患者的身体运动能力，恢复身体功能，预防残疾和提高整体健康水平。

许多物理治疗的方法已经被证明可以帮助阿尔茨海默病患者。例如，平衡运动和有氧运动，包括使用跑步机运动，似乎可以改善患者的身体功能和整体生活质量。一些研究表明，物理治疗也有助于延缓思维能力的下降。

语言治疗

语言障碍是阿尔茨海默病最常见的症状。早期，有些阿尔茨海默病患者会表现出找字/词困难。例如，当他们无法命名一个物品时，他们可能使用一个通用术语，比如"东西"来代替物品的名称。随着阿尔茨海默病的进展，语言问题会愈加明显，患者甚至可能完全无法说话。

语言治疗可以帮助阿尔茨海默病患者继续很好地使用语言。例如，在一项针对男性患者的小型研究中，语言治疗提高了他们识别并说出图片中物体名称的能力，以及复述字词的能力。

语言治疗师使用记忆辅助物品和其他方法来提高患者的思维和语言能力。

随着阿尔茨海默病的进展，语言治疗可以根据需要持续进行。

日常生活策略

除了职业治疗、物理治疗和语言治疗，一些日常生活策略也有助于促进患者的整体健康，帮助患者维持思维能力和记忆力。

体育运动 体育运动有助于改善阿尔茨海默病患者的健康状况，提高其幸福感。例如，一些研究表明，在跑步机上行走可以提高阿尔茨海默病患者的生活质量和心理健康。还有一些研究人员发现，在家进行体育运动有助于维持患者的思考能力和记忆力。

简单来说，体育运动是控制阿尔茨海默病症状的重要方式。每天散步可以改善情绪，保持心脏、肌肉和关节的健康。运动有助于促进安稳的睡眠，改善行为症状，防止便秘。走路有困难的患者可以选择做一些家务，比如扫地，还可以骑动感单车、拉伸带或者举哑铃等。

营养 阿尔茨海默病患者可能忘记吃饭或者吃不健康的食物，对做饭失去兴趣，也可能忘记喝水，导致脱水和便秘。

照护者可以为阿尔茨海默病患者提供其喜欢的、可以食用的健康食物，鼓励其饮用白开水和其他不含咖啡因的健康饮品。咖啡因会导致患者坐立不安，引起睡眠问题，引发尿频。当患者出现进食困难时，可以选择高热量的健康代餐奶昔。

参加社交活动 阿尔茨海默病患者可以与他人正常交流，直至病程后期。参与社交活动有助于改善患者的症状，提高生活质量。

患者可以参加音乐会、社区活动和亲子活动等。这些活动既有意义，又可以为患者带来乐趣。

适应认知损伤 阿尔茨海默病主要影响患者的思维能力。可以利用一些生活策略弥补这些功能的缺失，让患者更好地参与日常生活活动。可以帮助患者制订日常计划，使用日历，把一项任务分成几步，并在任务之间留出休息时间。

科技产品也可以帮助患者更好地生活。例如，用播放器播放患者喜爱的歌曲，有助于其集中注意力，并减少其焦躁情绪。空气清新剂也有助于患者保持心情平静。

安全设备，如药物管理器、随身佩戴的身份信息和门窗传感器，都可以在为阿尔茨海默病患者提供安全感的同时，给予患者自由感。第14章将介绍更多关于如何利用技术提高痴呆患者的生活质量的内容。

良好的睡眠　痴呆通常会导致睡眠问题。阿尔茨海默病患者可能在夜间频繁地醒来，导致夜间睡眠时间减少，并在白天感到困倦。随着阿尔茨海默病的进展，睡眠问题通常会越来越严重。夜间睡眠问题导致的白天困倦也可能诱发焦虑或其他行为症状。

建立规律的作息，治疗相关疾病（如睡眠呼吸暂停综合征），创造舒适的睡眠环境（如调节合适的温度和夜间灯光），限制睡前使用手机、电视及电脑的时间，限制酒精、咖啡因和尼古丁的摄入，进行规律的体育运动，限制午睡时间，调整可能干扰睡眠的药物的服用时间，这些都有助于改善阿尔茨海默病患者的夜间睡眠，提高睡眠质量。

压力管理　变化会给阿尔茨海默病患者带来压力。过大的压力会影响患者的健康状况和生活能力。减轻压力有很多好处，例如可以提高患者的注意力、决策能力和生活质量。

阿尔茨海默病患者可以通过多种方式减轻压力。找到压力的来源，寻求帮助来解决这些问题；学习如何放松；与值得信赖的朋友交谈，这些都有助于阿尔茨海默病患者减轻压力。在压力过

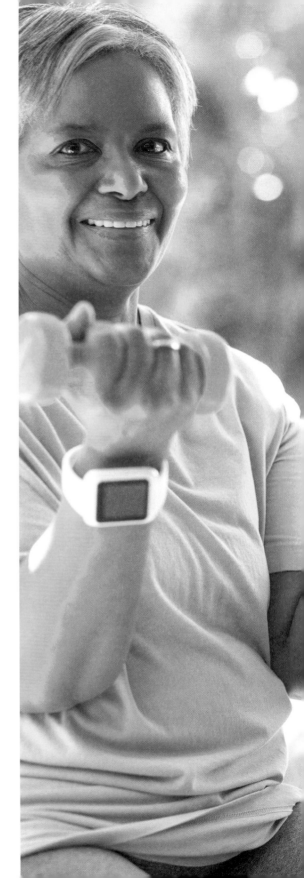

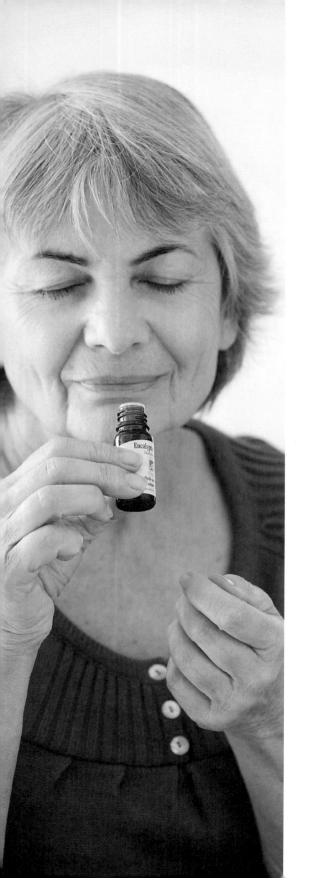

大的时候，找一个地方放松；如果有需要可随时休息，这些都有助于保持精力充沛。

照护者可以为患者安排一些没有压力的任务。例如，如果阿尔茨海默病患者去超市购物觉得非常沮丧，压力很大，那么照护者可以避免让患者去超市购物，或者一起列一张购物清单。

音乐 听音乐或唱歌可以帮助阿尔茨海默病患者减轻压力。这是因为阿尔茨海默病患者脑中与音乐记忆相关的区域相对不受影响。音乐可以帮助患者缓解压力，减少焦虑、抑郁和躁动；也可以帮助照护者减少焦虑和痛苦；还可为双方提供一种交流的方式。最好选择痴呆患者喜欢的音乐，或者能够让他们想起生活中快乐时光的音乐。随着音乐拍手或跺脚可以增强对音乐的感受。第17章将介绍更多关于音乐和脑的内容。

为美好生活制订计划

每个人都对幸福生活有着不同的认识。但一般来说，幸福生活包括适当的个人生活自理，有目标、有意义的生活，享受性、刺激性的各种活动。

幸福生活的意义也会随着时间的推移而改变。现在认为幸福的事物，在疾病后期也许就不是了。在阿尔茨海默病的整个过程中，患者及其照护者要抓住幸福生活的根本所在，如此才能获得健康和幸福生活的平衡。

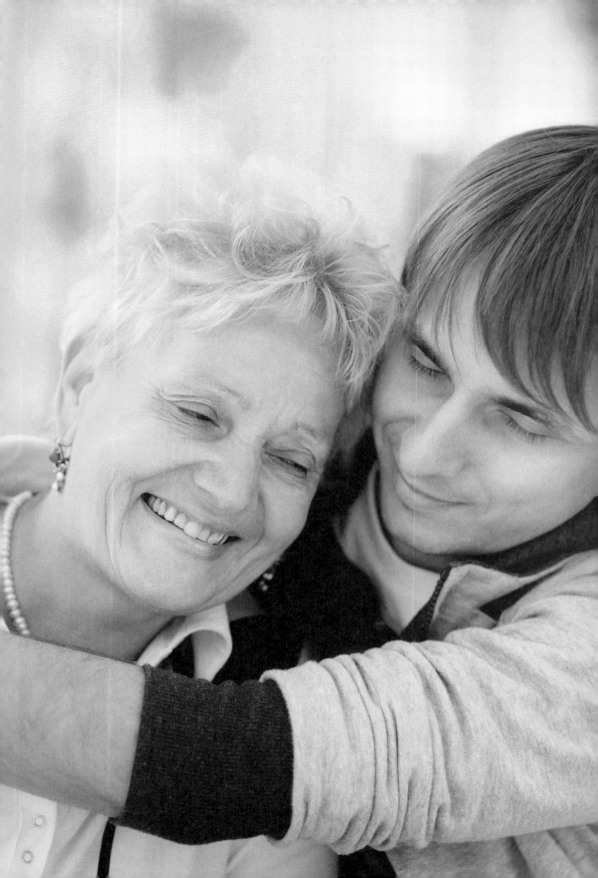

第三部分

除了阿尔茨海默病以外的
其他导致痴呆的原因

"阿尔茨海默病"和"痴呆"这两个术语经常混用，被认为是相同的含义。然而，这两个术语的含义是截然不同的。

痴呆是一个概括性术语，是指思维能力、记忆力或推理能力的下降，严重到足以影响日常生活能力。

痴呆患者的注意力、记忆力、语言能力和解决问题的能力都会受到影响。痴呆还能改变患者的人格及调节情绪的能力。

痴呆是由脑的生理变化引起的一种综合征，即由疾病引起的症状和体征的集合，它本身并不是一种疾病。阿尔茨海默病是痴呆最常见的病因。但许多其他疾病也会导致痴呆，包括额颞叶变性、路易体病和血管性认知障碍。本书接下来的几章将会介绍这些疾病。

每一种疾病都会引起不同的症状。同时，有些患者可能存在不止一种病因，而导致症状重叠。

我们将了解每种疾病的症状和体征，以及随着时间的推移常见疾病的进展变化，以及适应这些变化的方法。

你将读到的第一种疾病是额颞叶变性。

"虽然目前尚无可以治愈或延缓额颞叶变性进展的药物，但仍有许多方法可以帮助患者缓解症状。"

额颞叶变性是第三大常见的神经系统退行性疾病，它主要影响大脑额叶及颞叶的功能。大脑额叶及颞叶与语言功能、人格及行为有关。

额颞叶变性患者常见的症状是人格和行为改变，例如，可能出现不适当的行为、缺乏同理心及判断力。额颞叶变性还可以导致语言障碍及运动障碍（如震颤）。

随着时间推移，患者的症状会逐渐加重。额颞叶变性患者在早期可能仅有一种症状，但在疾病后期，随着患者脑受累区域增多，会出现更多症状。

额颞叶变性不如阿尔茨海默病常见。与阿尔茨海默病相比，额颞叶变性的发病年龄更早，更容易影响年轻的成年人，且进展速度更快。此外，阿尔茨海默病和额颞叶变性之间还有许多其他区别。

额颞叶变性的男女发病率基本一致。将近1/2的患者有家族史，他们的父母或兄弟姐妹存在某些脑部疾病，如痴呆、帕金森病或肌萎缩侧索硬化（amyotrophic lateral sclerosis，ALS）。额颞叶变性的进展速度差异很大，有的患者的症状在2～3年内迅速恶化，而有的患者可存活20年。

阿尔茨海默病和额颞叶变性

阿尔茨海默病	额颞叶变性
大部分在65岁以上的人群中发病	通常在40~65岁人群中发病
症状出现至诊断的时间通常少于3年	症状出现至诊断的时间通常大于3年
是痴呆最常见的病因	在痴呆患者中最多有10%由额颞叶变性引起
早期症状为记忆力下降	记忆力下降在疾病后期才出现
行为改变一般较晚出现	行为改变是最早出现的症状之一
在熟悉的地方走丢是常见的症状	在熟悉的地方走丢并不常见
随着疾病进展，出现幻听或幻觉是常见的症状	出现幻听或幻觉不常见

额颞叶变性的类型

在此之前，我们已经了解到痴呆是一个概括性的术语，指多种能够影响思维能力及记忆力的不同疾病。和痴呆类似，额颞叶变性也是一个概括性的术语。额颞叶变性可分为不同类型，并根据受影响的功能命名。

这种疾病的症状和体征差异很大，导致医生诊断起来十分困难。另外，这些症状和体征可能被误诊为其他类型的痴呆或精神疾病。

稍后，你会了解到额颞叶变性是怎么诊断的。第163~164页列出这类疾病可能表现的所有症状和体征。现在介绍在额颞叶变性这个概括性术语下涵盖的疾病的更多内容。

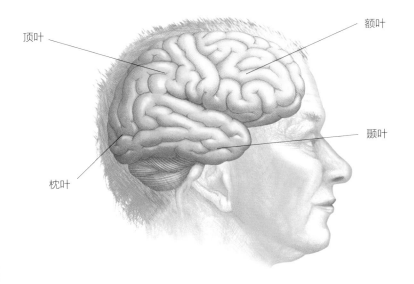

额颞叶变性

顶叶

额叶

枕叶

颞叶

额颞叶变性患者存在额叶及颞叶的萎缩及神经元死亡。这和阿尔茨海默病是不同的，阿尔茨海默病先影响脑的海马区或内侧颞叶的神经元，之后逐渐影响整个脑。

行为变异型额颞叶变性

行为变异型额颞叶变性（bvFTD）是最常见的额颞叶变性类型。将近1/2的额颞叶变性患者为该种类型。

顾名思义，bvFTD的特点是行为及人格的显著改变。在早期，由于这种疾病可以导致患者对以前重视的事物和活动兴趣减退（冷漠）、不重视社交礼仪、缺乏同情心及同理心，可能被误诊为抑郁症或其他心理精神疾病。

bvFTD可能导致患者忽视家庭责任，忽视与陌生人的个人界限或言行不恰当，也可能导致患者忽视发生在家庭成员身上的重大事件，如家庭成员的死亡等。

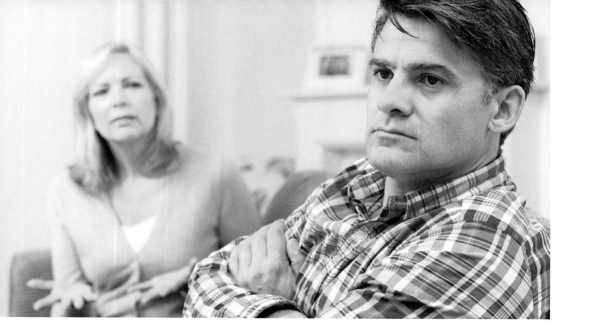

语言障碍型额颞叶变性

语言障碍型额颞叶变性通常会导致患者在口语表达、阅读、书写及理解他人语句方面存在困难。

超过1/3的额颞叶变性患者为语言障碍型。这种类型的患者在早期不会出现记忆、推理及判断方面的障碍，但随着疾病进展可逐渐出现这些症状，也可以出现行为的改变。

该型额颞叶变性有3种亚型，都属于原发性进行性失语。失语指对书面及口语的产生及理解出现障碍。

语义型原发性进行性失语 这个概念在一百多年前被首次提出，这种类型的额颞叶变性也被称为语义型痴呆，影响患者的语义记忆，即理解及描述事物的记忆。语义记忆和情景记忆不同，情景记忆指脑的某个部位存储的对某种特定的事件或经历的记忆。

随着时间的推移，语义型原发性进行性失语患者回忆他们所生活的世界的知识的能力越来越差。其他类型的记忆，如对既往的经历的记忆，通常不受影响。

患有这种疾病的患者还存在语言问题。例如，当向患者展示一个物体时，他们通常很难叫出这个物品的名称；他们在记忆字词或正确使用字词方面存在困难。

除了上述症状，语义型原发性进行性失语患者不知道一个事物的相关含义及用处。例如，不知道大象是巨大的而老鼠是小的，无法正确识别并使用勺子等日常厨房用具，而这种知识对日常生

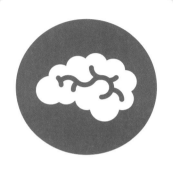

行为变异型额颞叶变性
- 认知障碍
- 失抑制
- 丧失灵活性
- 淡漠

语义型原发性进行性失语
- 表达流利
- 对字词理解、回忆物品的名称及人名存在困难

失语法型原发性进行性失语
- 讲话时言语中断、不流畅
- 常用短句
- 存在语法错误

少词型原发性进行性失语
- 可正常进行简单交流但语速慢
- 字词提取困难

皮质基底节变性
- 不对称性的肌强直
- 肢体失用

运动神经元病/肌萎缩侧索硬化合并额颞叶变性
- 认知障碍
- 行为改变
- 运动症状

进行性核上性麻痹
- 行为异常及认知障碍
- 帕金森样症状
- 眼动障碍

活非常重要。

语义型原发性进行性失语患者通常不会遵循文字的发音或书写规律，而出现阅读及书写障碍。例如，当想使用"食"时，患者会使用"十"。

名词通常是最难使用和记住的。这类患者经常想不起正确的名词，从而使用一个概括性的名词，比如"东西"，来代替他们想说的具体的名词。他们甚至可能没有意识到自己经常出现这些问题。

这类患者并非所有语言功能都受损。患者依然掌握语法，可以正常复述他们所听到的字词，一般能够很好地理解语句，但理解不常用的字词时困难一些。

在检查过程中，医生可能使用语言测试来评估患者对字词的使用。患者会被要求在一个小列表中选择一个与展示给他们的事物相符的字词。这类患者在识别正确的字词方面存在困难。医生也可以通过询问家人注意到的症状来评估。例如，家人可能回忆患者说不出"橘子"等常见水果的名称。

这类患者通常存在左侧脑萎缩变性，尤其是左侧颞叶前部受累更明显。

失语法型原发性进行性失语　失语法型原发性进行性失语患者典型的特征是语法错误，患者不能正确使用代词，也不能造句，这些都是医生在检查时需要注意的征象。患者还可能省略一些书写简单的字，错误地使用词组和固定搭

行为变异型额颞叶变性：琳达的故事

　　琳达曾经是一个随和、慷慨且聪明的人。但是从51岁开始，她开始表现出行为和情绪的变化。她曾一连几天躺在床上看电视，疯狂地进食大量甜甜圈。当她的丈夫试图拿走她的甜甜圈时，她勃然大怒。她也越来越不在意自己的外表。当她的一位友谊长达30年的朋友告诉她自己的母亲去世的消息时，琳达却没有表现出任何情感波动。

　　检查结果显示，她在解决问题和智力灵活性方面存在一些缺陷，但一般智力、记忆力和视空间能力正常。脑的磁共振成像结果显示她的额叶明显萎缩。

　　在接下来的几年里，琳达变得越来越冷漠，她还出现了尿失禁。琳达的情况展示了许多行为变异型额颞叶变性患者的症状特征。

配，并打乱句子中的词序。

　　失语法型原发性进行性失语患者还有一个特征是字词输出困难（语言失用症）。患者很难正确发音以表达他们想说的话，患者多数存在语言失用症。

　　说话对患者来说可能变得很困难，这与他们语言协调性变差有关——脑中控制肌肉的部分出现了问题，肌肉使你能够使用嘴唇和舌头发音。尽管这些肌肉本身没有病变，但是使用这些肌肉的能力受到了影响。随着时间推移，患者的语速变得越来越慢，说话也变得越加困难。最后，患者完全无法说话。单纯语言失用症不合并其他语言障碍被称为原发性进行性语言失用症。

　　除了这些症状和体征外，医生还可以评估患者理解一个复杂长句的能力。失语法型原发性进行性失语患者在这一方面可能也存在困难。医生也可以测试患者对单个字词的理解程度以及对特定事物的了解程度。失语法型原发性进行性失语患者在这些方面通常不受影响。

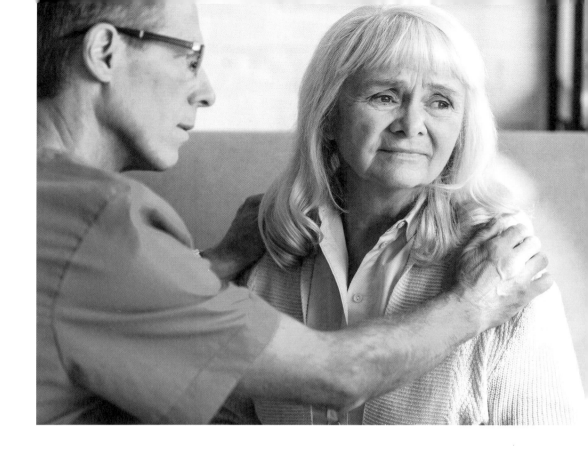

与语义型原发进行性失语患者不同，失语法型原发性进行性失语患者通常可以从一个简短的列表中正确识别某个事物的名称。他们通常能正确重复字词，说出字词的含义，将字词与相应事物相匹配，或者读写单个字词。

因为没有标准的方法来评估语法技能，医生或语言专家可能通过与患者的对话和患者的写作水平来评估，例如患者会被要求解释一些熟悉的事物，如最喜欢的运动的规则或者与工作相关的事物；医生也可以查看患者的电子邮件等书面文件。

失语法型原发性进行性失语患者大

部分存在左侧脑萎缩变性，尤其是额叶中部与语言生成相关的区域。

少词型原发性进行性失语　这种类型的失语一般是由阿尔茨海默病引起，但它也是额颞叶变性的一种。

这类患者说话时难以回忆起正确的字词，然而他们理解字词及语句的能力不受影响，也能正确使用语法。这类患者通常说话语速较慢，并在说话中因努力回忆正确的字词而出现停顿。

不同于失语法型原发性进行性失语，少词型原发性进行性失语患者在简单的谈话中可以正常表达。然而，当他们需要使用一些具体的字词或使用一些

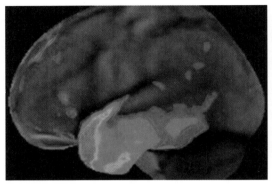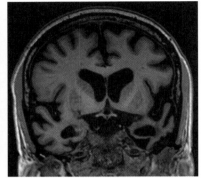
不熟悉的字词时会犹豫和停顿。

少词型原发性进行性失语患者大部分存在左侧脑萎缩变性，尤其是左颞叶后部和邻近的与语言生成相关的区域。

运动障碍

某些类型的额颞叶变性会影响脑中控制运动的部位，也会影响患者的思维能力。下面介绍一些常见的影响运动功能的额颞叶变性。

运动神经元病合并额颞叶变性　大约1/10的额颞叶变性患者患有一种会导致肌肉无力及萎缩的疾病，同时合并其他类型额颞叶变性的症状，比如行为和语言改变。这些症状和体征与ALS相似，也被称为Lou-Gehrig病。高达1/5的ALS患者属于这种类型，他们存在痴呆症状，如思维和行为问题。

皮质基底节变性　有时也被称为皮质基底节综合征，皮质基底节变性退化导致脑中控制运动的区域的神经元死亡。

这类患者通常在五六十岁起病，表现为无法控制运动，即肌力正常，但是患者无法随意活动他们的手和身体，并逐渐进展。

这些症状和体征先出现在身体的一侧，最终会影响到整个身体。这类患者会感觉手臂或腿不是自己的，而且这些身体部位的活动不能受控制（异己肢）。患者通常还可出现平衡及行走困难。

对于其他类型的额颞叶变性患者常有的记忆、思维、语言或行为方面的问题，并不存在于每名皮质基底节变性患者。

进行性核上性麻痹　该病与皮质基底节变性密切相关，有时也被称为Steele-Richardson-Olszewski综合征，是以最先描述此病的医生的姓名命名的。与皮质基底节变性一样，进行性核上性麻痹患者会出现平衡和行走障碍。这是

失语法型原发性进行性失语的影像学表现

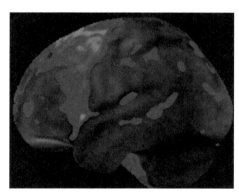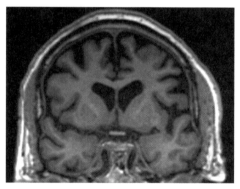

左图为失语法型原发性进行性失语患者的脑PET图像。不同颜色显示了脑中受这种疾病影响的区域，绿色为受累最严重的区域，深蓝色为受影响最小的区域。图中可见大脑的左侧额叶受到影响，这是脑中与语法和语言规划相关的部位。

右图是同一名患者的脑磁共振成像，暗区显示脑相应区域的体积减小。磁共振成像是另一种显示脑中与语法和语言规划有关的区域受损的方法。

因为，本病也影响了与运动控制相关的脑区域。

进行性核上性麻痹患者也会出现视力问题，表现为视物模糊，下视受限。由于这些问题，这类患者看起来似乎对交谈不感兴趣。

进行性核上性麻痹患者通常出现凝视，不能做出面部表情。与其他类型的额颞叶变性相似，进行性核上性麻痹可

导致记忆、推理、解决问题和决策方面的问题。

与皮质基底节变性相似，进行性核上性麻痹与tau蛋白有关，但与阿尔茨海默病中的tau蛋白为不同类型。

症状和体征

额颞叶变性的症状和体征不同于其

个人故事

语义型原发性进行性失语：约翰的故事

两年来，53岁的约翰在与人交谈时找不到合适的单词来表达自己的想法，他决定向医生寻求帮助。约翰和他的妻子都觉得他的智力功能，包括记忆力和语言理解能力都完好无损。他的性格没有改变。他的妻子甚至注意到约翰仍然有能力在车间修理小型发动机——这项工作需要一定的技能和相当大的耐心。

约翰充分意识到自己在语言方面的困难，并为此感到沮丧，有时会对这个问题发表自嘲的言论。神经心理测试显示他在抽象思维、常识理解和字词回忆方面存在困难。在命名测试中，虽然他无法说出每种事物的具体名称，但是他可以描述它们的细节。他也很难理解金字塔和指南针在口语中的应用。

约翰的脑部磁共振成像显示左侧颞叶明显萎缩，而海马则相对正常，这是非常典型的语义型原发性进行性失语的改变。

他类型的痴呆。首先，额颞叶变性更容易使患者发生性格改变或语言障碍。其次，额颞叶变性通常在壮年时期发病，这时他们通常还在工作和养育家庭。

不是每名患者都存在额颞叶变性的所有症状和体征，额颞叶变性的症状和体征也有多种组合。然而，这类患者有一些共同特点有助于我们大致了解额颞叶变性这种疾病。疾病通常是缓慢进展的，但有些类型进展更快。

早期症状通常为以下三组症状之一：①人格和行为改变，②言语和语言障碍，③运动障碍。行为和情绪的变化通常发生在思维能力下降之前。

记忆力可能在很长时间内不会受到影响。视觉空间能力也是如此，这类患者在疾病早期仍然可以判断台阶的高度，也不会在熟悉的地方迷路。

语言问题可出现在任何类型的额颞叶变性中。在原发性进行性失语中，语言问题往往是主要症状。

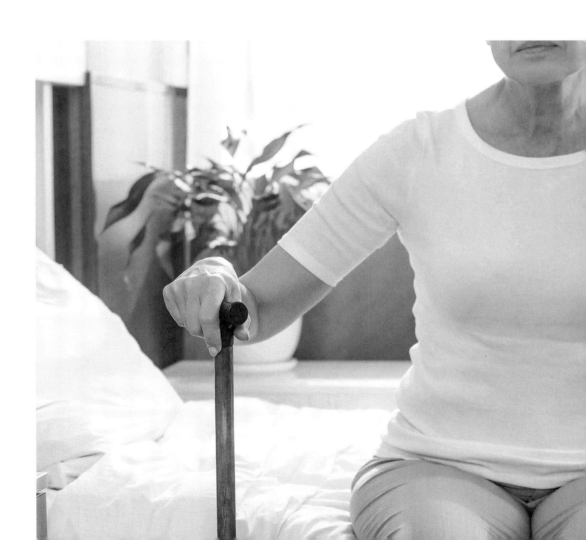

什么导致了额颞叶变性

在大多数情况下，导致额颞叶变性的病因未知，但与阿尔茨海默病相似，它与脑中异常的蛋白质沉积有关。许多额颞叶变性的病例显示tau蛋白沉积，而不是阿尔茨海默病中的淀粉样蛋白沉积，tau蛋白引起神经元凋亡。与额颞叶变性相关的tau蛋白类型不同于阿尔茨海默病的tau蛋白。

研究人员发现，TDP-43蛋白也与额颞叶变性相关。在行为变异型额颞叶变性的病例中，约有1/2是由TDP-43蛋白引起的，另外约1/2是由tau蛋白引起的；在极少数情况下，是由一种肉瘤融合蛋白引起的。与阿尔茨海默病中的tau蛋白类似，TDP-43蛋白导致脑中神经元失去联络，直至死亡。

目前，还没有办法检测出患有额颞叶变性的人到底是由哪种蛋白质沉积导致的。这是目前非常重要且活跃的研究领域。

诊断

对医生来说，诊断额颞叶变性非常困难。

在某种程度上，没有实验室检查能够确诊该种疾病。另外，这种疾病的一些症状和体征可能与其他疾病的部分症

PET的工作原理

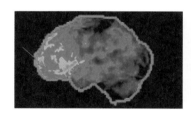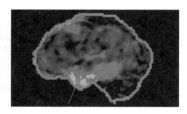

PET使用放射性示踪剂来检测患者脑中不同部位的活动，蓝色代表正常，而绿色、黄色、橙色和红色则提示脑活动水平较低。

左侧是行为变异型额颞叶变性患者的脑PET图像，它显示大脑额叶的活动减少。额叶控制思维、计划、组织、解决问题、短期记忆和运动。

右侧是原发性进行性失语患者的脑PET图像，它显示大脑左侧颞叶活动减少。颞叶处理来自感官的信息，特别是声音。颞叶也在记忆存储中发挥作用。

额颞叶变性的症状分类

情绪	行为	语言	思维能力	运动
对他人、周围环境及事件冷漠	缺乏社交技巧及礼节，如无法圆滑和礼貌待人	不善言辞或者说话语速慢	不能集中注意力或者容易分心	面部表情减少
对他人（包括所爱的人）失去同情心和同理心	不讲卫生	肌肉协调困难，导致说话困难	习惯固定的模式，难以适应新的环境	动作迟缓 肢体僵硬
突然的情绪变化	暴饮暴食、过度饮酒和吸烟	不能正确使用语法	在计划日常工作及任务时表现出困难	肌无力 肢体活动不协调
	过度性行为——失抑制，发表不恰当的性评论，沉迷于色情产品	不能说出熟悉的人的名字或物品的名称	对于财务处理判断失误	平衡性差
	行为冲动	在阅读或听到字词时难以理解其含义	难以识别他人的嘲讽或反语	
	多动，包括躁动、踱步、吼叫、有攻击行为	讲话重复		
	重复性行为	逐渐失去所有语言功能		

状和体征相同，导致诊断困难。医生可能将额颞叶变性误诊为其他疾病。它可能看起来像另一种类型的痴呆，或像精神分裂症、双相情感障碍或抑郁症。

额颞叶变性是一类疾病的集合，这增加了疾病诊断的难度。随着疾病的进展，症状会有所不同，且不同类型的额颞叶变性也可有相同的症状。例如，行为变异型额颞叶变性患者可能在早期表现出思维问题和冷漠。随后，这名患者可能出现书面语言或口语的理解或输出障碍（失语症）。诊断需要的时间越长，延误治疗的时间就越久。

在额颞叶变性的诊断中，通常需要除外一些可以导致这些症状的其他疾病。医生会采集病史，进行包括认知评估在内的体格检查。血液检查可用于发现甲状腺疾病或维生素缺乏。

MRI可以鉴别诊断与额颞叶变性相似症状的脑血管疾病或肿瘤。如果医生在常规检查后仍然无法判断患者是否患有阿尔茨海默病或额颞叶变性，可以使用FDG-PET来鉴别。这种PET可显示脑

MRI的工作原理

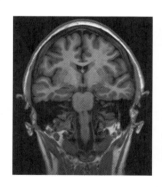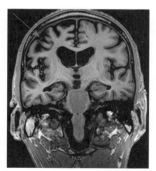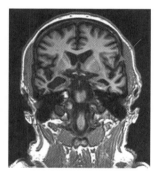

MRI可以帮助医生确定额颞叶变性的类型，这是因为随着神经元的损伤和死亡，MRI可显示出不同的脑萎缩模式。

左侧的MRI图像显示正常脑。中间的图像显示右侧额叶萎缩（红色箭头），这是典型的行为变异型额颞叶变性的萎缩模式，疾病可导致患者行为和人格的变化。

右侧的MRI图像显示双侧颞叶的萎缩（红色箭头），这是语义型原发性进行性失语的典型萎缩模式。这种类型的额颞叶变性患者难以理解字词或说出人名和物品名称。

中葡萄糖代谢降低的区域，意味着该区域营养分解减少。

在疾病早期，区分额颞叶变性的确切类型比较困难，症状出现的顺序可能不同。例如，在某一类型中，语言问题可能首先出现；在另一类型中，语言问题可能随后出现。

每种类型的额颞叶变性都与脑中不同区域的损伤有关。MRI和其他影像学检查可以协助诊断。影像学检查可以显示脑中哪些区域受到影响。研究人员也在研究脑中的生物标志物，也许有一天可以区分不同类型的额颞叶变性。

参见第162页，MRI如何帮助识别额颞叶变性。

常见的症状和体征

表中列举了不同类型额颞叶变性的最常见的症状和体征。

人格及行为障碍	
疾病名称	症状
行为变异型额颞叶变性	• 不适当的举止逐渐增多 • 判断力缺失及失抑制 • 淡漠 • 重复性或强迫性行为 • 不注重个人卫生 • 饮食习惯改变，尤其是暴饮暴食 • 缺乏内省，忽视自己的思维及行为改变 • 进食不能食用的东西
言语及语言障碍	
疾病名称	症状
语义型原发性进行性失语	• 理解字词困难，难以叫出人名及物品的名称 • 命名障碍
失语法型原发性进行性失语	• 伴有停顿的电报样的讲话 • 使用短句 • 语法错误，错误使用代词，造句错误

疾病名称	症状
少词型原发性进行性失语	• 有自发语言但找字/词困难造成语速缓慢 • 执行复杂指令困难
原发性进行性语言失用症	• 语速缓慢 • 字词之间存在较长的停顿或在不该停顿的时候停顿 • 无法正确表达自己的想法 • 说话声音听起来不正常 • 说复杂的字词或短语困难

运动障碍

疾病名称	症状
运动神经元病合并额颞叶变性	• 行为及语言改变 • 肌肉无力及肌肉痉挛 • 难以做精细动作
皮质基底节变性	• 难以移动一侧或两侧身体 • 随着疾病进展，运动变得更加困难 • 身体僵硬 • 协调能力差 • 存在思维、表达及语言方面的困难
进行性核上性麻痹	• 失去平衡，向后倾倒 • 身体僵硬 • 俯视困难，视物模糊或复视 • 面部表情减少 • 固定样的凝视 • 无缘由地哭或笑 • 表达及吞咽困难 • 对光敏感 • 存在记忆、推理、解决问题及决策方面的障碍

接受诊断

无论对患者，还是与患者一起生活并照顾他们的人而言，接受额颞叶变性的诊断都至关重要。诊断或许可以解释患者语言或行为上令人不安的变化，但也会引起许多问题。额颞叶变性的症状和体征各不相同，我们无法预测疾病的进展速度，也不知道现在和以后会有什么症状。

被诊断为额颞叶变性的患者可能有以下特点。

- 意识到或意识不到发生在自己身上的变化。有些患者可能因为这些变化而感到失落。
- 如果他们没有机会遇到其他患有这种疾病的人，那么他们会感到孤独和害怕。
- 需要找到让自己感觉有用的方法。
- 想参加支持小组。

额颞叶变性患者的配偶或伴侣可能有以下特点。

- 不知如何应对负面情绪，如内疚、愤怒、孤独、失望和悲伤。第18章将介绍如何应对它们。
- 缺乏帮助时会感到不知所措。
- 由于患者行为、人格和语言的变

化，而感到失去了患者的陪伴，以及与患者的亲密关系破裂时会感到失落。
- 需要承担更多的家务和决策责任。
- 同时承担照顾孩子和伴侣的责任。

成年子女可能有以下特点。

- 对父母需求的反应与对其他兄弟姐妹不同，因为每个成年子女与父母的关系都不同。
- 为了照顾父母，需要做出艰难的选择或改变。
- 不知如何应对负面情绪，如内疚、焦虑、担忧、失望和悲伤等。
- 感到孤立和不被人理解。

大家庭中的家人和朋友可能有以下特点。

- 如果不经常和患者及其照护者保持联系，就很难理解疾病对他们的影响。
- 他们在与痴呆患者及其照护者的关系发生变化时，不知道该怎么应对。

重要的是要知道自己并不孤单。目前有越来越多的人和支持团队关注这类痴呆。

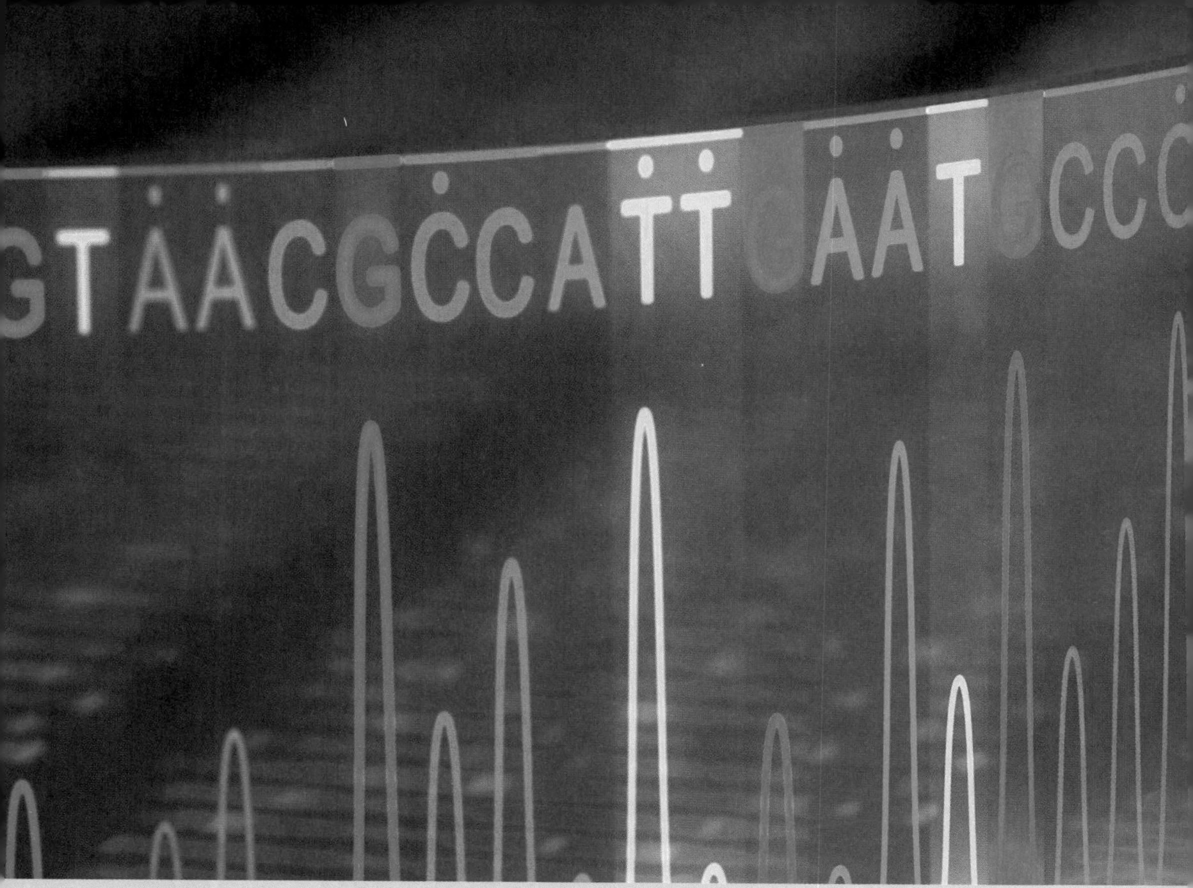

GTAACGCCATTCAATGCCC

基因扮演着怎样的角色？

虽然在大多数情况下，额颞叶变性的
病因尚不清楚，但研究人员已经了解到遗
传学在其中起着重要作用。事实上，多达
一半的额颞叶变性患者有痴呆、帕金森病
或ALS等疾病的家族史。

基因指导体内的细胞制造所需的功
能蛋白质。即使是很小的改变也会导致身
体产生异常形式的蛋白质，从而引起脑的
改变，最终导致疾病。这就是家族性额颞
叶变性患者体内所发生的变化。

额颞叶变性的遗传学研究始于20多
年前，当时研究人员发现，额颞叶变性
和帕金森病患者体内的微管相关蛋白tau
（microtubule-associated protein-tau，
MAPT）基因发生了变化。这个基因编码
tau蛋白。从那时起，研究人员发现更多的
基因变异与额颞叶变性相关。

以下是与额颞叶变性有关的3种最常见
的遗传基因。

MAPT基因也被称为tau基因，是第一
个被发现的与额颞叶变性相关的基因。这
种基因变异会导致脑神经元形成缠结，最

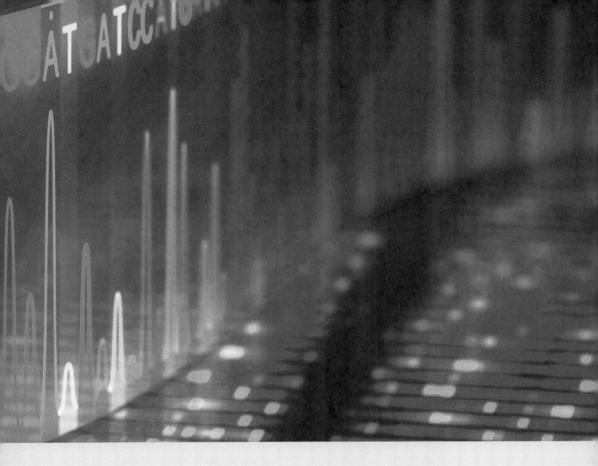

终导致脑细胞受损并死亡。研究人员正在研究针对这种基因突变的治疗方法。

颗粒蛋白（granulin，*GRN*）基因是另一种与额颞叶变性有关的基因。身体中有许多细胞表达该基因，包括脑中的神经元。*GRN*基因突变导致脑中的颗粒蛋白前体生成减少，多达1/5的家族性额颞叶变性患者的颗粒蛋白前体水平偏低。研究人员认为，提高颗粒蛋白前体水平可以治疗及延缓这类痴呆。

*C9orf72*基因突变是导致额颞叶变性，尤其是行为变异型额颞叶变性以及ALS最常见的遗传原因。

这种突变导致在脑和脊髓中某种形式RNA的聚集。RNA是一种携带DNA信息的化学物质，可以指导全身细胞完成工作。研究人员正在开发检测这种突变的方法，并研究如何使用药物来防止它引起额颞叶变性。

在分子水平上了解家族性额颞叶变性的病理生理机制，可以为患者提供更好的帮助，并且有利于早期诊断。

疾病治疗

　　目前尚无能够治愈或阻止额颞叶变性进展的药物。治疗这类疾病的重点是改善症状，提高生活质量。与其他类型的痴呆一样，研究人员将继续努力，期望未来找到能够治疗或预防额颞叶变性的药物。值得一提的是，研究人员也在研究额颞叶变性是如何发展的，以便在有治疗方法的情况下，能够更好地帮助患者。

　　关于额颞叶变性相关基因和蛋白质的研究进展迅速，这大大推进了新疗法的发展。这些疗法大多仍处于研发的早期阶段，这意味着在人类身上进行试验还需要时间。但是一些药物的人体试验在专门的研究机构已开展。

症状管理

　　虽然目前尚无可以治愈或延缓额颞叶变性进展的药物，但仍有许多方法可以帮助患者缓解症状。这一点特别重要，因为症状会随着时间的推移而改变；额颞叶变性患者可存活多年。

　　由熟悉额颞叶变性的医生、护士以及语言、物理和作业治疗师组成的团队可以指导治疗，帮助患者改善大多数症状。以下是针对额颞叶变性相关症状的最常用治疗方法。

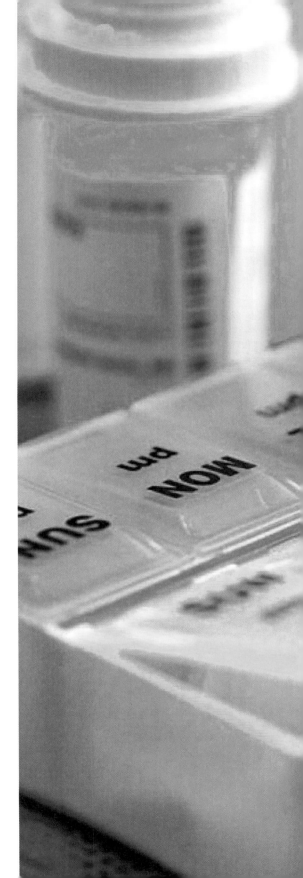

药物治疗

目前的指南侧重于使用非药物治疗方法来改善额颞叶变性患者的症状。这是因为没有足够的研究证明某些药物确实是有益和安全的，也就是说，一些药物仅可治疗症状。针对额颞叶变性相关症状的药物包括以下几种。

抗抑郁药 某些类型的抗抑郁药可以减轻行为症状。SSRI如舍曲林（左洛复）已被建议用于治疗一些患者的冲动行为、易怒、冷漠和不寻常的饮食行为。然而，大多数研究还没有得到确定的结论，还需要更多的研究。

抗精神病药 某些抗精神病药，如喹硫平有时也用于辅助减轻行为问题。一些专家认为，小剂量的抗精神病药，如喹硫平有助于减轻攻击行为和幻觉。然而，这些药物可能产生副作用，有些副作用还很严重。

使用抗精神病药必须慎重，老年痴呆患者服用这些药物面临更高的脑血管疾病风险和死亡风险。FDA要求这些药物需要在包装上附有关于这些风险的黑框警告标签，同时提示这些药物虽然临床上可使用，但并没有被批准用于治疗痴呆的症状。

照护者和家庭面临的挑战

正如我们之前所了解到的，额颞叶变性常比其他类型的痴呆更早发生。额颞叶变性患者可能拥有自己的事业，需要养育家庭，并正在规划未来。行为变异型额颞叶变性的诊断很可能给患者甚至患者整个家庭的未来计划造成重大影响，这需要时间去接受和适应。

随着疾病进展，患者与家人之间的亲密关系可能有所改变，并且照护者和家庭的负担逐渐加重。照护者可能需要承担更多的家务和抚养孩子的工作，找第二份工作，或者干脆辞职以便照顾患者和家庭。孩子们可能觉得他们在生命的关键时期失去了父母。

异常的行为，如在公共场合爆发，可能让朋友和亲人难堪，并产生意料之外的问题。额颞叶变性会影响脑的特定区域，使患者无法在社交场合与他人恰当互动。行为变异型额颞叶变性患者可能变得非常不顾及他人的感受，或者无法抑制冲动，如在街上拥抱陌生人。这些行为是疾病的征兆。一方面，我们需要了解这种疾病会如何影响一个人在社交场合做出正确决定的能力；另一方面，我们需要找到合适的方法，帮助额颞叶变性患者在社交场合采取适当的行为。

其他药物　抗抑郁药，如曲唑酮，可用于治疗异常的行为问题（如攻击性和不当的社交行为）。这种药物可能引起轻微的副作用，包括疲劳、头晕和低血压。

非药物治疗

与药物治疗一样，非药物治疗不能治愈或延缓额颞叶变性疾病的进展，但有助于缓解症状。

职业治疗和物理治疗　这些方法用

额颞叶变性可能给照护者带来很大的压力。如果你在照顾一名额颞叶变性患者，以下内容可能对你有所帮助。

- 保持乐观。某些类型的额颞叶变性会影响患者的社会行为、自我控制能力和情绪，这意味着患者可能说或做一些伤害他人的事情，这些不是故意的行为或人身攻击，仅是疾病的症状。
- 正常地接纳自己的感受。一个感受不到他人情感需求的人很难有同情心，这在行为变异型额颞叶变性中很常见。
- 寻求帮助。在可能的情况下，在照顾孩子、跑腿等其他工作中寻求帮助。
- 加入支持小组。与有相同经历的人交流，分享自己的感受，找到有效的应对方法。
- 花时间做自己觉得有趣的事情。这包括为痴呆患者招募照护者，安排痴呆患者参加针对痴呆或残疾患者的日间活动。
- 相信自己。请记住，你比任何人都了解患者，这个人值得尊重，应该给予合适的照护。

额颞叶变性协会为额颞叶变性患者和照护者提供信息卡，这些卡片可以提醒人们，患者的语言和行为能力可能因疾病而改变。

于管理与运动相关的额颞叶变性的症状，对于运动障碍尤其有效。例如，物理治疗有助于维持平衡能力，以维持患者的体育运动能力；也有助于改善某些类型的额颞叶变性患者的肌肉症状。

尽管额颞叶变性患者的脑发生了变化，但是患者仍然可以学习新的方法，参与日常活动。职业治疗可以提供这方面的帮助。

职业治疗师需要了解患者的兴趣和习惯，以及他（她）还能做什么。在此

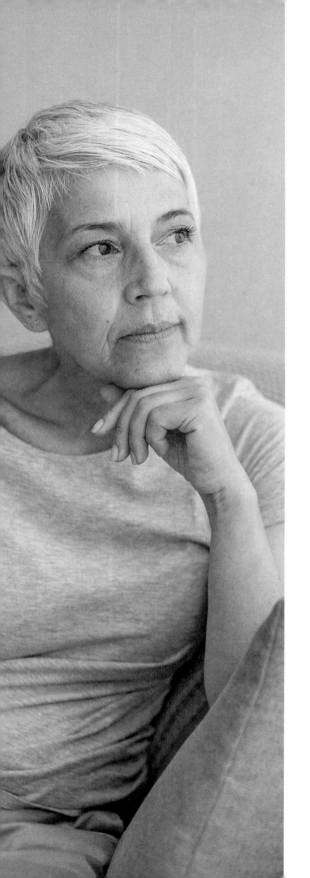

基础上，职业治疗师评估患者完成一项特定任务所需的技能，并根据患者的能力将这些技能分解成更小的步骤。

职业治疗师还会评估患者生活环境中可能存在的危险，并针对安全问题提出建议；还可以指导照护者帮助额颞叶变性患者尽可能多地参与日常生活活动，以提高生活质量。

语言治疗　语言治疗对早期和晚期的额颞叶变性患者都有帮助，尤其是对原发性进行性失语的患者。在早期，语言治疗可以帮助额颞叶变性患者表达得更清楚。

语言治疗师可以与照护者沟通，解决难题。语言治疗师可以教照护者如何简化语言。在某些情况下，对于某些类型的痴呆患者，最好问一个可以用"是"或"不是"回答的问题，而不是需要做出选择或者复杂的问题。例如，问患者早餐吃什么时，可以这样问"你早餐想吃燕麦片吗?"或"你早餐想吃炒鸡蛋吗?"，而不是"你早餐想吃燕麦片还是炒鸡蛋?"这样一个患者难以理解的问题。

语言治疗针对每名患者的情况都有不同的方案，并着重于解决日常生活中的沟通难题。例如，如果痴呆患者仍在工作，那么应该关注如何在工作环境中帮助患者完成工作任务。

在额颞叶变性的晚期，语言治疗可以帮助患者在他们不能说话时找到新的交流方式，例如，照护者可以在智能手机或平板电脑上书写或使用应用程序，与患者进行交流。

综合治疗　将传统医学与循证辅助治疗相结合的治疗方法称为综合治疗。

一些综合治疗的方法，包括音乐疗法、艺术疗法等有助于患者放松，减轻焦虑，提高幸福感，激发创造力。音乐疗法包括听音乐、演奏音乐和唱歌。艺术疗法有助于减轻焦虑，提高幸福感，还可以通过各种媒介开发患者的创造力。与宠物互动也能给患者带来舒适和快乐。

环境的改变　当周围同时发生太多事情时，额颞叶变性患者会感到不知所措，还会出现易怒、焦虑和攻击行为，这是由于周围环境的过度刺激会使他们难以处理来自周围世界的信息。

适当调整可能有所帮助。提供一个比较固定的、常规的环境非常重要。对那些行为变异型额颞叶变性患者来说，一个既安全又有新奇感的环境可以避免其出现一些情绪反应，如躁动或想去其他地方。其他措施包括减少噪声和限制交流，即在一段时间内仅和固定的少数人交流互动。对某些患者来说，个人活动比团体活动更舒适。

营养支持　适当的营养支持有助于改善脑功能，降低患心脏病的风险，进而有助于脑。低脂饮食、丰富的蔬菜和水果饮食有助于脑健康。充足的营养可以帮助尚无病变的脑尽可能发挥功能。

行为变异型额颞叶变性患者面临着不同的挑战，即他们可能有吃某些食物的强烈欲望，例如甜食，如果他们不能在想吃的时候吃到，就会生气。而且他们可能会吃得很快，似乎吃不饱，总是想吃。

这对照护者来说也是一个挑战。因为限制患者饮食会导致患者出现攻击行为和紧张情绪，并且在进餐时可能需要额外的监督。

为解决这些难题，专家有以下建议。

- 锁上柜子和冰箱。
- 减少患者获得大量食物的途径。
- 避免患者吃自助餐。
- 只在进餐时提供食物，且限量。
- 给患者提供健康饮食的选择，而不是甜食。
- 将不安全的食物（例如生肉和看起来像食物的不可食用物品）放在隐蔽的地方。

在疾病后期，超过1/2的额颞叶变性患者可能出现吞咽困难。加上患者吃得很快，一次吃大量食物，这可能构成安全风险。

这些行为可能引起患者咳嗽和窒息，还有导致肺炎的风险，这是额颞叶变性患者常见的死亡原因。针对此问题，可以请求营养师推荐健康且容易吞咽的食物，有时需要给患者插入一根胃管。

对行为变异型额颞叶变性患者的干预 行为变异型额颞叶变性患者会越来越难以控制自己的行为。他们多表现出冷漠或兴趣缺失，对他人失去同情心或同理心，有失抑制行为，难以抵抗冲动，并会出现暴饮暴食。

此类患者还会有重复性或强迫性行为，例如囤积物品和重复做同样的事情；也可能出现过度或不适当的快感。

以下建议可能对行为变异型额颞叶变性患者的照护者有所帮助。

- 尽量不要和患者争论，也不要指出问题或试图解释，因为这样不会让额颞叶变性患者改变想法。
- 经常鼓励和表扬患者。额颞叶变性患者往往更能理解积极而非消极的情绪表达。
- 坚持原则。
- 接受对患者有利的日常活动，即使这些活动有时候看起来很奇怪。例如，额颞叶变性患者可能想花几个小时在后院荡秋千、玩

电子游戏或者数经过的汽车。只要这些行为对患者或他人无害，建议最好是包容和接受这种行为。

- 用能提供控制感的方式进行沟通（详见第17章）。
- 限制并提供具体的选择。例如，问患者"你想步行去公园还是步行去河边？"而不是"你今天想做什么？"
- 理解患者的行为，并包容对方。

安全也非常重要。将刀具、电动工具和其他有潜在危险的物品放在隐蔽的地方是必要的。

缓和医疗 这种治疗侧重于减轻疼痛和其他严重症状；也可以为照护者提供支持和建议，以及传授有助于提高患者舒适感的技巧。它不同于临终关怀，临终关怀是在生命结束时使用的，不使用旨在延长生命的药物，缓和医疗可以在痴呆的任何阶段使用。

提升幸福感

告知家人和朋友，患者被诊断为额颞叶变性的事实，这一点非常重要。因为只有这样，他们才能在必须面对患者时做好准备。

许多人从未听说过额颞叶变性这种

疾病，并可能在不了解该病的情况下对他们所观察到的事件感到不舒服。人们需要了解什么是额颞叶变性，对患者应该抱有何种期待，并且还需要了解支持额颞叶变性患者及其照护者的最佳方式。

同时，对额颞叶变性患者来说，在生活中与他人保持交流，做他们喜欢做的事情是很重要的。保持活跃的社交关系有助于提升患者的整体幸福感和生活质量。

"在美国，路易体痴呆患者超过 100 万人，
其受累人群的年龄通常为 50 ~ 85 岁"

第10章
路易体痴呆

异常蛋白在脑内的沉积是导致痴呆的关键。比如，β-淀粉样蛋白的片段在脑细胞外聚集形成淀粉样斑；tau蛋白片段在神经元内缠结，形成神经原纤维缠结，是阿尔茨海默病的标志。淀粉样斑和神经原纤维缠结破坏了神经元以及神经元之间的联系，神经元逐渐停止工作并死亡。

本章将介绍路易体痴呆，它和α-突触核蛋白沉积相关。

正常情况下，α-突触核蛋白能帮助神经元传递和接收信息。路易体痴呆患者的这种蛋白质产生过多并沉积。这些沉积物妨碍了细胞正常工作，使细胞间的交流更加困难，并导致死亡。

广义的路易体痴呆是一个总称，包括路易体痴呆和帕金森病痴呆。

这两种疾病都是由α-突触核蛋白异常沉积引起的。路易体痴呆是除了阿尔茨海默病之外的第二大常见的神经系统退行性痴呆。

脑干内的沉积

20世纪早期，德国神经病学家弗莱德里西·路易在阿洛伊斯·阿尔茨海默医生的实验室工作，他在帕金森病患者的脑内发现了异常蛋白的沉积。路易还在患者的脑干及其上端结构的脑细胞内发现了圆形的沉积物。这些沉积物此后以他的名字命名，称为路易体。

在20世纪90年代，科学家们发现路易体的主要成分是α-突触核蛋白。他们在路易体疾病患者的脑细胞接收信息的突起分支中也发现了α-突触核蛋白，这些沉积物被称为路易轴突。

路易体和路易轴突影响了脑的正常功能，它们是路易体病的特征。路易体病最容易累及生成两种化学物质（多巴胺和乙酰胆碱）的脑区。这些化学物质以及脑内使用这些化学物质的通路对注意、视觉感知、思维、运动、动机和情感功能非常重要。

路易体病的相关研究显示，α-突触核蛋白最早沉积在嗅觉相关脑区以及脑干下部。沉积物可以局限于此，也可以蔓延到脑干上部，甚至脑中部，即皮质下结构，最终可以蔓延至脑外部的皮质。

如果路易体病变局限于脑干，那么患者可能仅出现帕金森症状或睡眠问题，此时他们会被诊断为帕金森病。但随着路易体病变进展到脑内其他部位，患者会出现痴呆及其他症状，这时患者会被诊断为帕金森病痴呆或路易体痴呆。

不同的脑区负责不同的功能。嗅觉区域负责对气味的感知，脑干下部对于血压和睡眠的调节非常重要；脑干上部对运动功能很重要；脑的中部（皮质下结构）与控制运动、注意力、警觉、视觉感知、动机和情感都有联系。

路易体痴呆的症状很复杂，而路易体痴呆可以和阿尔茨海默病同时存在，这使路易体痴呆的诊断非常困难。科学家们正在研究什么引起了路易体的扩散？为什么路易体在一些患者的脑中分布广泛，而在另一些患者的脑中分布较

为局限？为什么一些患者同时存在路易体、淀粉样斑和神经原纤维缠结？大量的研究工作正着眼于如何阻止路易体痴呆的进展。

患路易体痴呆时会发生什么

路易体痴呆通常在数年内缓慢进展，其进展方式因人而异。睡眠时产生生动的梦境常常是出现最早的症状，这个症状可能在其他症状出现前数年甚至数十年前就已经存在。

在路易体痴呆患者中，认知症状常先于运动症状出现。常见的运动症状包括肌肉僵硬、行动迟缓、行动不稳和震颤（帕金森症状）。而在帕金森病痴呆患者中，运动症状早于认知症状出现。路易体痴呆患者可以表现为波动性注意力、警觉性和认知功能变化，还可以出现幻视。

平均来说，路易体痴呆患者的生存期是5~10年。一些患者病情加重更快，一些则进展很慢。部分患者能存活10年以上，但另一部分在明确诊断后仅能存活几年。路易体痴呆合并阿尔茨海默病的患者进展更快。

路易体痴呆进展的速度受多种因素影响。比如，降低脑内多巴胺或乙酰胆碱水平的药物可能加速症状的恶化并引起疾病快速进展。

4个基本术语

路易体病、广义的路易体痴呆、路易体痴呆和帕金森病痴呆相互关联但各有不同。下面解释这4个术语的具体意义及相互关系。

路易体病 是α-突触核蛋白的异常沉积。这种蛋白质在细胞内沉积产生了路易体，在细胞突起分支内沉积产生路易轴突。

仅在脑干发生的路易体病就是帕金森病。路易体病进展累及其他脑区导致路易体痴呆，包括路易体痴呆和帕金森病痴呆。

广义的路易体痴呆 包括路易体痴呆和帕金森病痴呆。

路易体痴呆 导致认知障碍和患者日常生活能力的减退。至少存在以下两种症状：生动的梦境（快速眼动睡眠行为障碍），运动症状或帕金森症状（包括肌肉僵硬、行动迟缓、姿势前倾、表情呆板、震颤和行动不稳），波动性注意力、警觉和认知功能改变，幻视。帕金森病的症状常常不会早于痴呆一年以上出现。

帕金森病痴呆 正如其名，是帕金森病患者身上出现的痴呆，痴呆在帕金森症状出现之后出现。帕金森病痴呆的病程进展速度常常慢于路易体痴呆。

风险人群

路易体痴呆更容易累及60岁以上的人群，男性比女性容易患病。过早（45岁之前）摘除一侧或双侧卵巢的女性患病风险更高。

在美国，路易体痴呆患者超过100万人，其受累人群的年龄通常为50～85岁。在痴呆患者中，20%为单纯的路易体痴呆，很多患者合并存在路易体痴呆和阿尔茨海默病。

家族史也是路易体痴呆的危险因素之一。但是，只有当多位家庭成员都患有痴呆或帕金森病时，家族史才有意义。如果只有一位家庭成员患病，其他人患病风险的增加则非常有限。遗传性路易体痴呆可以逐代相传，但可能性极低。遗传性路易体痴呆常常在20～40岁发病。即使家族里存在遗传性路易体痴呆，家庭成员也可能不患病。

大量研究着眼于如何提高路易体痴

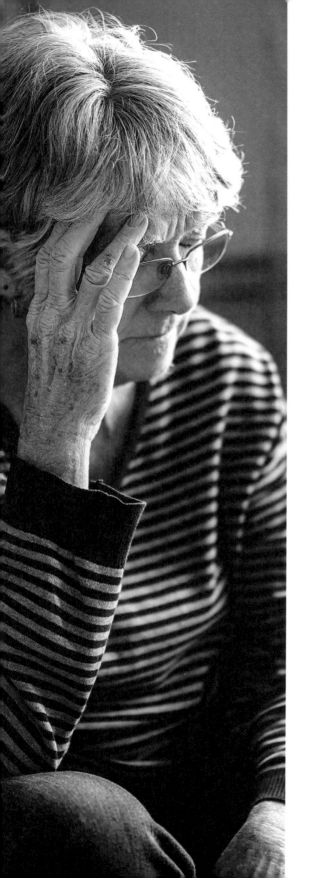

呆的诊断的准确性。个人病史、神经系统检查、影像学检查、血液检查及脑脊液特定生物标志物检测都有助于诊断，后文会对此进行详细阐述。

本章我们将学到有助于缓解症状的药物治疗和其他治疗方法。此外，路易体痴呆患者对某些药物的反应性优于阿尔茨海默病患者。这就是早期和准确诊断如此重要的原因。早期开始进行恰当的治疗有助于提高生活质量。

症状和体征

正如前文所说，路易体痴呆的病理改变可能局限于脑内某一区域，也可能扩散到其他区域。因此，每名患者的症状组合、认知功能改变的程度也有所不同。

以下详细介绍路易体痴呆的核心症状和体征。

认知改变和痴呆

注意力、视觉感知异常和空间功能障碍在路易体痴呆中最先出现，但在阿尔茨海默病中，上述症状一般较晚出现。一些路易体痴呆患者也会和阿尔茨海默病患者一样，难以回忆对话细节或近期事件。

这些症状使患者难以快速思考或者

同时专注于多件事情；路易体痴呆患者理解他人语言所需的时间更长，可能无法完全获取信息的细节，反应及表达观点耗时更长；使患者更容易分心。

下面是上述症状的一些例子。

注意力缺失在每个人身上都可能出现，但路易体痴呆患者可能说，"我丢失了我的思维""我忘记了要说什么"，或询问"我来这里做什么?"。这种思维的涣散使其更难完成计划、判断优先顺序、进行心算及理解较长的句子、文本或故事情节等。这些问题有时候还会影响记忆力。

关于视觉感知异常和视空间障碍，患者可以表现为难以从不常用的角度或在昏暗的灯光下辨识物体。比如，患者会把面包屑误认为虫子，把灯误认为一个人。这种功能障碍使其很难从一堆物品中找到某一个，难以判断距离或无法将物品放到合适的地方。

上述问题容易被忽视，但有时候会影响患者完成某些事情的能力，包括修理东西、做木工、做针线活、手工艺操作和打包手提箱等。

路易体痴呆患者通常能够辨识人的面孔和情绪，但随着疾病进展，他们有时候会认错人。尽管路易体痴呆的视觉症状不是因为视力变差，定期进行眼部检查也是必要的。

快速眼动睡眠行为障碍

超过一半的路易体痴呆患者存在快速眼动睡眠行为障碍，即患者会在睡眠中把生动的梦境通过肢体动作展现出来。这些肢体动作可能很轻微，也可能很暴力，甚至导致患者或同床者受伤。常见的梦境包括打架、自我防御、体育运动。女性的梦境不如男性暴力。

快速眼动睡眠行为障碍与脑干下部的功能障碍及正常睡眠梦境期的麻痹消失有关。快速眼动睡眠行为障碍本身不会影响患者的睡眠，少数患者由于这种行为障碍造成的疼痛而醒来。

除非存在安全隐患，一般不需要唤醒出现睡眠行为障碍的患者。可以把尖锐的物品放在远离床的地方，降低床的高度，让患者独自在一个房间，从而减少危险的发生。

这种睡眠行为障碍可能早于路易体痴呆的其他症状数年或数十年出现。一项研究显示，2/3的快速眼动睡眠行为障碍的患者会进展成帕金森病或痴呆。随着路易体痴呆的其他症状的出现，快速眼动睡眠行为障碍常常会减轻。

其他睡眠障碍症状包括严重的睡眠呼吸暂停、梦游和夜间意识模糊等，与快速眼动睡眠行为障碍表现相似但治疗方法不同，因此需要完成全夜多导睡眠图检查以准确诊断。

注意力、警觉性和思维能力的波动性

在路易体痴呆中，波动性指注意力和警觉性间断性变差，随后又恢复为正常或接近正常水平，接着又再次恶化并改善，如此反复。这会导致患者某一段时间能完成一件事情，而之后不能完成。照护者常将变好和变差的这种反复分别称为"好时间"和"坏时间"。

在"坏时间"期间，路易体痴呆患者可能有以下表现。

- 不能完成指令。
- 处理信息比平时慢。
- 目光游离，但跟他（她）说话时有反应。
- 看起来比平时呆滞、困倦或注意力涣散。
- 说话词不达意或偏离主题。
- 说话缺乏逻辑性、连贯性或没有意义。
- 不能理解或完成任务，但之后能完成。

"坏时间"过去后是"好时间"，患者表现得更警觉、清醒、注意力集中、有逻辑性、能够理解和交流，能够完成之前不能完成的任务。

好时间和坏时间的波动周期可以为几分钟、几小时或几天。每个阶段也可能持续数周。波动可以出现在任何时间，并不仅限于下午或晚上。随着痴呆加重和认知功能恶化，波动性逐渐减少。

3/4的路易体痴呆患者的症状存在波动性，这也成为照护者的主要压力来源。同时，这种波动性也加重了经济负担，因为患者可能需要去急诊室检查以排除其他病因，如癫痫发作、脑卒中等，此外还需要排除酒精、药物副作用、感染、疼痛、应激和其他导致困倦或意识模糊的诱因等。这些情况都可能是意识状态和认知功能变化的病因或加重因素。

帕金森样症状

路易体痴呆可存在下列部分或全部运动相关症状。

- 行动迟缓。
- 肌肉僵硬（喉部肌肉僵硬可导致吞咽困难和流涎）。
- 姿势前倾。
- 面部表情减少（"面具脸"）。
- 眨眼次数减少。
- 走路时摆臂减少。
- 步幅变小、拖步。
- 手部震颤。

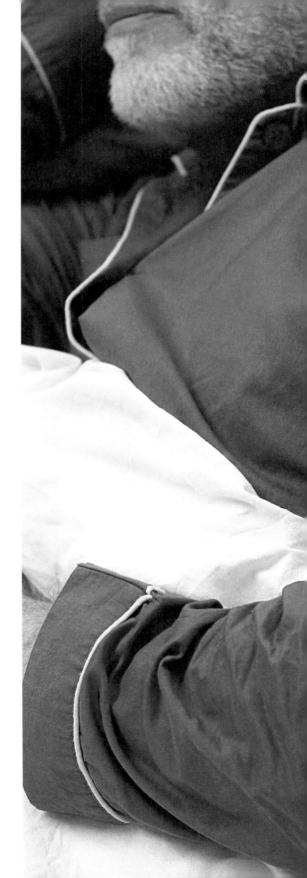

• 平衡问题。

这些运动症状和帕金森病一致，因此被称为帕金森症状。

多数路易体痴呆患者存在帕金森症状，但也有一些患者并不出现这种症状。有时候帕金森症状和认知障碍同时出现，但有时候在认知障碍后短期内出现帕金森症状，或数年后才出现。

路易体痴呆和帕金森病的帕金森症状都是由路易体病变累及产生多巴胺的脑干神经元所致。

路易体痴呆和帕金森病的帕金森症状基本一样，但是前者的症状常常更轻一些，肌肉僵硬一般累及双侧，手部震颤更少见一些。

幻视

幻视指看见不存在的完整图像。患者一般看到人或动物，但也可能看到某个物体的图像。这些图像一般非常逼真。它们可能移动，也可能不会，细节一般非常清晰。

幻视可能偶尔出现，或者每月、每周、每天出现一次。看见这些图像的患者难以判断它们是否真实存在，但这些图像通常并不吓人。

幻视发生于路易体痴呆的早期阶

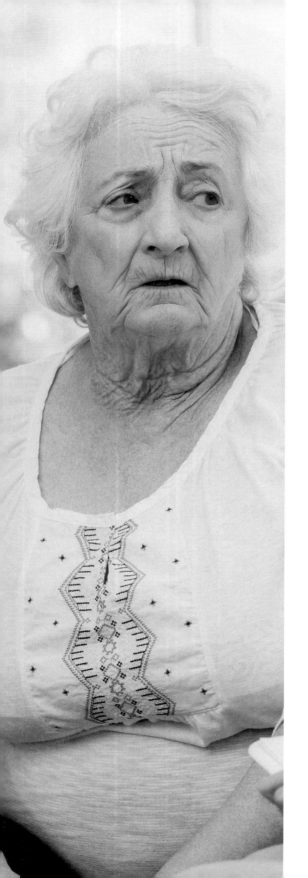

段，而在阿尔茨海默病中，其常常在病程后期才出现。

超过2/3的路易体痴呆患者在认知症状出现的5年内，就会出现幻视。

幻视的形成与脑内乙酰胆碱水平降低相关。这种化学物质与意识和幻觉相关。幻视还可能与脑内负责视觉信息处理的区域病变有关，或者与梦境和清醒期之间的意识模糊阶段有关。

视错觉

路易体痴呆会引起视觉处理障碍，因此患者常常将看到的物体错认为其他物体。

患者可能将灯误认为人，将消防栓误认为小孩，将污渍误认为虫子，或者将地毯或床罩上的花纹误认为虫子、蛇或其他动物。有时候，他们看到这些物体是运动的。

这些视觉问题称为视错觉而非幻视，因为看到的物体是实际存在的。移动物体、重新放置或增强灯光亮度可能有助于改善患者的症状。有视错觉的弥漫性患者也更容易看到不存在的物品，即出现幻视。

妄想或错误信念

当路易体痴呆患者难以理解他们所看到的图像时，就会产生错误信念或妄想。例如，患者看见有人在房间里，但实际上没有，就可能会认为房间里闯入了陌生人。

一种常见的错误信念为卡普格拉（Capgras）综合征，患者会认为自己的亲属（配偶、子女等）是复制品，或被他人替代了。

卡普格拉综合征患者坚信某个和他们亲属外表、声音和行动相似的人替代了真正的亲属。有时候他们会认为自己的亲属被复制了好几个，比如分成"好的路易斯"和"坏的路易斯"。卡普格拉综合征在路易体痴呆中最为常见，但也可见于其他类型的痴呆。

其他类型的妄想或错误信念如偏执或多疑也会出现，例如，错误地坚信其配偶不忠。这些妄想常常和长期的担忧或恐惧、独处时的不适、难以独自完成任务时的担忧等情绪相关。这些妄想常常发生于有强烈情感症状（恐惧、焦虑、愤怒等）、丧失推理能力和认知功能有限的患者。

路易体痴呆还有一个症状是错误理解他人的意思。患者见到别人在笑或者谈话，就会认为他们在嘲笑或谈论自己。因此，需要让患者加入谈话中，看着患者的眼睛，示以微笑，用简洁的语言和患者能理解的方式向患者解释，从而消除患者的误解。

自主神经功能障碍

路易体痴呆会影响患者的自主神经系统，而自主神经系统负责血压、心率、排汗、排尿等的反射性调节。因此，路易体痴呆患者会出现血压调节障碍，例如患者爬楼梯或站立一段时间后出现由血压下降造成的头晕，这可能导致跌倒或晕厥；患者还可能无法排尿或膀胱不能完全排空，这会导致尿潴留和膀胱感染等。

白天嗜睡

白天困倦指白天很疲劳，想要入睡；白天过度嗜睡指尽管夜间睡眠良好，白天仍需要长时间睡眠，两种情况均可见于路易体痴呆。在判断是否存在白天困倦或白天过度嗜睡时，需要排除其他引起类似症状的原因，如夜间睡眠不佳、打鼾、过量饮酒、药物副作用、感染、近期外伤或者其他原因等。

白天过度嗜睡的判断标准是白天的睡眠是否干扰白天的日常生活，以及与以前相比，白天觉醒时间是否减少。一般来说，超过两小时的白天睡眠被认为是过度嗜睡。

白天困倦和过度嗜睡是否需要治疗取决于它造成的影响。白天参与更多活动，按时休息，有助于改善这一情况。而对一些人来说，白天小憩有助于改善白天的精神状态。另外，改善夜间睡眠质量、减少打鼾、服用促进日间觉醒度的药物，都有助于减轻白天嗜睡的症状。

淡漠

在路易体痴呆中，淡漠与运动缓慢、找词时间延长、思考速度减慢或完成任务时间延长有关。淡漠还和认知功能下降相关，如安排事情优先顺序的能力下降。

兴趣或情感缺乏也是淡漠的特征。患者看起来对他人漠不关心，不会表达情感，或对活动和事物缺乏兴趣。这些情感特征可能与路易体痴呆患者脑内多巴胺水平降低有关。

淡漠还可能是抑郁症的症状之一，可能与悲伤的感受、失落感相关。区分淡漠是抑郁症导致的还是路易体痴呆导致的最好的一种方法是直接询问患者的情绪和感受。后者导致的淡漠，患者常常不会描述自己正处于情感痛苦的情况。

抑郁

在路易体痴呆中，抑郁情绪可能是对痴呆引起的功能丧失及运动受限的反应。通常，当患者遇到困难时，或者当患者由于无法完成以前喜欢的某个任务而感到伤心或有挫败感的时候，患者容易表现出抑郁情绪。

抑郁症则与患者脑内的化学物质变化，以及与情感相关的区域受累有关。患者有时表现为悲伤，有时表现为焦虑或恐惧，还有时表现为易激惹或激越。

情感爆发

路易体痴呆患者在以下情况下可能出现情感爆发，或者出现与环境不相符的情感反应，包括生气、惊恐发作、紧张等。常见的诱因包括挫败感、感觉自己需求或愿望被阻止、感觉处于危险之中、感觉未被倾听或不被重视及认为有人在反对自己、阻止自己取得所需的东西。

我们需要认识到，躁动和其他痛苦情绪是路易体痴呆患者对环境和情境的合理反应。无论是否存在痴呆，当一个人丧失独立性、感觉被剥夺了决定权或让陌生人帮助洗澡，都会感到躁动或愤怒。此时，解决造成痛苦的根本原因至关重要。

需要保持平静，耐心地、温柔地和患者交流，说话的声音不要太高；不要说患者不关心的事情，不要长篇大论地解释，不要与其争论；应该放慢语速，使用短句，告诉患者，大家明白并理解患者的要求和感受，并支持患者的决定，我们将在第17章学到更多与患者沟通的技巧。

有时，抗抑郁药可用于改善路易体痴呆患者的强烈情感反应，让患者在短时间内平静下来。

诊断

总体来说，路易体痴呆患者出现了思维能力的改变。思维能力损害后，患者难以完成曾经能够独立完成的日常生活活动。

路易体痴呆的诊断不能只靠某项单独的检查。唯一的确诊方法是在患者死后进行脑组织病理检查。患者存活时，医生诊断路易体痴呆依靠以下症状和体征。

路易体痴呆患者至少具有以下两项症状和体征。

- 波动性注意力和警觉性改变。
- 睡眠时演绎梦境（快速眼动睡眠行为障碍）。
- 运动症状（帕金森症状），包括运动僵直、缓慢和不平衡（需要排除药物、脑卒中或其他已知的脑损伤原因）。

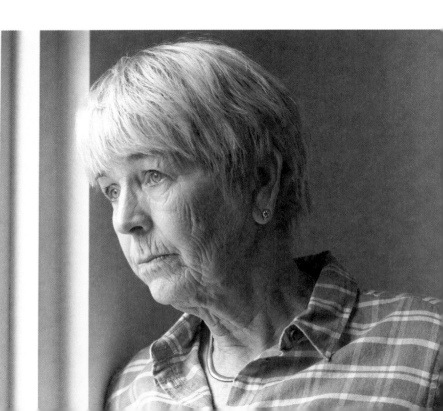

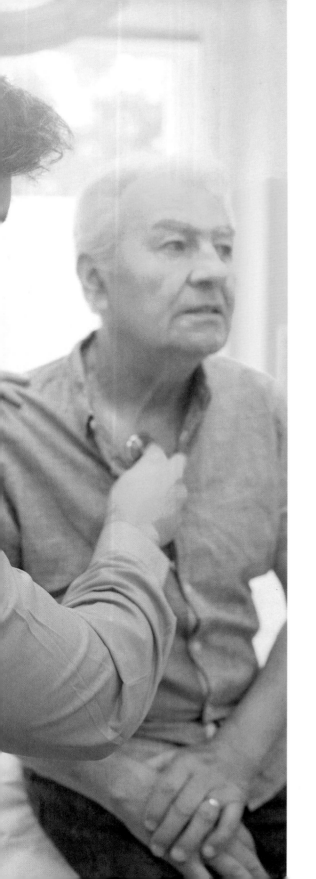

- 出现幻视。

其他提示路易体痴呆的症状和体征还包括以下几点。

- 身体调节功能障碍（自主神经功能障碍），例如低血压、尿失禁和便秘。
- 错误信念或妄想。
- 出现幻听，比如听见并不存在的蜂鸣声、门铃声、音乐、车门声等。
- 淡漠、抑郁、焦虑或易激惹。
- 对精神抑制药或其他阻断多巴胺的药物敏感，使用这类药物会诱发或加重帕金森症状（第199页）。
- 嗅觉丧失。
- 对抗胆碱能药物敏感，使用这类药物会诱发或加重认知障碍、认知波动和幻觉（第199页）。

可能需要进行的检查

病史采集后，医生可能建议进行以下检查以确定是否为路易体痴呆。这些检查与其他类型痴呆的检查类似。第4章更详细地介绍了这些检查。

神经系统和体格检查 医生会寻找帕金森症状的迹象，或者其他可能引起症状、体征的疾病的迹象。医生可能检查肌腱反射、肌力和肌张力。触觉、嗅觉，步态，平衡能力也都需要检查。

认知功能检查　医生可能进行简单的认知功能检查，以便判断患者是否存在认知功能的改变。这项检查不能区分路易体痴呆和阿尔茨海默病，但可提示是否需要进一步的检查。

神经心理测试能够更详细地检查患者的思维能力（注意力、记忆力、语言能力、视觉处理能力和推理能力）以及情绪状态。患者的得分会和同年龄同教育水平的健康人群的得分进行比较。

神经心理测试可以明确认知功能下降的程度是否超出了正常老化的水平。该测试能够显示患者认知功能障碍和缺陷的模式，有助于确定患者处于正常认知水平还是存在轻度认知障碍或患有痴呆，并且可以确定痴呆的严重程度。神经心理测试可以重复进行，以便监测疾病的进展。

血液检查　血液检查能显示代谢障碍，比如维生素B_{12}水平降低或甲状腺功能低下等，这些都可以导致类似痴呆的症状和体征。尽管目前还没有血液检查项目能够明确诊断路易体痴呆，研究人员正在进行生物标志物研究，以期在未来通过血液检查来诊断痴呆的类型。

脑部影像学检查　MRI和CT可用于发现结构性问题，排除其他导致类似症状的疾病或异常，比如脑卒中、脑出血、脑肿瘤及正常压力脑积水等。

影像学检查还可以显示不同类型痴呆的差异。比如MRI可以区分阿尔茨海默病和路易体痴呆。阿尔茨海默病的MRI和CT检查提示与记忆相关的海马萎缩。如果海马未见萎缩则更可能是路易体痴呆。

通常，在常规的临床评估、MRI或CT检查后，医生会给出是否为路易体痴呆的诊断。如果常规检查后仍不能明确诊断，就需要进行其他影像学检查，如PET。特定的影像学改变模式有助于路易体痴呆的诊断。详见第191页的例子。

医生还可能使用碘氟潘SPECT（又称为DaT扫描）进行检查。它可以检测脑内多巴胺转运体的浓度。脑干内路易体增多会导致多巴胺转运体减少。正如前文所述，多巴胺水平降低会引起运动和其他脑功能障碍。SPECT的例子详见第192页。

医生还可能使用间碘苄胍显像。它可以显示路易体痴呆患者的心脏功能的改变，以区分路易体痴呆和阿尔茨海默病。该检查在日本普遍使用，但在美国却很少用于诊断路易体痴呆。

其他检查　全夜多导睡眠图可用于检测快速眼动睡眠行为障碍或寻找其他引起白天嗜睡的原因。

做这项检查时，电极放置在患者的头部和腿部，患者的胸部和手指被柔软的传感带围绕。这项检查可以发现睡眠时的抽搐、不宁腿或睡眠呼吸暂停等情况，这些都可以导致夜间睡眠质量变差和白天嗜睡。该检查还会检测肌张力，睡眠时存在肌张力提示快速眼动睡眠行为障碍。此外，还可以进行自主神经功能检查。

接受诊断

虽然路易体痴呆无法被治愈，但明确诊断仍然很重要。明确诊断有助于解释症状，对医生而言，可以指导治疗、对症治疗，对患者和照护者而言，可以了解病情将如何进展。

现在，医生们已知晓路易体痴呆和其他类型痴呆的区别。这意味着患者可以很快接受对症治疗，避免加重症状的治疗方法。明确诊断也有助于解释很多恼人的症状，这些症状多数与行为、情绪改变相关。

向患者和照护者解释诊断和病情可帮助他们尽早规划生活，从家庭、朋友和专业的健康服务机构获得支持，创造

下面两张图分别是路易体痴呆（左）和阿尔茨海默病（右）患者脑MRI图像。从图中可以看出，路易体痴呆患者的海马（箭头所示）没什么变化，基本上和正常人的一样大。而阿尔茨海默病患者脑中的海马可见明显萎缩，体积减少，这可以解释为什么记忆障碍是阿尔茨海默病的首发症状之一。

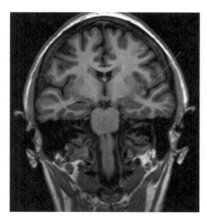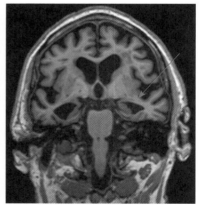

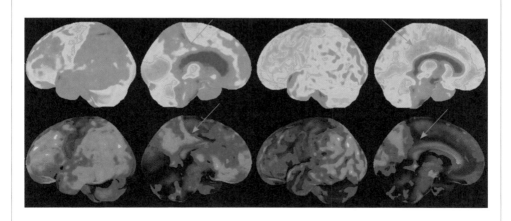

　　FDG-PET有助于鉴别路易体痴呆和阿尔茨海默病。左侧两列显示的是阿尔茨海默病患者的脑影像；右侧两列显示的是路易体痴呆患者的脑影像。深蓝色区域表示相对正常，绿色区域表示受影响最严重。如图所示，路易体痴呆和阿尔茨海默病都会引起脑的变化。在路易体痴呆中，后扣带回（箭头所示）不受累。后扣带回在记忆力、注意力、情感反应和视觉处理、听觉处理等多个功能中起作用。此外，路易体痴呆与阿尔茨海默病相比，脑后部受累更严重。

安全的环境，最大限度地提高生活质量。详情请见第13章。

　　告知他人诊断结果有助于获得他人的理解。路易体痴呆发现于20世纪早期，但人们直到1961年才首次描述了一例该病病例，1996年才出现第一个诊断标准。目前我们仍然处于认识和学习这种类型痴呆的早期阶段。

　　在获得明确诊断后，患者和照护者应该更加珍惜时间，充分享受每一天。

　　本书的第四、五部分将介绍患者及照护者应该如何面对痴呆的诊断，以及如何应对痴呆。

疾病治疗

　　路易体痴呆无法被治愈。治疗目的是减轻患者症状，提高患者的生活质量。目前建议联合使用多种治疗方法。

　　随着病情的进展，路易体痴呆的症

下面3张图分别是正常人（对照，左）、路易体痴呆（中）和阿尔茨海默病（右）患者脑的SPECT图像，冷色调（蓝色和绿色）代表多巴胺转运体水平低；暖色调（橙色、红色）和白色提示多巴胺转运体水平高，可以看出阿尔茨海默病患者脑内多巴胺转运体水平接近正常，而路易体痴呆患者脑内多巴胺转运体水平较低。

多巴胺转运体是路易体痴呆的生物标志物。如果患者存在上述任意一条核心症状，并伴有多巴胺转运体水平降低，就可以诊断为路易体痴呆。多巴胺转运体水平降低虽然有助于路易体痴呆的诊断，但是也可以见于其他疾病，医生需要对这些疾病进行排除。还有很重要的一点，SPECT的结果恢复正常不能排除路易体痴呆。

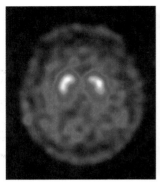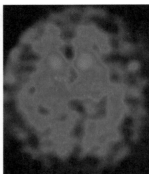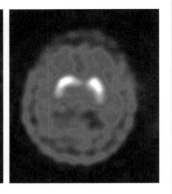

状会不断变化。患者和照护者需要关注这些变化。

症状管理

路易体痴呆的一些症状在一段时间内对药物治疗的反应很好。

药物治疗、物理治疗和其他类型的治疗方法以及咨询都会有所帮助。居家环境的改变也有助于减轻患者症状，使患者的日常生活更加便利。由于路易体痴呆可引起一系列症状，所以需要一个照护支持的团队。

药物治疗

在介绍下面的内容之前，我们需要强调，必须由有经验的医生做出明确的

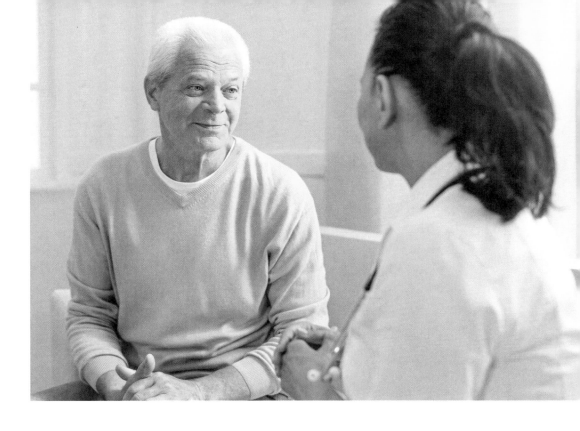

路易体痴呆的诊断。因为某些用于治疗的药物会使路易体痴呆的症状加重。此外，一些药物的剂量必须调整，平衡副作用，才能达到最佳效果。

用药物来控制症状是必要的。尽管FDA没有批准任何一种专门用于治疗路易体痴呆的药物，但药物治疗有助于控制症状，比如睡眠障碍、低血压等，进而提高生活质量。

以下是路易体痴呆最令人不安的症状和用于缓解这些症状的药物。

思维问题（认知障碍） 路易体痴呆引起的认知障碍包括以下内容。

- 思维变慢，如交谈时间延长，需要更多的时间找字/词或整理思路。
- 注意力分散或丢失。
- 难以完成视觉任务，如把东西放到一起，匹配、排列或整理物品。
- 计划和管理时间有困难。

控制症状的第一步是停用诱发或加重这些症状的药物，例如有抗胆碱能作用的药物。这些药物能加重认知障碍、意识模糊和幻觉。

正如前文所述，路易体痴呆会导致患者脑内乙酰胆碱水平明显降低。乙酰胆碱是一种对注意力、判断力、思维能力和记忆力都非常重要的化学物质。有抗胆碱能作用的药物会降低乙酰胆碱水

路易体痴呆和阿尔茨海默病

路易体痴呆患者的思维能力可能会下降，类似于阿尔茨海默病。实际上，一开始区分路易体痴呆和其他类型的痴呆比较困难，以下是一些区别路易体痴呆和阿尔茨海默病的要点。

阿尔茨海默病	路易体痴呆
主要影响65岁及以上的人	通常影响50～85岁人
诊断后可存活超过10年	诊断后多数可存活5～10年
最常见的痴呆病因	第二大常见的神经系统退行性痴呆
记忆力下降常见于早期	记忆力问题常出现在后期
幻视和幻听不常出现，一般在疾病晚期出现	早期出现幻视
思维能力逐渐变差	思维能力和注意力波动，有几天较好，有几天变差，也可以在一天内忽好忽坏
很少出现白天嗜睡	更容易出现白天嗜睡

尽管路易体痴呆和阿尔茨海默病在很多方面都不相同，但是它们也有共同之处。比如，路易体痴呆患者尸检脑内也可见阿尔茨海默病的特征性的淀粉样斑和神经原纤维缠结。阿尔茨海默病患者的脑内也可出现路易体，但不出现路易体痴呆的症状。

　　大约一半的路易体痴呆患者合并存在阿尔茨海默病。在同时患有这两种疾病的人群中，脑内神经原纤维缠结较少的患者更容易表现为路易体痴呆的症状，而脑内神经原纤维缠结较多的患者的症状则更接近阿尔茨海默病。

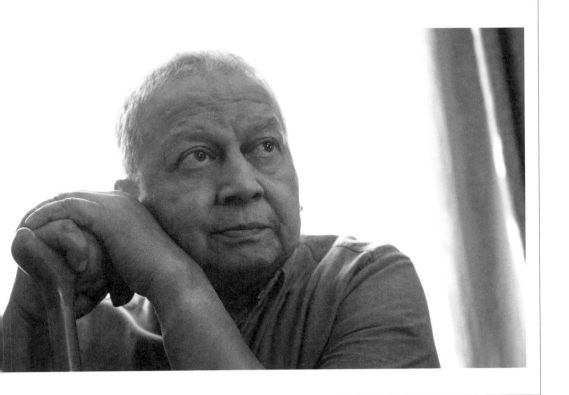

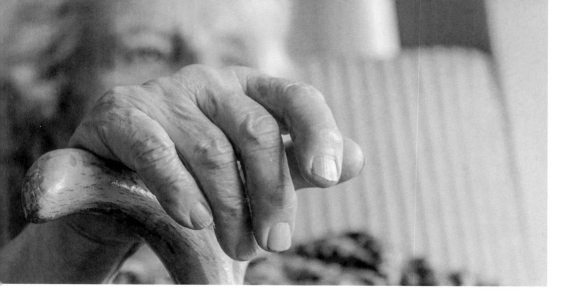

平，加重认知障碍。

　　具有抗胆碱能作用的药物既有非处方药，也有处方药。它们被用于治疗过敏、溃疡、肌肉痉挛、哮喘、失禁和震颤等。

　　胆碱酯酶抑制剂能提高脑内的乙酰胆碱水平。胆碱酯酶抑制剂已用于治疗阿尔茨海默病，一些研究提示它们对路易体痴呆同样有用。它们甚至可以明显改善一些患者的症状。

　　胆碱酯酶抑制剂能够提高警觉性和思维能力，改善幻觉症状，减轻其他行为问题，如淡漠等。

　　一些服用胆碱酯酶抑制剂的患者会出现短暂的副作用，包括恶心、腹泻、尿频等，如果夜间服用还可能出现生动梦境。它可能引起心脏节律问题，部分患有特殊心脏疾病的患者不能使用此类药。

　　还有一种用于改善认知功能的药物是美金刚，它是N–甲基–D天冬氨酸（NMDA）受体拮抗剂。它能保护脑细胞并延长其工作时间。

　　运动症状　路易体痴呆可以表现为帕金森症状，表现为行动迟缓、肌肉僵硬、行走拖步、姿势前倾、面部表情减少、无法大声说话、精细动作完成困难，有时也出现震颤。

　　程度较轻时，无须药物干预，定期运动就足以保持肌肉强健和灵活。但如果症状已经影响到日常活动，药物则可能会有帮助。使用药物时必须密切监测副作用。

　　治疗帕金森症状的首选药物是卡比多巴–左旋多巴。它有助于改善肌肉僵硬、行动迟缓、震颤等症状，使患者能够更加自如地行走、起床和活动。

　　卡比多巴–左旋多巴对许多路易体痴呆患者有效，用药时需要从小剂量开始，逐渐加大剂量。副作用包括头晕、低血压、恶心、尿色变深。卡比多巴–左旋多巴对大多数患者无副作用，少数患者会出现头晕、低血压、恶心和尿色变深。

部分患者在服用大剂量卡比多巴–左旋多巴时出现幻觉或幻觉加重。为了减少加重幻觉症状的风险，医生常先使用胆碱酯酶抑制剂。

多巴胺受体激动剂不可用于路易体痴呆，因为它们会加重认知障碍，并且比卡比多巴–左旋多巴更容易导致患者出现幻觉和妄想。

还有一种用于治疗震颤的药物是金刚烷胺。这种抗胆碱能药物能加重路易体痴呆的认知障碍，引起意识模糊、幻觉和妄想等，也不可用于路易体痴呆。

神经精神症状　路易体痴呆的神经精神症状包括妄想、幻视、易激惹、攻击行为、抑郁、焦虑和卡普格拉综合征等。

有时候，幻视症状不需要药物治疗，尤其当幻视未引起患者紧张情绪时。此时如果我们陈述事实，让患者明白他看到的东西不存在，患者会很痛苦。相反，我们需要承认图像的存在，确认患者的感受，表示理解，询问图像的内容，并做出患者期望的反应，比如说一句"它马上会消失"。

如果你努力解释，让患者明白图像并不是真的，这可能反而使患者更加痛苦。

如果这些幻视使患者极度紧张，影响到日常生活，则需要治疗。药物治疗可能有效。

胆碱酯酶抑制剂是控制幻觉和妄想的首选药物，有助于减轻幻觉出现的频率和强度。

一般很少使用非典型的抗精神病

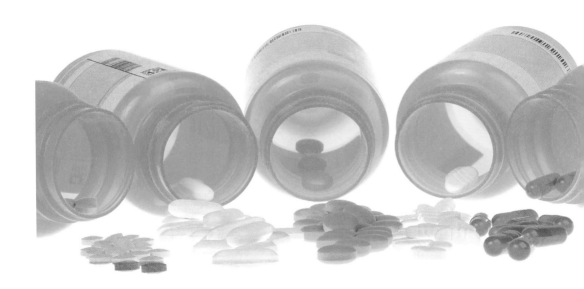

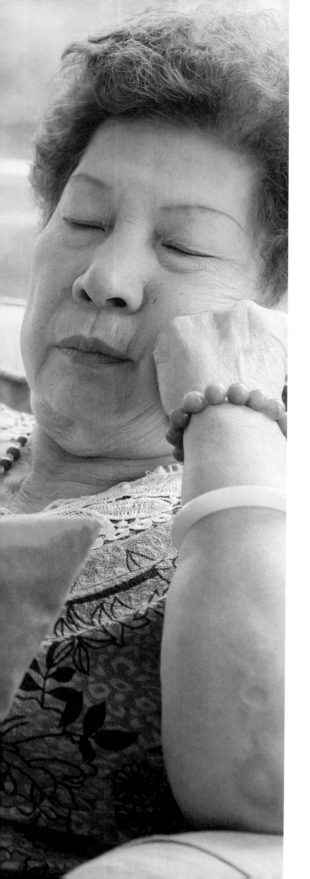

药，仅在必须使用时才会考虑。可以选择小剂量的喹硫平。随着剂量的增大，可能引起疲劳、意识模糊和跌倒。大剂量反而可能加重症状。在充分讨论了风险、获益和替代药物之后，可以小剂量、短疗程地使用这类药物。

匹莫范色林是一种抗精神病药物，已经被FDA批准用于治疗帕金森病的精神症状。匹莫范色林治疗痴呆相关的精神症状的研究正在进行中，它有望在将来用于路易体痴呆的精神症状的治疗。

在使用这类药物时，一定要非常小心，因为它们可以在50%的路易体痴呆患者中引发严重的副作用。老年患者使用这些药物发生脑卒中和死亡的风险更高。FDA要求在这些药物的包装上必须附有关于这些风险的黑框警告标签，并且提醒人们这些药物尚未被批准用于治疗痴呆的症状。

非典型抗精神病药，如氟哌啶醇和甲硫哒嗪，以及新型的多巴胺受体拮抗剂能引起严重的不良反应，导致严重的帕金森症状、不自主运动、永久性丧失一些运动技能，甚至死亡，因此被禁止用于路易体痴呆。

底线：传统抗精神病药和多巴胺受体拮抗剂禁用于路易体痴呆。

这些药物的副作用包括突然的意识改变、吞咽困难、偏执、幻视、过度嗜睡、低血压导致的晕倒、新出现或加重帕金森症状，以及手足口部的不自主运动。

对于抑郁症状，可以使用SSRI和安非他酮等，前者是治疗抑郁症和焦虑症最常用的药物。

相比于SSRI类药物，三环类抗抑郁药效果差。乙酰胆碱是一种对判断力、思维和记忆非常重要的化学物质，在痴呆患者中水平下降，而三环类抗抑郁药会进一步降低乙酰胆碱水平，加重认知障碍，并可能引起意识障碍、幻觉和妄想。

睡眠问题 快速眼动睡眠行为障碍是路易体痴呆最常见的睡眠问题。患者会在睡眠中，把梦境演绎出来。白天过度嗜睡和阻塞性睡眠呼吸暂停也是常见的睡眠症状。

阻塞性睡眠呼吸暂停常见于路易体痴呆，需要首先治疗，然后再治疗其他睡眠症状。

如果非药物治疗无效，褪黑素是快速眼动睡眠行为障碍的首选药物。

如果褪黑素无效，可使用小剂量的氯硝西泮，该药可能有效，常用于治疗

禁用的药物

用药之前向医生了解药物可能产生的副作用至关重要。

比如以下药物能引起极度嗜睡、运动症状和意识模糊。

- 苯二氮䓬类，如地西泮和劳拉西泮，常用于松弛肌肉。
- 抗胆碱能药物，包括治疗消化道出血的药物（如西咪替丁）、治疗溃疡的药物、一些调节排尿的药物（如奥昔布宁）、三环类抗抑郁药、治疗恶心的药物（如甲氧氯普胺）、治疗震颤的药物（如苯托品和金刚烷胺）、治疗流涎的格隆溴铵等；一些含有抗胆碱能成分的非处方药，比如用于晕动病的抗组胺药苯海拉明和茶苯海明。
- 非典型抗精神病药，如氟哌啶醇和甲硫哒嗪及新型多巴胺受体拮抗剂。

这些药物能引起严重的不良反应，包括认知障碍加重、意识模糊和不可逆的帕金森症状恶化，甚至导致死亡。因此，用药之前咨询医生至关重要。

最好让医生知道正在服用的所有非处方药、处方药和其他辅助药物。监测副作用非常重要。向医生提供完整的用药信息有利于确保药物使用的最佳方案和最优剂量。

焦虑、惊恐及癫痫发作。氯硝西泮是唯一已知的能改善快速眼动睡眠行为障碍的药物。非常小的剂量就能够减少睡眠行为障碍。该药有时也用于治疗不宁腿综合征。氯硝西泮可能导致白天嗜睡，这可能与药物本身的作用有关，或者与药物加重了夜间睡眠呼吸暂停有关。此外，它还可能提高跌倒风险，因此使用时需要小心。

排除了其他可能引起白天过度嗜睡的病因后，可以使用促醒药物，莫达非尼或阿莫达非尼常常是首选。与以前的促醒药不同，这两种药物的副作用不多，不会产生极端的症状，也不会引发失眠或食欲问题。少数患者可能有头痛、恶心或焦虑等症状。还可使用哌甲酯改善白天的警觉度，其副作用包括食欲减退、失眠、心率波动或增快。

自主神经功能障碍　路易体痴呆可引起机体的自主神经功能障碍，如出汗、心率、血压和体温方面的调节障碍。患者可以表现为低血压、尿失禁和便秘。对于自主神经功能障碍，很少使用药物治疗，通常使用非药物治疗。

一些患者在坐位或卧位站立时出现血压下降（体位性低血压），导致头晕，甚至晕倒。生活方式的改变，如饮水充足、不饮酒、抬高床头以及缓慢站立均对此有帮助。如果患者血压正常，医生还会建议其摄入更多的食盐。弹力袜、紧身衣及束缚带也有帮助。

避免使用抗乙酰胆碱能药物，有助于改善脑内控制排尿肌肉的区域病变导致的尿失禁。而便秘则可以通过增加膳食纤维的摄入来解决，给予纤维补充剂

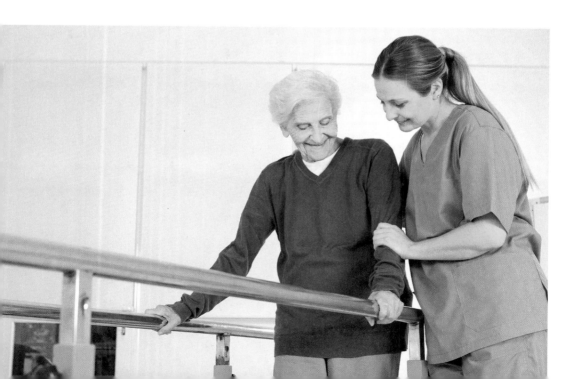

也有帮助；聚乙二醇也有效。便秘有时候需要更强效的治疗方法。

如果非药物治疗无效，则需要使用药物。

未来的药物治疗 很多药物尚在研发中。

非药物治疗

一些非药物治疗方法能够改善路易体痴呆患者的生活质量，包括职业治疗、物理治疗、语言治疗，以及对家庭环境和生活方式的改变等。

职业治疗 职业治疗有助于提高患者的日常生活技能、培养独立性，从而改善患者的生活质量。职业治疗师可以指导患者如何更容易地进行日常生活，比如吃饭、穿衣、使用浴室和安全行走。应当鼓励痴呆患者及其照护者参与职业治疗课程。

物理治疗 物理治疗师能够指导并帮助患者进行体育运动，以便缓解其运动症状。体育运动项目一般包括有氧体育运动、力量训练和水中运动等。

语言治疗 语言治疗能帮助语调过低或吐字困难的患者，也能帮助吞咽困难的患者。

综合治疗 传统医学和循证辅助治疗相结合的治疗方法被称为综合治疗。很多综合治疗的方法能够改善路易体痴呆的症状。

例如，挫败感和焦虑会加重痴呆，而一些治疗方法（如音乐治疗）有助于患者放松。音乐治疗包括听音乐、演奏音乐和歌唱等。艺术治疗也有助于减轻焦虑，提高幸福感，激发创造力。宠物疗法（与动物互动）及芳香疗法（沐浴在芳香植物油的香气中）有助于改善痴呆患者的情绪和行为。

咨询 有执业资格的精神卫生专业人员能帮助路易体痴呆患者及其照护者调整情绪和行为，使他们接受疾病带来的各种变化，更好地规划未来。

缓和医疗 缓和医疗着重于缓解疼痛和减轻其他严重疾病的症状等；向照护者提供支持和建议，教照护者如何提高患者的舒适感。

缓和医疗不使用医疗措施来延长生命，在痴呆病程中任何一个阶段都适用，可以和其他治疗同时进行，以提高痴呆患者及其照护者的生活质量。

改变环境 出现幻觉及紧张、焦虑、恐惧和挫败情绪都是精神行为异常的诱发因素。这些因素都能导致路易体痴呆患者语言或行动上的爆发。

改变生活环境有助于改善这些症状，并减轻相应的行为问题。建议为患者安排简单的任务，保证日常生活规律，采用非刺激性的灯光。要为患者提供整洁的环境，避免过度拥挤，减少噪声。这些方法都有利于减轻上述症状。

生活方式干预 除了改变环境，照护者还能够通过以下方式帮助路易体痴呆患者。

给予肯定。纠正痴呆患者有可能加重其精神行为异常。

清晰简洁地说话。与患者保持眼神交流，放缓语速；讲简单的句子，不要匆忙做出回应。每次只给出一条建议或指令；多借助手势（如指向某个物体等）。

鼓励运动。运动能改善患者的身体功能，减轻行为异常和抑郁症状。

刺激思维。玩游戏、保持社交活动和刺激思考的活动等有助于延缓认知功能减退。

建立良好的睡眠习惯。良好的睡眠习惯有助于减少常在夜间加重的行为问题。

避免各种可能分散患者注意力的活动，比如看电视、收拾餐桌或家庭成员之间的活动；晚上开小夜灯，避免患者

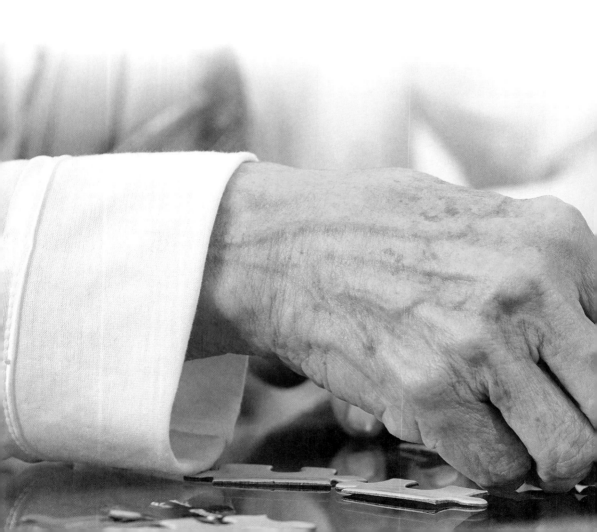

看不清路；白天控制咖啡因的摄入，减少白天睡眠，以保证夜间睡眠。

还有一些方法可以改善路易体痴呆的特殊问题。比如，为避免快速眼动睡眠行为障碍造成的损伤，可以将灯、床头柜或其他家具，远离患者，在床旁放置垫子或地毯以防跌倒。患者的伴侣可以考虑分床睡以回避风险。

对于可能引起失眠的药物，如胆碱酯酶抑制剂，最好在白天服用，以便保证夜间睡眠。

提升幸福感

每个人对幸福的理解不同。路易体痴呆患者与普通人一样，都在为幸福而努力生活，他们也同样有机会获得幸福。

路易体痴呆患者只靠自己很难获得幸福感，家庭、朋友、健康专业人士和社会的支持都很重要。当我们为患者提供帮助和支持时，需要强调的是，我们需要给予他们尊重，帮助他们最大限度地维持身体功能和自我认同。

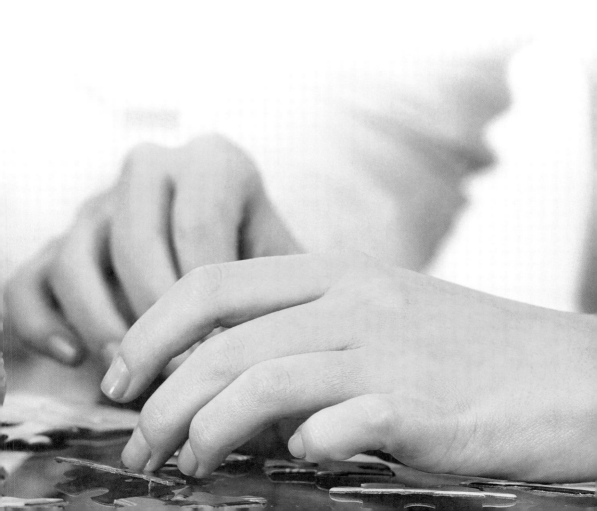

"我们还可以做很多事情来延缓血管性认知障碍的进展，甚至阻止其发生。"

第11章

血管性认知障碍

不同于阿尔茨海默病等其他类型的痴呆，血管性认知障碍的病因相对清楚，即负责供应维持正常脑功能所需养料的复杂血管网络出现了慢性损伤。

当脑内血流阻断时，到达脑细胞的养料如氧气和葡萄糖不足，导致脑细胞损伤或死亡。

脑细胞受损或死亡的区域称为梗死灶，会形成永久性的瘢痕，不会被新的细胞所替代。梗死灶在脑内的位置和脑细胞受损程度不同，可导致推理、判断、记忆、人格、情感和其他认知功能出现问题。

血管性认知障碍曾被称为血管性痴呆，名称的更改是因为一部分血管性疾病只能引起轻度认知障碍，尚未达到痴呆的诊断标准。

血管性认知障碍的发生风险与血管的健康状况相关，如有高血压及动脉粥样硬化等血管病变的患者患血管性认知障碍的风险升高。包括糖尿病、吸烟等心脏病和脑卒中的风险因素也会增加血管性认知障碍的患病风险。

好消息是，在血管性认知障碍的早期症状出现前，如果能采取措施降低这些风险，就能防止进一步的损伤。

脑血管系统

作为整个身体的控制中心，脑需要大量血液——几乎占心脏血液的1/4。2条大动脉（2条颈动脉）和2条走行于颈椎内的动脉（2条椎动脉）在脑底部形成网络。在此基础上，更小的血管形成网络到达脑组织的深部。任何血液供应的中断都将导致脑细胞缺乏氧、葡萄糖等必要的营养物质。没有这些养料，细胞会快速受损或死亡。

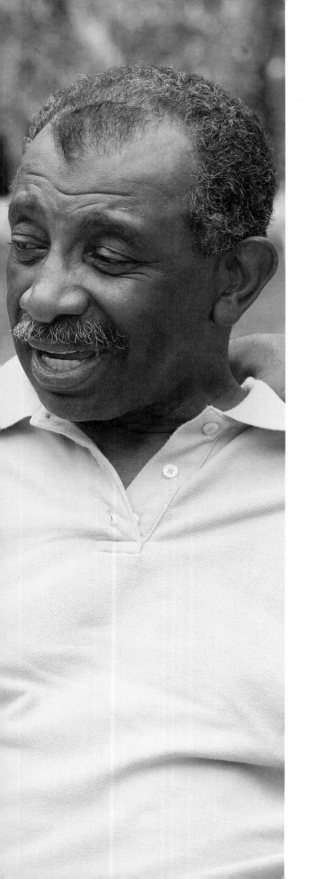

脑的血液供应减少或受阻可导致脑卒中。脑卒中的发生原因可能是血栓阻塞了动脉，也可能是动脉破裂导致出血。正常血流被阻断，即使仅几秒钟，也会显著影响脑功能。

脑卒中被普遍认为会严重影响运动和语言功能，这是一种急症。它也可以永久损害与思考和其他认知功能相关的脑区域，导致血管性认知障碍。在这些情况下，进行有效治疗的时间窗很窄。

脑卒中也可能以比较缓和的方式出现。在某些患者中，脑卒中症状轻微，甚至无症状。然而，一系列轻微脑卒中经过长期的积累会损害足够多的脑细胞，从而导致认知障碍。

此外，血管性疾病可能引起整个脑的小血管弹性变差、变窄。即便血管没有完全被阻塞或破裂，血液供应也会减少，并导致组织的损伤和破坏。

多年以前，医生们认为大多数痴呆是由脑血管疾病引起的。而现在的研究显示，神经系统退行性变才是痴呆的最主要病因，如阿尔茨海默病等。这些疾病与多种因素有关，而不仅仅是血管问题。

很难计算血管性认知障碍患者的数量。这是因为，第一，血管性认知障碍包括血管性痴呆和轻度认知障碍；第二，血管性认知障碍的症状经常和其他痴呆的症状互相重叠，特别是阿尔茨海默病；第三，血管性认知障碍和阿尔茨海默病经常合并发生，即使确诊了一种疾病，也不能排除另一种疾病。由于上述原因，我们很难说清到底有多少人患有血管性认知障碍。据估计，血管性认知障碍占痴呆人群的1/5以上。

病因

　　血管性认知障碍有多种病因，下面分别介绍。

单次脑卒中

　　当脑卒中阻塞脑动脉时，会引起包括痴呆在内的多种症状。如果在与认知功能相关的关键部位（如记忆中转站）发生了梗死，则可立刻表现出痴呆。

　　如果一次小的脑卒中影响到了丘脑，患者可立刻表现出记忆障碍。这是因为丘脑是脑的中继站，丘脑受损会中断记忆网络，导致记忆障碍。很多研究显示脑卒中和痴呆存在联系。相比于无脑卒中病史的患者，脑卒中患者发生痴呆的风险提高9倍。

无症状性脑卒中和轻微脑卒中

　　一些脑卒中不会引起临床症状，被称为无症状性脑卒中或无症状性脑梗死，一般都能被影像学检查所发现。虽然无症状，但是这些脑卒中也能增高痴呆的风险，导致认知功能下降。

高血压和痴呆：收缩期血压干预研究

　　高血压会增高脑卒中的发生风险，脑卒中会增高痴呆的发生风险。因此，控制血压是治疗和预防血管性认知障碍的关键。那么，血压控制的目标值是多少？

　　2010年，研究人员为了回答这一问题，开展了收缩期血压干预研究（systolic blood pressure intervention trial，SPRINT）。在该研究中，研究人员将收缩压（血压读数中较大的数值）降至120 mmHg，观察是否能够预防心脏疾病、肾脏疾病和思考能力下降。

　　9000多名50岁以上的成年人参与了这项研究。他们的收缩压都在130 mmHg以上，并至少有一项心脏疾病的其他危险因素。他们被随机分组，服用降压药分别将血压降至两个目标值以下。研究人员发现，血压目标值更低的一组心脏病的发生风险（包括脑卒中）下降了近1/3，心脏病的死亡风险也下降了25%。更低的血压能够提高存活率。

　　SPRINT MIND是该研究的亚组研究，主要观察更低的血压目标值是否能够降低轻度认知障碍和痴呆的发生风险。结果显示，血压目标值更低的一组的受试者轻度认知障碍的发生率更低。

　　在美国，这些研究结果公布之前，收缩压低于140 mmHg就被视为正常，而在此之后指南进行了更改，给出的建议符合上述研究结果。现在，收缩压140 mmHg及以上被称为2级高血压，收缩压120 mmHg及以下才是血压控制的理想目标值。

　　轻微脑卒中又称短暂性脑缺血发作（transient ischemic attack，TIA），也能增高血管性认知障碍的发生风险。这种类型的脑卒中未经治疗可以自发缓解。大约1/3的TIA会在未来某个时刻发展为临床上的脑卒中。TIA发生后48小时内发生脑卒中的风险尤其高。因此TIA也被认为是一种急症，和脑卒中一样需要接受治疗。

多次脑卒中

　　随着脑卒中次数的增多，血管性认知障碍的发生风险也在增高。多发梗死性痴呆就是由多次脑卒中引起的一种血管性认知障碍。正如前文所述，脑梗死发生后，相应脑区的细胞损伤或死亡，而不再有新的细胞填充。根据梗死灶在脑内位置不同，脑梗死可引发各种不同的症状。

多次轻微脑卒中会影响小血管而引起认知功能受损。一开始症状比较轻微，随着脑卒中发生次数增多，再加上其他破坏脑血管的因素，认知障碍逐渐加重。

血管狭窄或受损

脑血管受损可以导致血管性认知障碍。广泛的血管狭窄和血流减少会引起隐匿起病、缓慢进展的认知障碍。

这种血管损伤随年龄的增长而逐渐加重。患者如果有高血压和糖尿病等，这种血管损伤会更为显著。

阿尔茨海默病合并血管性认知障碍

很多阿尔茨海默病患者同时患有脑血管疾病。实际上，研究人员发现多数痴呆患者存在多种病因，而阿尔茨海默病合并血管性认知障碍最为常见。一项对痴呆患者的尸检研究显示，超过1/3的患者同时患有阿尔茨海默病和血管性认知障碍。

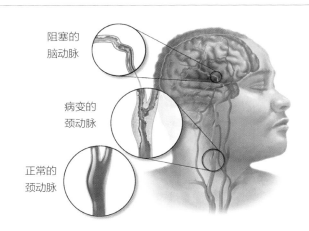

阻塞的
脑动脉

病变的
颈动脉

正常的
颈动脉

血栓是如何导致脑卒中的？

一侧颈动脉内血栓形成埋下了脑卒中的隐患。如果血栓脱落，它会沿着血液循环进入并阻塞脑血管，阻碍血液流动而引起脑卒中。

脑出血（出血性脑卒中）也能引起痴呆。这种脑卒中是因为脑内或脑表面的血管破裂，导致血液进入邻近组织。

生活方式和习惯会有帮助吗？

我们已经知道，健康的生活方式和习惯不仅有利于缓解痴呆还能延缓脑的衰老，甚至可能预防痴呆的发生。我们先来看几种生活方式和习惯与认知功能下降的相关性，重点关注这些生活方式和习惯与血管性认知障碍的危险因素之间的关系。

在芬兰预防老年人认知障碍和残疾的干预研究（Finnish Geriatric intervention study to prevent Cognitive Impairment and Disability，FINGER）中，研究人员对600多名60~77岁有痴呆高风险因素的老年人进行了两年的跟踪调查。这些老年人被随机分成两组，第一组接受一般的健康建议，第二组参与一项包含健康的饮食、定期运动及认知训练、控制血压及其他心脏病危险因素监控的计划。在两年的随访期内，第二组与健康专业人士、训练员会面近200次。

结果显示，第二组老年人处理信息的速度提高了；他们的执行功能，也就是组织任务、抽象思考、管理时间和解决问题的能力也得到改善。而第一组老年人没有相似的改善。

研究人员认为，保持健康的饮食、定期运动和认知训练等良好的生活习惯能够改善具有痴呆风险者的思维能力并得以维持，甚至可能预防痴呆的出现。

更多旨在探究生活方式和习惯如何预防痴呆的研究仍在进行中。美国的一项通过生活方式干预来降低痴呆风险而保护脑健康的研究（U.S. Study to Protect Brain Health Through Lifestyle Intervention to Reduce Risk，U.S.POINTER）是其中之一。该研究着眼于探究生活方式的改变如何维持具有较高记忆力下降风险的60~79岁成年人的记忆力和思维能力。还有一项研究（WW-FINGERS）致力于将这些生活习惯推广至全世界。

症状和体征

血管性认知障碍的症状差异很大，与血管性疾病的病因、严重程度和受累的脑区有关。

血管性认知障碍常见的症状和体征包括以下内容。

• 意识混乱。

- 注意力缺陷。
- 思维能力或行动组织能力减退。
- 分析能力、制订计划的能力和交流能力下降。
- 决策能力下降。
- 记忆障碍。
- 不安和易激惹。
- 步态不稳。
- 尿频、尿急或不能控制排尿。
- 抑郁或淡漠。

急性脑卒中后出现的血管性认知障碍最容易诊断。患者的思维能力和推理能力下降与脑卒中有关，且认知功能受损的程度达到痴呆的诊断标准，这种痴呆被称为脑卒中后痴呆。

有时候在一系列脑卒中或轻微脑卒中之后，认知功能呈阶梯状下降。一次脑卒中之后，思维能力下降但保持稳定，直到下一次脑卒中发生，思维能力进一步下降。这与阿尔茨海默病中的认知功能逐渐下降不同。

症状和严重程度与受累的脑区有关。思维能力有时受损，而有时不会受到影响。抑郁在血管性认知障碍中普遍存在，患者可能因难以按照指令执行任务或计算数字而感到沮丧，抑郁可以加重血管性认知障碍。

与阿尔茨海默病患者相比，血管性认知障碍患者在早期更容易出现身体残疾和运动障碍。总体来说，阿尔茨海默病患者的生存期长于血管性认知障碍，因为后者更容易死于心脏疾病或脑卒中。

有时，血管性认知障碍的进展方式和阿尔茨海默病相似。认知障碍和运动障碍缓慢加重，而非呈阶梯状加重。

诊断

血管性认知障碍的诊断方式和其他类型的痴呆相同。

- 详细询问病史，尤其是脑卒中或心血管疾病病史。
- 测量血压、胆固醇水平和血糖值。
- 检查是否有甲状腺疾病和维生素缺乏。
- 完成神经系统检查，包括肌腱反射、肌张力和肌力、步态、协调性和平衡。
- 完成脑影像学检查，明确脑卒中、血管性疾病、肿瘤或外伤的部位。
- 检查言语、书写、语言理解，计算、学习、记忆信息和解决问题的能力。
- 颈动脉（位于颈部两侧供应脑血流的动脉）超声检查。

尽管不同的医生可能使用不同的诊断标准来诊断血管性认知障碍，但都会特别关注以下两点。

个人故事

琼的故事

琼是一位80岁思维能力正常的独居女性。某日，她发生了脑卒中。根据CT所见，这次脑卒中主要影响了她脑内与视觉相关的枕叶。尽管她的症状在脑卒中后很快得到了改善，但她的儿子发现她已不能清楚地思考和照顾自己。

脑卒中发生一年后，琼能自己穿衣和进食，但其他日常生活如洗澡等需要他人的帮助。她不能开车、支付账单或做家务活。她也变得安静和退缩。她尽管还能写字和叫出简单的物品的名称，但不能阅读了。

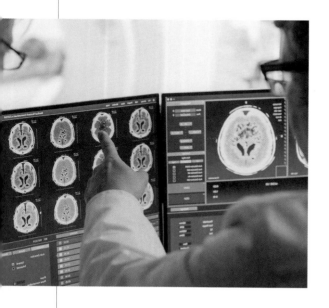

在第二次影像学检查中，MRI提供了更清晰的图像，显示脑卒中不仅损伤了琼的枕叶，而且累及了海马和丘脑。这些脑区对于记忆和信息处理非常重要。这能够解释琼的痴呆症状。琼的医生难以确定她发生脑卒中之前是否已经存在认知障碍，目前的认知障碍是脑卒中后发生的，还是之前的认知障碍在脑卒中后加重了。

- 脑卒中后3个月内出现或加重的认知问题。
- 通过影像学检查发现的单次或多次脑卒中，或者脑小血管病的证据。

血管性认知障碍和阿尔茨海默病的症状相似，因此区分二者具有挑战性，痴呆可能和脑卒中没有明确的关联；可能很难确认痴呆的病因是否是血管性的。这些困难使得头部影像学如CT或MRI对血管性认知障碍的诊断非常关键。即使患者没有临床症状和体征，这些检查也能够提供脑卒中的证据。

血管性认知障碍还可能由非常小的坏死组织（梗死灶）所致，甚至无法被影像学检查发现。患者此时通常会被诊断为阿尔茨海默病，直到尸检才能确诊为血管性认知障碍。因为血管性认知障碍和阿尔茨海默病可能同时存在，诊断

脑卒中造成的损伤是什么样的？

坏死组织（梗死灶）在MRI上显示为白色、模糊的区域。梗死灶在脑内的位置与痴呆的症状和体征相关。

左侧的图像显示脑卒中导致的顶叶损伤（红色箭头），顶叶负责处理触觉和运动的信息。中间的图像显示了血管性疾病导致的大片脑区损伤，该损伤能引起血管性认知障碍。右侧的图像显示脑小血管病（Binswanger病），可见脑内深部白质的广泛、小灶性损伤，可导致痴呆。这些改变和动脉粥样硬化、脑深部小血管血流减少有关。

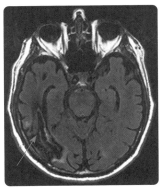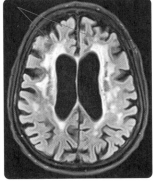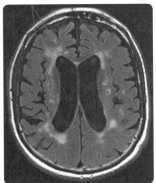

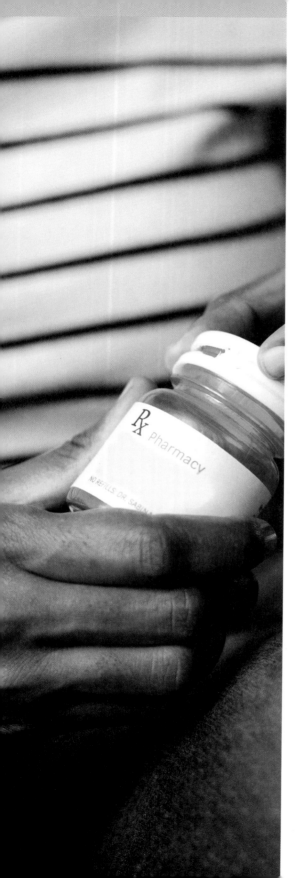

其一并不能除外另一种疾病。

和其他类型的痴呆一样，血管性认知障碍会影响患者的寿命。但是当新的血液供应建立后，脑内存活的细胞能继续发挥功能，认知障碍可以得以改善。下面我们会学习到如何采取有力的措施来治疗血管性认知障碍。

疾病治疗

脑组织的慢性损伤是不可逆的，但我们能够采取措施降低损伤的发生风险。这实际上是一种预防：通过控制危险因素（如降血压、降血脂和控制血糖）来预防脑卒中。采取这些措施有助于减轻血管性认知障碍的严重程度，延缓并防止其进一步加重。

尽管科学家还不能确定血管危险因素和阿尔茨海默病的具体关系，但两者表现出相关性。目前的研究提示，这两种情况都会对脑造成损害。但有一些研究人员认为，血管危险因素和血管性疾病实际上会导致阿尔茨海默病。

症状管理

药物治疗和生活方式的干预有助于控制血管性认知障碍的症状。

"FDA尚未批准专门用于治疗血管性认知障碍的药物。"

药物治疗

FDA尚未批准专门用于治疗血管性认知障碍的药物，但用于治疗阿尔茨海默病的胆碱酯酶抑制剂和美金刚都可能有效。你可能已经了解，这些药物被用来治疗阿尔茨海默病。这是因为胆碱酯酶抑制剂能提高乙酰胆碱水平，乙酰胆碱是一种参与记忆和判断的脑内化学物质；美金刚能调节一种参与记忆和学习的化学物质的水平。

除了用于阿尔茨海默病或路易体痴呆，专家还推荐将这些药物用于治疗血管性认知障碍。对于只有血管性认知障碍的患者，这些药物也可能有用。既往研究的结果显示，胆碱酯酶抑制剂能减轻血管性认知障碍的症状，改善思维能力和记忆力；美金刚有助于改善淡漠的症状。

有时，血管性认知障碍患者会突然不受控地大笑或大哭，这是因为假性延髓麻痹所致。这时，可以用氢溴酸右美沙芬和硫酸奎尼丁复合制剂治疗。由于焦虑症和抑郁症常常伴随血管性认知障碍发生，抗焦虑药和抗抑郁药有时也会被使用。阿司匹林可用来预防脑卒中复发。

生活方式干预

除了药物之外，其他治疗方式，比如物理治疗、职业治疗、语言治疗等都有助于患者减轻症状。

许多生活方式的选择也对患者有所帮助，如规律的体育运动、健康饮食、参与社交活动等。这些生活方式的选择有助于控制血管性认知障碍的危险因素，减轻患者的症状并预防脑组织进一步损伤。

专家建议控制血压、血糖和胆固醇水平，有助于预防脑卒中，防止脑内形成损伤或坏死的组织（梗死灶）。

除此之外，我们还可以做很多事情来延缓血管性认知障碍的进展，甚至阻止其发生。越来越多的证据显示，控制血压、预防或治疗糖尿病、控制胆固醇水平、健康饮食以及规律的体育运动等健康的生活方式的调整有助于延缓血管性认知障碍的进展，甚至阻止其发生。

血管健康与许多类型的痴呆的危险因素相关，保护好血管不仅有助于预防血管性认知障碍，也有助于预防其他类型的痴呆。后面的章节将进一步介绍。

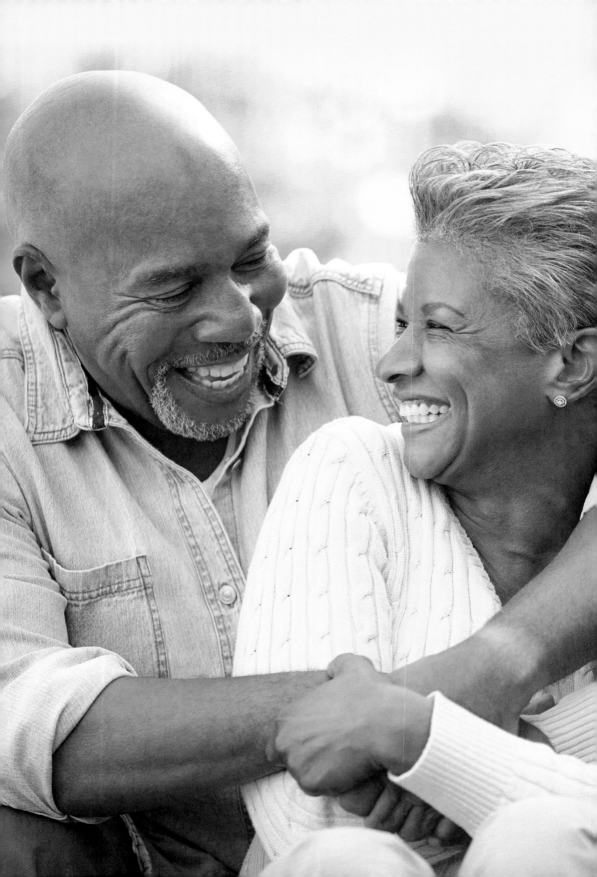

第四部分

与痴呆和平共处，享受充实的生活

迈克的故事：要么忙着享受生活，要么忙着等待死亡

编者注：本书的开头介绍了被诊断患有痴呆的迈克。在这里，迈克分享了他与痴呆和平共处的故事。

当我被诊断为痴呆时，我和我的妻子都感到十分震惊和困惑。我们坐在那里听医生讲述了无数的检查结果，然后得知了我的最后诊断。医生给我开了一种药物，嘱咐我从现在开始服用，并告诉我："我希望你6个月后来随诊。"妻子和我就像在梦游一样离开医生的办公室，我们全程甚至不知道该和彼此说些什么。

当时，我非常希望有人能够立刻告诉我，我仍然可以拥有有意义、有目标的生活。

我真的相信我今天能站在这里是因为我们做了很多工作来保持我的社会参与度。在我以为我没用了，尤其是在我必须退休时，这种社会参与度又重新带给我目标感和成就感。

我不能再开车，不能再做一些我以前可以做的事情。那些在过去几分钟就可以完成的工作，我现在可能要花费几个小时，甚至几天才能完成。健忘和挫败感充满了我的生活。

但是我没有执着于我无法完成的事情。相反，我专注于我仍然可以做得很好的事。

在我最喜欢的电影之一《肖申克的救赎》中，蒂姆·罗宾斯扮演的角色曾对摩根·弗里曼扮演的角色说："要么忙着享受生活，要么忙着等待死亡。"于是，我选择享受生活。

"当被标签化、被赋予刻板印象、被疏远、被剥夺社会地位、
被歧视同时发生时，就会产生病耻感。"

第12章

应对病耻感

"我叫菲奥娜。我住在距离这里只有几千米的一座叫作斯托克顿的小城。我今年67岁，患有阿尔茨海默病。"

想象一下，当一个第一次见面的人这样介绍自己时，你会想什么？

你是否会关注她患有痴呆的事实？你会立即认为她的认知能力有限吗？你是否会因为感到不舒服或认为她无法听懂你的话而避免与她开展对话？你是否因为她不符合你对痴呆患者的心理印象而感到惊讶？

每个人对痴呆的认知和态度，以及对痴呆患者的预设形象不尽相同。这些受包括自身经历以及对痴呆的认识和理解等许多因素的影响。我们对痴呆的了解可能受朋友、家人、医疗保健专业人员的影响，还受文学、媒体和电影对痴呆的描绘的影响。

由于痴呆通常与一系列能力缺失相关，因此痴呆患者常被认为有缺陷。这种偏见不仅仅见于疾病后期（此时患者失能很常见），而是贯穿痴呆的整个病程。人们常常忽略痴呆患者仍然可以做的事情，不认同痴呆患者与其他人一样，反而拘泥于对痴呆的刻板、负面、恼人的形象，这就是人们对痴呆的病耻感。

病耻感是什么

"当被标签化、被赋予刻板印象、被疏远、被剥夺社会地位、被歧视同时发生时，就会产生病耻感。"如今，痴呆患者正将他们生活中各种与病耻感有关的事件讲述出来。

例如，痴呆患者常被贴上"受痴呆折磨"或"痴呆的受害者"的标签。尽管痴呆患者可能说他们确实在遭受苦难，但将其描述为"受磨难者"是一种过度泛化的表达。实际上，说所有痴呆患者一直在遭受痛苦，也是一种误解。

这些标签和词汇不仅在向人们传达不正确的信息，而且会强化刻板印象和观念，从而影响人们对待痴呆患者的态度和行为。它们贬低了痴呆患者的价值和能力，并且将人们的注意力从疾病本身转移到疾病背后的人身上。就像其他正常人一样，痴呆患者也有需要、想法、欲望、价值观、偏好、优势和能力。而且痴呆患者也应该活得有尊严，值得被尊重地对待。

病耻感会在诸多方面造成不好的影响。它使痴呆患者耻于寻求医疗帮助，不能尽早得到诊断甚至不能被诊断；使患者自尊心受挫、孤立自闭、心智损伤，从而降低生活质量。

即使诊断后，痴呆患者也会掩盖诊断结果，这使他们无法从治疗中受益，失去尽早制订未来计划、寻求援助体系或参加临床试验的机会。

病耻感还可能使痴呆患者拒绝获得他们所需的帮助，这可能导致疾病更快地进展到需要入住护理社区或疗养院的阶段。

病耻感也影响着照护者，使他们无法获得最有效的帮助和支持；增加照护者的负担、压力，加重抑郁情绪和其他疾病的发生率。许多痴呆患者和支持他们的人说，与痴呆相关的病耻感是他们最关注的问题。

在过去的20年中，人们对痴呆有了更多的认识和研究，但我们仍需要努力寻找有效的方法，减少与痴呆相关的病耻感。

可以采取一些措施来克服与痴呆相关的病耻感。例如，了解痴呆的相关知识，并向朋友和家人普及这些知识。开诚布公地交流，了解关于痴呆的常见误解，分享你所知道的信息。

五种常见的对痴呆的误解

以下是一些常见的与痴呆相关的误解和真相。

误解一：记忆力减退意味着痴呆

真相：人们偶然会健忘，这是正常的。但是，痴呆患者的记忆力问题远不止偶然发生。当记忆力减退影响到日常生活能力时，需要去看医生以确定原因。还需要注意的是，在许多类型的痴呆中，记忆力减退并不是首要症状。因此，任何无法解释的情绪、行为或能力变化都应该在医生检查后确定原因。

误解二：只有老年人才可能患有痴呆

真相：正如你从本书中学到的那样，许多类型的痴呆会影响较年轻的人。例如，阿尔茨海默病可以发生于50多岁，甚至三四十岁的人，这被称为早发型阿尔茨海默病。额颞叶变性患者也常较年轻。

误解三：痴呆患者会变得烦躁、暴力和有攻击性

真相：并非所有的痴呆患者都会变得烦躁、暴力和有攻击性。疾病对每个人的影响不同，每种类型的痴呆在每个患者身上都有不同的表现和病程。脑的变化会导致患者困惑和恐惧，但通常情况下，行为或表情异常（如躁动）通常是需求未得到满足的结果。这对痴呆知识的学习，照护者和其他人可以了解有助于消除或减轻痴呆患者痛苦的策略，以及应对与痴呆相关的行为症状的方法，如有技巧地沟通、识别未被满足的情感需求以及营造舒适的环境等。在第17章可以了解更多相关内容。

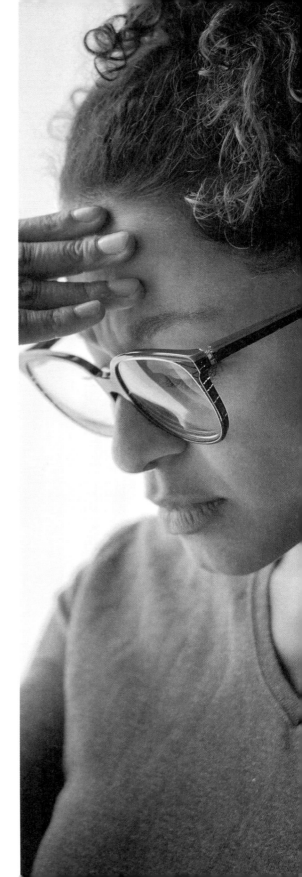

误解四：痴呆患者无法享受新活动、学习新事物，无法工作或拥有良好的生活质量

真相：痴呆患者可以继续过有意义的、积极的生活。痴呆患者不应该停止做自己喜欢的事情。相反，他们应该继续自己的日常活动，并认识到自己可能需要进行一些调整，在此过程中也会需要他人的帮助。

痴呆患者也不排斥学习新知识的机会。许多处于痴呆早期甚至中期的患者仍然可以学习新技能，养成新习惯。

在痴呆的所有阶段中，患者都能够给予和接受爱。他们可以参加有意义的活动，并分享欢乐的时光。

误解五：我们对痴呆无能为力

真相：我们必须克服我们对痴呆无能为力的想法。只有这样，我们才能谈论痴呆，而不是躲避它。诊断越早，获得减慢病情发展的治疗机会的可能性就越大。

明确诊断有助于症状的治疗和缓解。痴呆患者及其家人需要相信，诊断出痴呆后，他们仍然会有美好的生活。

与家人和朋友的对话不应该只关注痴呆带来的负面影响。我们还应该讨论：什么能给痴呆患者带来快乐？患者还能做什么？患者怎样能够有意义地生活？什么事情对痴呆患者真正重要？这些事情如何继续作为日常生活的一部分？一些痴呆患者发现做出调整并简化日常活动、寻找新的爱好和兴趣对自己很有帮助。

摆脱病耻感

只要误解继续存在，人们就会对痴呆具有病耻感。这意味着带着病耻感生活并受其影响的人们将继续羞愧、恐惧和尴尬地躲藏起来。

痴呆患者及其照护者和亲人，甚至是那些没有直接受到痴呆影响的人，都必须打破这种刻板印象和病耻感。

打破传统观念和去除病耻感的第一步是了解什么是痴呆，什么不是；并对这种疾病持开放的态度。阅读本书时，你已经迈出了重要的一步。

给痴呆患者的小建议

如果你患有痴呆或正在照护痴呆患者，那么你将有很大的机会来帮助人们改变对痴呆的看法和观念。这些建议不仅可以帮助你减轻病耻感，还可以帮助其他受痴呆困扰的人。

个人故事

加里的故事：我不为患有老年痴呆而感到羞耻

当人们谈到某个人患有"痴呆"或"老年痴呆"时，所有人都认为这个人第二天就要死了。

这种疾病伴随着病耻感。许多人因为担心痴呆的这种负面的病耻感而选择掩盖他们患有痴呆的事实。

前几天，我听到有人在窃窃私语："我父亲患有老年痴呆。"我只是给了他一个大大的拥抱，说："你不必窃窃私语，你可以大声说出来。"

我对患有老年痴呆的事实并不感到羞耻。我所有的邻居都知道我患有这个疾病，他们没有嘲笑我，没有羞辱我，所以我希望我们要摒弃"自己做了错事"的想法；不必因为患病而躲起来。

分享你的故事 如果你患有痴呆，请尽可能公开坦诚地谈论你的疾病。谈论你的痴呆类型，并分享你的感受和经验。患有痴呆不应该有病耻感。

可以这样想：大多数人都不会对腿部骨折或患有癌症感到羞耻。你仍然是你自己，分享你的诊断和症状将有助于减少羞耻感。它甚至可能使你感到自由一些。

提供信息 最重要的是，让其他人知道接受痴呆的诊断并不意味着你已经不是你了，也不意味着你已经无法再做过去能做的事情。对大多数人来说，痴呆症状加重的速度非常缓慢。所以，在很长一段时间内，你还是你，你还能做过去能做的事情。

给大家的小建议

即使我们现在还没有直接受到痴呆

的影响，也可以做一些事情，帮助人们消除对于这种疾病的误解。可以通过以下几种方法，为受痴呆困扰的人创建一个支持性交流小组。

了解事实　与他人（包括家人和朋友）分享痴呆的知识，尤其是当我们听到不正确的信息时。准确的信息有助于消除人们对痴呆的误解和恐惧感，增进理解。

不要做假设　人们会误认为被诊断为痴呆的患者会马上失去决策能力和自主性。而事实并非如此，痴呆是一种进展缓慢的进行性疾病，对每个人的影响不同。被诊断为痴呆并不意味着一个人必须立即停止日常生活或放弃工作。

成为朋友　痴呆患者不想失去朋友，也不想停止做自己喜欢的事情。我们需要积极地与他们沟通，保持联系。进行社交活动有助于延缓疾病的进展，让痴呆患者感受到我们的关心和在乎。与患者一起做事，而不要仅仅为他做事。

使用恰当的语言　对痴呆患者使用标签化的、贬低性或去人格化的语言，会严重影响他们的自我感觉，进而影响其情绪和行为。与我们所有人一样，痴呆患者对他人的言论也会产生消极或积极的反应。

不当的言论也会影响他人对痴呆的认知，进而可能加重痴呆患者的病耻感。使用"受害者""受难者"之类的

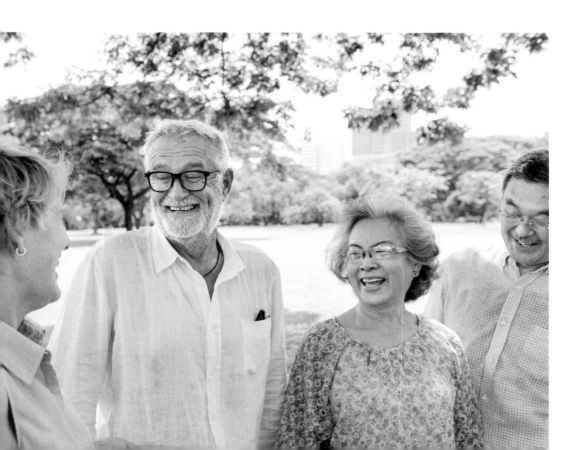

词就是将痴呆患者标记为无助的人，剥夺了他们的能力，并且不准确地概括了痴呆患者的生活。

正确的做法是，在交流时，不要突出强调痴呆。例如，不要总是强调痴呆者是一名患者，也不要突出"痴呆"，而应该将重点放在人身上，而不是病情上。

"有些方法可以帮助痴呆患者更好地接受诊断。"

当我们得知自己或我们所爱的人被诊断患有轻度认知障碍、阿尔茨海默病或痴呆时，我们可能感到震惊。

此时也许我们希望听到其他的声音，比如"健忘和困惑是由衰老引起的"，或者"症状随着药物治疗会消失"。我们可能充满疑虑，难以想象我们或我们身边的人会发生这种情况。

在确诊之前，这些症状可能不足以引起患者的关注，更不用说就医了。因为痴呆的发展通常是渐进的，所以症状很容易被忽视，往往被认为是衰老的表现。另外，"痴呆"一词会引发人们产生许多不恰当的想法。患者可能认为，"我什么都做不了，我的生活已经结束，我一生将完全依赖于他人"，或者有其他误解，就像我们在前文中读到的那样，而这些恰恰都是需要努力克服的情绪。

无论你是患者还是照护者，本章提供的指南或许可帮助你适应和接受痴呆的诊断。

接受现实

随着时间的推移，患者的记忆力、思维和语言能力逐渐变差，各项技能和情感方面的挑战不断增大。痴呆的诊断改变着我们的生活，这意味着我们需要适应变化。

无论你的感受是什么，都是正常的。你不是一个人在战斗。

有些患者难以接受自己患有痴呆的事实，并否认自己患有痴呆。他们在意识到自己的症状与典型的衰老无关时，会感到震惊和抗拒。具体表现为对自己的病情缺乏自知力，这种现象在医学上被称为病觉缺失。如果没

患有痴呆的人何时缺乏自知力？

缺乏自知力指一个人对其自身的认知障碍缺乏认识，通常与痴呆类型或受影响的脑区域有关。在某些类型的痴呆（如额颞叶变性）中，缺乏自知力是常见的。在其他类型的痴呆（如后部皮质萎缩）中，缺乏自知力的情况很少见。缺乏自知力往往与右侧大脑半球的萎缩有关。

有意识到自己身体的各项功能受损，可能做出危险的行为，比如在不安全的情况下开车。

有些人认为，鉴于患者一直在遭受各种症状的折磨，他们已经准备好接受诊断结果了，得到诊断反而可以减轻他们的压力。但许多人在得到诊断时往往百感交集。

有人可能担心自己丧失自理能力，变得依赖他人或成为他人的负担。有人可能担心别人对自己的看法，担心家人、朋友和其他认识的人在得知这件事后会有何反应：他们是否会另眼相待，是否会完全停止来往。

有人可能担心自己将不再被视为具有才干、力量和能力的人，而仅仅会被视为患有痴呆的人。有人则感到悲伤和失落，对未来感到迷茫。

所有这些想法和疑虑都是常见的且可以理解的，患者可以通过尝试接受和积极行动来适应痴呆的诊断。

有些方法可以帮助痴呆患者更好地接受诊断。例如，在最近一项针对痴呆患者的研究中，大约1/3的人表示，专注于力所能及的事情及坦然地接受诊断能使他们保持积极的态度。

对许多人来说，他们需要适当调整。例如，接受这项研究的人表示，他们可以以不同的方式完成某些事情。例如，有人发现在读书的时候，把书中人物的名字写下来，更容易记住这些人物。列出要记住的事情的清单也很有帮助。

他人的支持和帮助对促进患者接受痴呆的诊断同样重要。患者可以与信任的人谈论自己的感受，也可以在遇到难题时获得他人的帮助。例如，当患者列出当天的待办事项清单时，可以请他人帮助审核。

当最初的惊诧和强烈的情感反应逐

渐消失之后，明确诊断才显示出积极的作用。例如，患者及其家人明确疾病后，可以采取行动并制订相应的计划。

接受痴呆的诊断需要时间。正如每个人对痴呆诊断的感受不同，每个人接受诊断的方式和过程也不同。下面将介绍家庭成员对痴呆诊断的感受。

对家庭的影响

在痴呆的诊断过程中，家庭成员能起到识别相关症状、帮助诊断的关键作用。他们通常最先注意到患者出现记忆力或思维能力变化以及情绪或人格改变。家庭成员往往出于对这些问题的担忧而预约医生。当患者不能理解或不接受病情时，家庭成员还不得不对其进行解释。

通常，在家庭成员第一次注意到这些症状与安排患者就医之间存在一定时间间隔。这是因为，他们不能确认这些症状是不是正常衰老的表现。通常，在这个时间间隔内，他们逐渐感受到症状并未好转，甚至可能恶化。

否认可能是家庭成员最初和最强烈的想法——这是对困难情况和未来不确定性的正常反应。当家庭成员意识到他们的亲人可能患有无法治愈的疾病时，他们担心未来的生活，担心自己是否有能力应对。

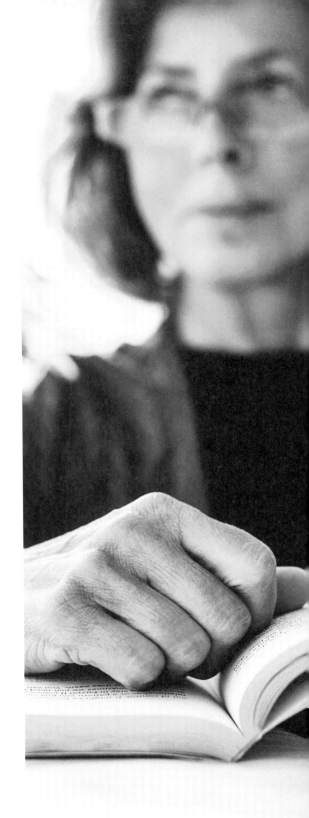

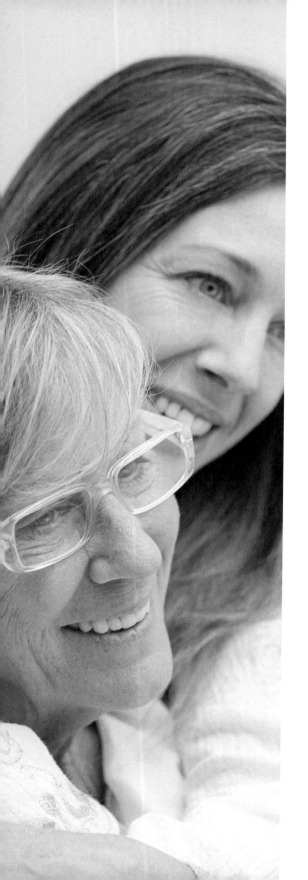

　　有时，面对痴呆的诊断，家庭成员会感到愤怒、恐惧和焦虑。他们可能有这样的想法：如果更加细心一点，如果能早些注意到，或者如果患者能听从劝告，也许就不会这样了。

　　通常，随着时间的推移，诊断会带给人们解脱感。例如，被诊断出患有痴呆的人和家庭成员会逐渐理解，为什么患者的记忆力这么差。

　　同时，在明确诊断后，家庭成员会意识到患者的那些令人气恼的行为是由疾病所致，而不是他本身的过错，这会使家庭成员感到内疚。

　　当感到内疚时，请原谅自己，当对事情不完全了解时，生气或沮丧的情绪是正常的。在明确诊断后，就可以给予患者更多的支持。

　　面对诊断，从拒绝到接受的过程也不会是完全顺利的。患者及其家人和朋友的感受都在不断变化。可以根据自己的情况，逐步调整自己的情绪。

　　请记住你不是一个人在战斗。在世界各地，有数百万人正生活在阿尔茨海默病和其他神经系统退行性疾病的影响下。数以百万计的人担负着照护和支持患者的角色。第一步，有时也是最困难的一步，就是接受诊断并适应新的生活状态。

接下来该怎么做

　　确诊痴呆并不意味着生命终结。相反，诊断结果可以指引我们获得有用的信息、支持、资源、治疗、临床试验和服务。对于痴呆患者，诊断后最重要的任务就是尽其所能地过好每一天。

　　你将在第14章中了解更多内容。目前，在诊断为痴呆之后，你可以做以下几步。

　　尽可能保持诊断前的生活　从某种意义上来说，确诊的当天与前一天的生活没有什么根本性不同。因此，确诊后最好的应对方式就是努力保持原有的生活节奏。绝大部分患者在病程的早中期被确诊，此后还有很长的路要走，因此保持既有生活模式，参加有利于身心健康的活动是非常重要的。

　　理顺法律相关事务　无论是否患有痴呆，提前准备好重要的法律文件都很有必要，比如生前预立遗嘱和确定医疗保健授权书。通过这些文件，患者可以就他们希望获得的医疗和治疗方式表达自己的意愿。这些文件还可以指定被委托人，在当事人失去决策能力时，被委托人可代表当事人做出医疗决定。

　　参加支持小组　早期，痴呆患者可能担心自己犯错误和感到难堪，常常会退出他们曾经如鱼得水的朋友圈

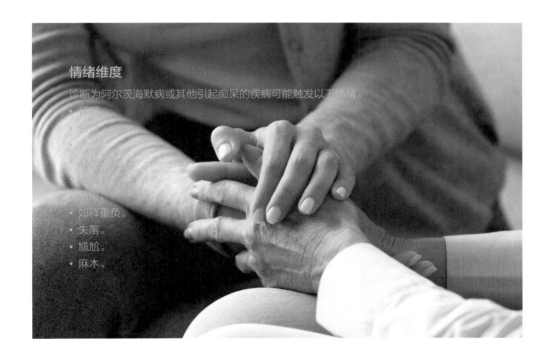

情绪维度
诊断为阿尔茨海默病或其他引起痴呆的疾病可能触发以下情绪。

- 如释重负。
- 失落。
- 尴尬。
- 麻木。

和社交支持小组。

但这并不意味着现在的社交和友谊不如以往重要。实际上，与他人轻松自在地相处有助于患者适应变化的生活。对照护者而言同样也是如此。

当痴呆患者及其照护者与有类似经历的、真正了解他们感受的人在一起时，就不会感到孤独。这就是专项支持小组可以提供的特殊帮助。

不同支持小组的组成和活动可能有所不同，需要找到契合自身需求的支持小组。例如，一些支持小组会在餐馆、咖啡馆或博物馆组织活动，不会将痴呆患者与普通人区别对待。而一些支持小组会专门设计适合痴呆患者的活动内容，如步行、志愿者项目，以及为存在运动障碍或认知障碍的人设计的瑜伽项目等。

考虑加入研究项目和临床试验 募集志愿者开展科学研究和临床试验是研发新的治疗痴呆药物的必要过程。不同病程、不同表现的痴呆患者及其照护者甚至是健康人群都是科学研究迫切需要的研究对象。虽然临床试验存在不确定性，但也应当认识到，参与临床试验很可能对我们有利。

参与临床试验还可能帮助到子孙后代。或许在将来的某一天，他们可以从这些研究结果中获益。

了解更多的治疗选择 有人确诊后觉得既然痴呆目前没有有效的治疗方法，那么就没有必要服用药物。但实际上由于痴呆的自然病程漫长，一些药物有助于改善症状，提高生活质量。此外，职业治疗、物理治疗和语言治疗等也有助于改善生活质量。

将诊断结果告知他人

得知确诊痴呆时，当事人可能考虑何时、以何种方式将诊断结果告知他人。事实上这是个很难与他人交流的话题。

患者应当首先考虑自己的性格，以及与他人交流私人话题时如何让自己相对舒适。一些人可能只会告知非常亲近的朋友和亲人，另一些人则可能更愿意与多人分享。

建议患者在准备好之后再与亲人及朋友谈论这个话题。可以先列一个名单，包括所有应知情的人员名字，而不是一开始就告知所有人，同时准备一些简短的谈话要点。如果有其他亲人及朋友陪伴患者经历了就诊过程，那么他们也可以帮助患者草拟谈话要点。等到可以轻松谈论这个事情后，再决定是否告诉更多的人。患者也可以委托一些可靠的亲人及朋友来代为转告。关键是让患者感到自在，并且有助于积极生活。

当患者告知身边的人自己的诊断结

"确诊的当天与前一天的生活没有什么根本性不同。"

果后，每个人的反应都不尽相同。有些人可以立刻提供支持和帮助，他们对患者的需求非常敏感，并希望尽快了解相关情况。当患者忘记他们所说的话时，他们不介意重复。或者，当患者需要一点幽默感时，他们会一起笑。有时候，患者最不寄予希望的亲人和朋友会成为最支持患者的人。

但是，一些人可能无法接受这个消息，并且难以面对他们因患者产生的对未来的恐惧。他们可能避免任何有关患者健康的谈话，有的干脆逃避与患者见面。还有一些人可能说些不得体的话，或者提出让患者感到不适的问题。

诊断出严重的疾病时，人际关系的变化在所难免。学会接受这些变化，依靠稳定的人际关系和友谊可以减轻压力。痴呆患者可以做的最重要的事情之一就是坦然地与别人谈论它，让家人、朋友和社区的其他人了解他们应该如何为自己提供支持，这可以让其他人放心，并有助于保持日常生活和独立性。

此外，谈论痴呆有助于增进对疾病的了解，减少恐惧，消除病耻感。

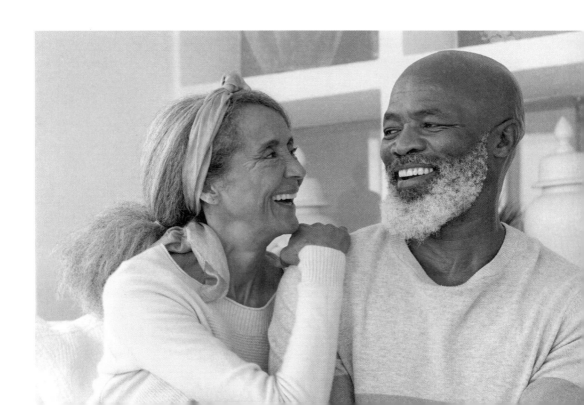

痴呆患者应当何时停止驾驶汽车？

安全驾驶需要注意力、专注力，以及遵循特定步骤和规则的能力，还需要具备快速、准确做出决策的能力。对于痴呆患者，这些技能会随着时间的推移而逐渐下降，并导致最终不能继续驾驶。

与没有患痴呆的同龄人相比，轻度痴呆患者驾驶汽车的风险要大得多。美国神经病学会建议轻度痴呆患者应停止驾驶。每个痴呆患者的长处和弱点都不尽相同，因此建议尽快与医生讨论患者的驾驶安全问题。

不能安全驾驶的迹象包括以下几点。

- 在熟悉的地方迷路。
- 不能保持一直在同一条车道上行驶。
- 混淆刹车和油门踏板。
- 未能遵守交通标志。
- 应对道路状况时反应迟缓或做出错误的决定。
- 驾驶时撞到路沿。
- 车速太慢或太快。

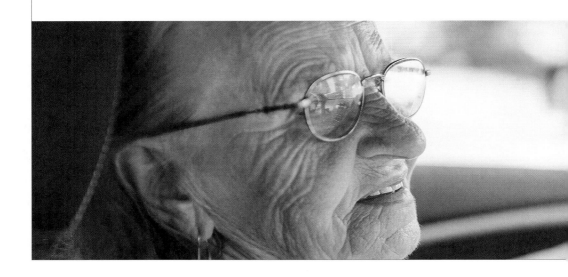

- 驾驶时常表现出愤怒或糊涂。
- 违反交通规则或发生事故的频率增高。

如果痴呆患者仍想驾驶汽车，并且其家人也认为这样做是安全的，建议就此进行一个驾驶评估。职业治疗师会通过测试评估疾病对个人驾驶能力的影响，提供安全驾驶策略，以及如何减少或何时停止驾驶。

虽然对一些人来说，放弃驾驶并不是什么大问题，但对另一些人来说，这是一个艰难的抉择，对于缺乏自知力的痴呆患者尤其如此。在这种情况下，下列对照护者的建议可以帮助缓解矛盾，尤其是在患者愤怒或抵抗情绪明显时。

- 耐心而坚定的说服工作。以理解的态度向患者表达明白这种改变是多么困难，同时强调不再驾驶才是一种负责任的行为。
- 如有需要，可以让痴呆患者尊敬的人向他们强调为什么不再驾驶是更好的选择。
- 必要时，可以拿走车钥匙，甚至卖掉汽车。重要的是确保痴呆患者有安全可靠的出行方式。

如果沟通不畅，请牢记痴呆患者可能难以理解驾驶等一些事项对他们来说不再安全。

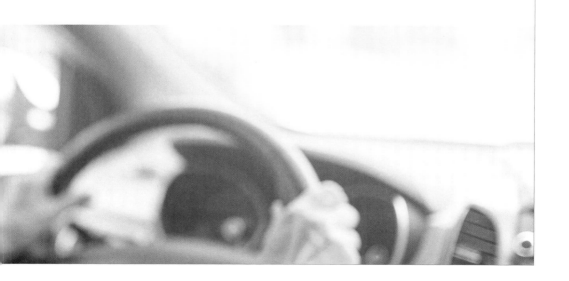

工作领域的转变

我们已经在本书中了解到，生活不会因为痴呆的诊断结果而终结。尽管可能需要做出调整，但是多数痴呆患者仍然可以继续过着令人满意的、积极的生活。这引出一个被许多痴呆患者关注的问题：我还能继续工作吗？

我们建议最好根据个人情况，评估后决定是否可以继续工作，以及需要进行哪些调整。患者首先需要与医生就症状以及对工作能力的影响情况进行沟通，并且需要随着症状发展持续进行此类沟通。

然而，痴呆是不断发展的，这意味着其症状会逐渐恶化，待症状恶化到一定程度，如果患者尚未退休，那么多数情况下需要离职。在这种情况下，雇主单位可能提供一些福利计划，如转送有关机构、提供专业咨询和其他协助。患者还可以申请长期和短期残疾福利和其他可能的社保福利等。总之，患者需要了解各种补充福利资源。

淡出职场会给患者带来失去目标和身份认同的茫然感。当他们寻找到新的定位和目标时，普遍会问："我是谁？我现在应该做什么？"。一个可行的解决方案是去探索原已掌握的技巧或者从事能带来目标感的活动。可以尝试充分利用自己现有的优势、兴趣和才能来寻找新的方向。如果患者有一直想尝试的活动，那么可以马上着手了。此外，与同样患有痴呆的人们保持交流可能是另一种不错的选择。

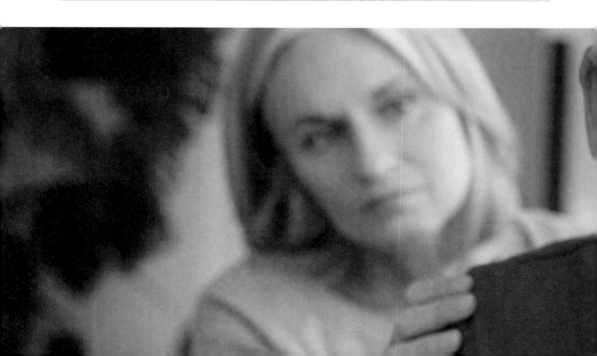

对照护者的小建议

照护者常常不确定应该把情况告诉谁，以及何时告诉他们。痴呆患者可能害怕人们像把他们放在显微镜下检查一样密切关注其症状。照护者会处在既希望保护亲人的隐私，又希望与他人讲述自己压力的情感纠结之中。

与被诊断为痴呆的人深入交流。首先，最重要的是要尊重痴呆患者的隐私。如果痴呆患者愿意与他人分享诊断结果，那么下一步是决定如何分享并确定与谁分享。

与他人分享诊断结果时，一定要说明疾病会带来的影响。告诉亲人及朋友痴呆是一种导致脑细胞退化和死亡，并导致记忆力和精神功能下降的疾病；还可以向亲人及朋友解释痴呆患者可能出现的症状以及疾病的发展过程。阿尔茨海默病协会等组织提供的教育材料会有所帮助，它们有助于解释疾病及其影响和症状。

需要强调的是，确诊痴呆并不意味着患者已经失去了所有技能、习惯、喜好、生活的欲望和与他人交流的渴望。照护者需要让其他人知道，痴呆患者仍然可以做很多或大多数事情，只是有时可能需要一点支持或调整。此外，还应该向大家解释，保持社交活动对患者及病情有益。

为了提升实际沟通效果，照护者应明确说明他人能帮助自己的具体措施，求助事项越明确越好。例如，照护者可以说："我希望有人在特定时间开车带我们去看医生。"而不是隐晦地说："我对开车穿行城市有些担心。"如果亲人及朋友询问该如何提供帮助，照护者可以直接把需求说出来。

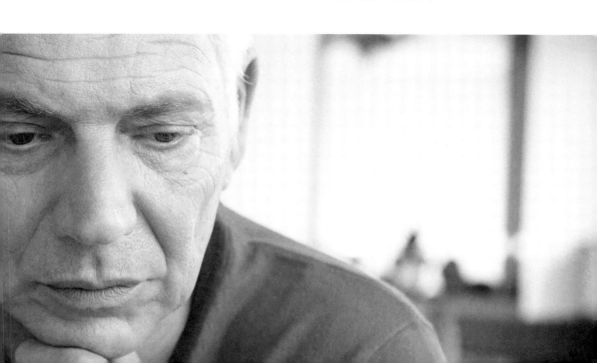

照护者可能需要及时通报患者的病情变化，以便亲人及朋友及时了解情况，也可以向当地的痴呆协会或者相关组织寻求如何有效通报情况变化的帮助。

最后，在考虑痴呆患者的需求时，牢记也需要满足照护者自身的需求。此时，那些可以提供沟通、情感支持和帮助的朋友是非常可贵的。

对孩子的疏导

成年人往往会选择不把家人患有痴呆的情况告诉年幼的孩子，以便保护他们。但是孩子们通常能意识到某些变化。痴呆患者的行为可能令人困惑，尤其是在孩子们不了解为什么会发生这种行为的情况下。

针对孩子们通常提出的几个问题，我们提供了以下简单而诚实的解释和答案。

问：奶奶怎么了？

你可以解释说，就像孩子生病一样，大人有时也会生病，生病时他们的行为会发生变化，有时会忘记一些事情。还可以补充说，他们外表看起来还和以前一样，但是他们的脑发生了肉眼看不见的变化。

问：爷爷不再爱我了吗？

如果痴呆患者不再认识孩子，孩子可能感到被疏离，可以告诉孩子这种疾病会让人记不住事情，但患者仍然可以

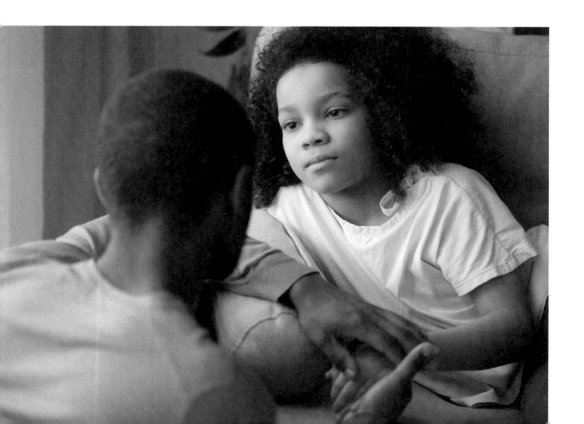

感受到孩子的爱。

问：是我的错吗？

如果痴呆患者指责孩子做了错事，如偷东西，孩子可能感到生气。这时可以解释说，患有痴呆的人是糊涂的，最好不要与之发生争执，因为对方也会感到失落和沮丧。

问：其他家庭成员会患阿尔茨海默病吗？

可以向孩子保证痴呆不会传染，还可以向年龄大点的孩子解释，某个家庭成员患有痴呆，并不意味着每个家庭成员都会患上这种疾病。

问：接下来会出现什么状况？

如果要在家里照顾痴呆患者，请与孩子谈谈日常生活可能发生的变化，例如患者的表现会时好时坏。

如果孩子回避或不愿谈论与痴呆患者相关的话题，可以引导对话，询问孩子注意到了什么变化，再通过孩子的叙述，了解孩子的感受和担忧。

孩子可能感到紧张、悲伤或愤怒，可以告知他们你也感同身受。为了增加孩子对疾病的理解，可以在网站、书籍中查找与疾病相关的内容。

孩子有可能以抱怨头痛或其他身体问题的方式表达情绪，也可能因为在患有痴呆的人周边而感到难堪。

在家中照顾痴呆患者时，孩子可能不愿意邀请朋友来家里，或者花更多的时间在外面逗留。如果孩子有这些行为，请温和地与孩子交流这些变化，并为孩子提供安慰和支持，同时倾听孩子的担忧。

在适应痴呆的诊断结果之后，下一步就是寻找提升幸福感的方法。对痴呆患者及其照护者而言，舒适地生活至关重要。接下来的几章提供了一些有价值的信息和策略。

"痴呆患者仍然可以感受爱，享受快乐，拥有生活的每时每刻。"

第14章

通往幸福之路

"我希望在现在的精神和身体情况下，做我喜欢的事，享受生活的馈赠。"

这句话来自桑迪，他是两个孩子的父亲，三个孩子的祖父，曾经的牙科医生和哈佛大学助理教授。桑迪在60岁时被诊断为阿尔茨海默病，他描绘了一种许多痴呆患者都想达到的理想的生活状态。不仅如此，桑迪的描述也为我们提供了"幸福是什么?"这一问题的新思路。

幸福有很多种定义。从医学的角度来说，幸福是健康，例如治愈疾病。但在其他情景下，幸福可能意味着很多，例如拥有充足的食物、舒适的住房、安全的生活。

然而，对痴呆患者来说，这些幸福的定义可能不完全适用。痴呆患者们很少有机会能表达他们的观点。

幸福的定义因人而异，大多数人都同意幸福包括积极的情绪（如快乐）和对生活的满足感。值得一提的是，对痴呆患者而言，幸福还包括积极地迎接每一天。

每个人都是独一无二的。痴呆患者的生活质量不仅取决于他们是谁、痴呆对脑的影响，还取决于他们的个人情况、人际关系和所获得的支持。

痴呆并不能成为一个人的标签，它更不能预测一个人的未来。然而，痴呆的确意味着某些改变，例如预期寿命的缩短。尽管如此，痴呆患者和普通人一样，都在竭尽全力地让自己过得更好。

痴呆对不同的人的影响也是不同的，很多人患痴呆后仍然生活得很好。全世界的痴呆患者都在努力向世界宣告：诊断为痴呆不是生活的终点。尽管痴呆会改变一些东西，但是生活仍然会在快乐和充实中继续。

本章讲述了一些痴呆患者的观点和实用的建议，这些可以帮助其他痴呆患者获得更幸福的生活。但每一个痴呆患者都是独特的，他们有着不同的需求，因此这些建议并不一定适用于所有人。本章最想强调的是：痴呆患者可以拥有美好的生活。

消除病耻感

对痴呆患者来说，最大的困扰之一是人们会预先判断他们能做什么，不能做什么。很多痴呆患者都说，他们确诊以来常常感觉到身边的人，甚至是家人，认为他们是无助的、无能的，不能完成正常人可以做的事情。

"和家人、朋友的关系在患病后可能发生变化，"痴呆行动联盟顾问委员会（the Dementia Action Alliance Advisory Board）成员、早发型阿尔茨海默病患者布莱恩说，"家人和朋友可能不愿意谈论你的病症，他们会认为你的生活质量很差，甚至是没有质量，还会避免和你接触。"

这种来自他人的负面行为和信息会影响痴呆患者的自信心、自尊心和自我价值感。痴呆患者向幸福生活出发的第一步就是不要太过在意身边这些误解，

更重要的是做好自己，正如第12章中介绍的那样。

痴呆患者的普遍愿望是，不被疾病所定义。他们不想仅仅因为痴呆的一纸诊断被边缘化，甚至被认为无能。痴呆患者希望被当作一个正常人，尽管有时他们也需要别人的帮助和支持，但和所有人一样，他们希望作为一个有实力、有潜力的人，被别人需要、肯定和尊重。

本书前面介绍过迈克的故事，他讲述了作为一个痴呆患者，如何采取一种"可以做"的思维模式摆脱人们对痴呆的刻板印象。"我专注于那些我能做的事，而不是我做不到的。"迈克说，"被诊断为痴呆的人同样可以做出贡献，不断地学习，拥有充实的生活。尽管他们可能无法像以前一样与他人交流，但同样也能发出声音。"

这并不意味着痴呆后的生活和患病前一模一样，也不意味着生活可以不用经受失去和痛苦。阿尔茨海默病患者戴尔解释道："我不是想回避它，我知道这种病不能被治愈，目前为止没有人能痊愈，因此我必须改变自己的心态。"

"我不得不接受这个诊断，放慢生活的节奏，并且提早退休，"戴尔继续说，"但是我也感受到现在的生活非常

美好。感谢我身边善良的人——我的妻子、孩子、孙子、亲人和朋友们。我现在每天早上睁开双眼就能看到美好的世界，聆听生命的律动。"

要想获得更多的幸福感，首先需要建立自己的生活态度和信仰。可以从以下这些内容开始。

- 痴呆只是我的一部分，它不是我的全部。
- 我享受我此时此刻所拥有的。
- 我将保持"可以做"的思维模式。
- 我坚信我可以做出贡献，不断地学习，拥有充实的生活。
- 我接受我的疾病，并且清楚地知道它会改变我的生活，让我有时需要他人的帮助和支持。
- 我会好好地对待我自己，我已经尽力而为，这就足够好了。

以此为基础，本章接下来将提供一些建议、策略和信息，帮助痴呆患者更好地生活。

了解自己的优势

接下来将深入介绍脑的哪些功能受痴呆的影响较小，痴呆患者可以将这些功能作为优势，改善自己的生活质量。

痴呆并不意味着变得无助或不能完

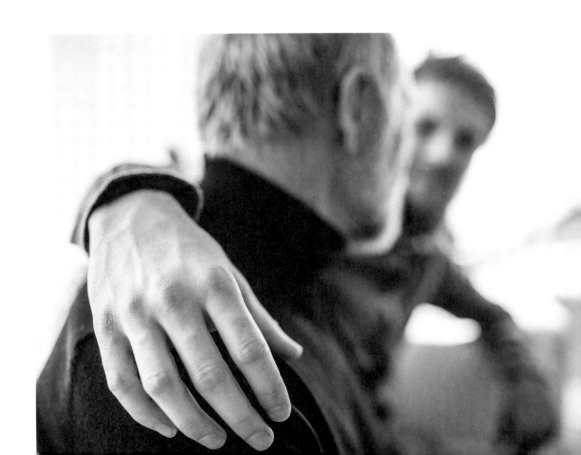

痴呆后的生活：给所有人的指南

痴呆行动联盟为普通人如何帮助身边痴呆患者有尊严地、幸福地生活，提供了一些行动指南，以下条目均由痴呆患者撰写。

- 我是一个完整的人。请将我视作有着独一无二的个人背景、生活经历、兴趣爱好和个人能力的人。当有人称呼我为"患者""受害者"或"可怜人"时，我会感到我被贬低和被轻视了。
- 我希望你能理解，我的自主性、选择权、尊严、与他人的相互关系、隐私权、决定权，对我而言都非常重要。
- 我希望你能从情感、社会关系、身体健康和精神层面全方位地支持我。
- 我希望你能帮助我继续维护有意义的人际关系，继续体验不同的人生经历，并且享受每一天的生活。
- 我希望你能理解，我的个人目标、成功标准和兴趣爱好可能随着时间的推移而改变，并且可能与你不同。
- 一些选择可能带来风险——这只是生活中很普通的一部分。
- 我希望你能和我一起，充分利用我的优势，适当地给予我支持和为我提供机会，帮助我达成目标。
- 我正在尽我所能地与身边的人交流，希望你能明白我的言语和肢体动作都是我的表达方式，有时候我甚至会说出让我后悔的话，做出让我后悔的事。
- 我的人格可能受疾病的影响而改变，但我还是我。
- 和我一起做事情的时候，请你按照我的节奏来做，我的需求可能比完成任务更重要。
- 请帮助我，让我继续拥有那些对我来说非常重要的事物。

成以前能够胜任的工作，也不意味着失去学习新事物的能力。对很多痴呆患者而言，疾病进展得很缓慢，他们仍然可以继续做绝大部分之前能做到的事情。

随着疾病的进展，记忆力和思维能

力的异常表现将越来越明显。但是痴呆对固化的工作记忆、习惯和技能的影响很小，或者直到疾病进一步进展才会表现出对其的影响。例如，如果从少年时期就经常割草，或者善于演奏某种乐器，这些技能可能保留很长时间。像刷牙、跑步或照顾宠物这种每天都会反复做的事情，在很长时间内都不会受影响。

这种记忆被称为程序记忆。正如本书开头介绍的那样，这是一种长期记忆，它帮助人们记住事情该怎样做。

在痴呆早期，程序记忆受到的影响往往较小，这也意味着痴呆患者可以通过重复训练来学习新事物。例如，你可以学唱从未听过的歌，或者记住新社区附近的路。学习的关键是在一段时间内重复练习。通过提示（例如符号和笔记）、反复的练习、家人和朋友的帮助，许多痴呆患者都可以继续学习新事物。

很多其他能力也能保留相当长一段时间。这些特殊能力和过去的经验、技能、工作与兴趣有关。

创造力和想象力也是被保留的优势之一。由于视觉、触觉和基本协调能力这类与艺术相关的脑功能在很长时间内都不会受痴呆的影响，所以欣赏和创作艺术作品的能力在痴呆患者中改变不

大。此外，大部分艺术活动并不涉及特定的记忆或语言使用，因此艺术活动可以帮助痴呆患者表达那些语言难以叙述的情感。

艺术活动还涉及直觉、好奇心和想象力，这些也是痴呆患者很少受到影响的能力。

此外，对于之前从未参与或者对艺术活动不感兴趣的人，参加艺术活动也可能是一件愉快的事。

以下是痴呆患者可以参与的艺术活动。

- 聆听和享受音乐。
- 唱歌或参加合唱。
- 欣赏电影。
- 参观博物馆或参加文化节。
- 绘画。
- 雕塑。
- 园艺。
- 跳舞。
- 写诗。
- 讲故事。
- 讨论艺术。

迈克就是一个很好的例子——前文介绍过他的故事。自确诊以来，迈克尝试了新的爱好：绘画。一段时间后，他对水彩画产生了浓厚的兴趣。迈克现在经常给他的孙子和朋友们创作新的作品。迈克的例子说明痴呆患者可以保留

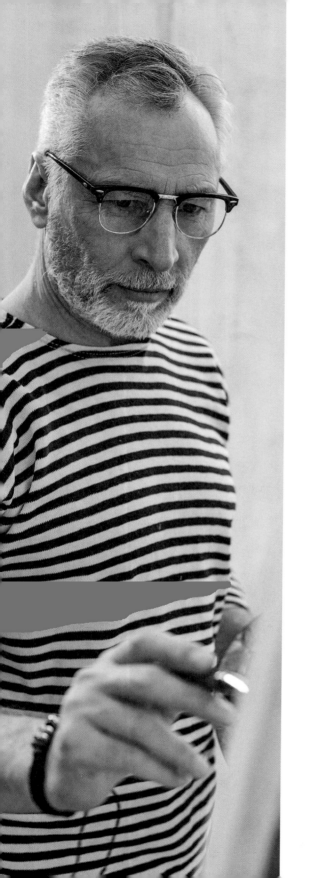

原来的技能，并且可以学习新的技能，痴呆并不意味着丧失学习能力。

随着痴呆的进展，患者掌握的技能可能发生变化；但不论如何，生活也要继续。痴呆患者仍然可以感受爱，享受快乐，拥有生活的每时每刻。迈克和其他痴呆患者做出了很好的示范，他们享受着生活。

适应自己能力的变化

尽管痴呆并不意味着患者不能完成以前能够胜任的工作，但有些时候，患者可能需要改变做事的方式。随着时间推移，我们也需要做出相应调整来适应能力的改变。

培养一些习惯

良好的习惯对每个人都有好处，它能给人一种舒适、可控和可预测的感觉。对痴呆患者来说，这些感觉非常重要。良好的习惯同样也可以减少焦虑感和压力，这对于患者维持所具备的能力和促进独立性都有帮助。

使用日程表是一个不错的开始。患者可以在日程表中列出每天要做的事情，例如吃饭、吃药、运动和睡觉。把日程表放在容易看到的地方，例如挂在厨房。随身携带一份纸质的日程表或者存在手机记事本上也是很好的选择。照护者可以帮助患者完善日程表，也可以在生活中时常提醒患者去看一看它。

按一定顺序完成一系列事情也可以成为一种习惯。例如，每天晚上先享用一点零食、观看喜爱的电视节目，然后去浴室刷牙、如厕和洗澡，再进行一段冥想，最后上床睡觉。

根据需要做出改变

确诊痴呆3年后，肖恩意识到自己不能像以前那样做事情了。但他发现，经过简单的调整，他仍然很享受做事的过程。

例如，肖恩一直很喜欢建造，但他发现他不能很好地使用卷尺。因此，他开始使用线绳做测量工具。肖恩的另一个爱好是园艺，但他经常忘记自己种了什么或者种在哪里。他通过照相记录克服了这一困难。肖恩还会在洗澡的时候戴上泳镜，因为睁开眼睛有助于自己保持平衡。

肖恩的故事说明，一些很小的、简单的改变就可以帮助痴呆患者保持独立，并且提高生活质量。

利用辅助技术

迈克利用视频帮助自己做喜欢的事情。他在做饭时会观看一些在线视频，这让他感觉有人在陪他一起做饭。他还可以随时查看做饭的每个步骤，在需要的时候暂停或者重新播放。现代技术提供了新的可能性，帮助痴呆患者更好地发挥特长，做自己想做的事情。此外，现代技术还提供了学习新技能的机会。

使用现代技术来帮助痴呆患者并非全新的观念，早在20年前就有人提出了这个想法。从那时起，人们陆续发明并改良了很多设备用以满足痴呆患者的需求。

这些设备给痴呆患者的生活带来的帮助类似智能设备改变普通人的生活。但是对痴呆患者而言，这些设备可以轻松且安全地帮助他们做之前做不到或者做不好的事。

其他非高科技的辅助设备同样可以为痴呆患者提供帮助，例如肖恩用作测量工具的线绳。给橱柜和抽屉贴上标签就可以很好地帮助痴呆患者回忆起里面存放的东西。

辅助设备能帮助人们更便利地生活，也可以提高痴呆患者的生活质量。

人们发明了很多辅助设备来帮助痴呆患者更好地应对生活中的挑战，例如日历、闹钟、自动照明灯等。

辅助设备可以在以下很多方面帮助痴呆患者。

- 找东西（例如房门钥匙）。
- 帮助记忆（例如闹钟和待办事项清单可以帮助患者按时赴约、记住服药时间）。
- 保障安全（相关设备包括门铃、传感器、警报器、温度传感器、可以自动关闭的炉灶，以及跌倒警报系统）。

- 播报日期和时间。
- 自我照顾（例如洗澡和沐浴）。
- 建立和维持良好的习惯。
- 查找信息（例如出行建议和支持信息）。
- 做饭。
- 园艺。
- 购物。
- 交通和通勤。
- 与他人交流。
- 拨打和接听电话。
- 回答问题（一些智能设备专为此设计）。

个人故事

玛姬的故事

玛姬患有痴呆，但她学会了向邻居寻求帮助。希望她的经历能鼓励你在需要的时候向他人寻求帮助。

"我的邻居给了我很多帮助，"玛姬说，"她每周都会来打个招呼，并且帮我买一些日用品。当我丈夫在上班的时候，我遇到任何困难都可以向邻居求助，身边有人可以依靠的感觉真是太好了。"

建立良好的生活环境

生活环境对整体幸福感的影响很大。因此，我们可能需要对生活环境做些改变，以保障患者的安全，并提高其幸福感。

具有痴呆相关专业知识的治疗师可以对痴呆患者家中的环境进行评估，并提供修改建议。

这些基本且重要的建议包括以下内容。

- 清除潜在的危险物品。
- 避免杂乱，因为杂乱有可能导致迷失方向。
- 确保照明充足。
- 减少刺激，例如电视发出的噪声可能使人感到沮丧或不适。
- 使用标签等工具标记常用物品的位置，例如内衣、袜子、牙刷、咖啡杯、餐具、纸和笔放置的位置。
- 在楼梯旁、浴室中安装扶手等，降低摔倒的风险。
- 使用图片作提示，例如使用微波炉和咖啡机的图解说明。
- 使用留言板等方式辅助记忆，记录患者及其照护者的日程安排，以及联系方式和紧急情况的处理方法。

寻求并接受帮助

寻求帮助并不是羞耻的事情，无论是痴呆患者还是他们的照护者，在需要帮助的时候都应该说出来。

亲朋好友的支持与帮助对痴呆患者而言非常有意义，这能让他们继续做好之前能做到的事情。

痴呆患者不需要隐瞒自己的诊断结果，在告诉他人诊断结果的同时也要让他人知道，你仍然是以前的那个你。尽量不要拒绝他人主动提供的帮助，因为拒绝可能让对方不再继续关心你。与此同时，若非必要，也不要让他人替你完成所有工作。要让大家知道，你也可以把这些事做得很好，只是需要多花一点时间。

避免社会孤立

社会孤立是指一个人缺乏归属感，不与他人互动，也缺乏与他人互动的机会或者缺少足够的社交联系和良好的人际关系。

有研究指出，社会孤立是一种日益严重的健康问题，其风险相当于每天吸15根香烟。据专家介绍，社会孤立对健康的危害与肥胖、高血压和高胆固醇血症一样严重。

在老年人中，社会孤立会增加以下事件的发生风险。

- 不利于健康的行为。
- 精神和情感障碍。
- 更加疏忽大意。
- 感到被欺骗或被利用。

- 健康状况差，生活满意度低。
- 抑郁。

对痴呆患者而言，社会交往减少与思维能力和记忆力下降相关。保持社交和寻找生活目标是避免社会孤立的两种好办法。以下是一些具体的方法。

保持社交参与的方法

痴呆患者保持社交的方法有很多。继续参与以往一直参加的活动可能意味着一些人会注意到你的变化，你也可能需要主动告诉他人你的变化，并让他们知道你可能需要一些帮助和支持。以下建议将有助于痴呆患者保持适当的社交。

- 接受邀请，或者邀请朋友一起喝咖啡、吃午餐、看电影以及在你最喜欢的公园里散步。
- 形成习惯，将社交行为纳入日常生活中，经常去子女、朋友和邻居的家中做客。
- 参加志愿活动，或许有机会在活动中结识志同道合的人，去学校、医院和当地的非营利组织都是很好的选择。
- 参加课堂学习，社区大学或者社区教育课程能提供学习新知识的机会，也有助于结识拥有共同爱好和想法的人。
- 加入一个小组，参加读书会或社交俱乐部，或许有机会认识一些志趣相投的人。
- 上网，可通过社交网站与外界保持联系，或许能找到一些病友或互助团体，这能帮助你认识一些和你有相同经历的人。值得警惕的是，需要寻找一些高信誉的网站，与网友见面也应当格外慎重。
- 参加社区活动，可以参加社区组织的各种服务和社交活动，如果有机会，也可以参与当地社区中心赞助的旅行。

与痴呆共处，享受生活

　　许多基本的健康习惯能提高幸福感，对痴呆患者特别有帮助。以下是可以促进痴呆患者身心健康的一些小方法。

　　联系护理团队，与医生和其他护理专家合作，共同监测和应对患者身上发生的各种改变。

　　关注自己的身体健康，该休息的时候充分休息，把最充沛的精力留给最需要的地方。

　　适当运动，定期运动可以促进血液循环和新陈代谢，这些对脑都是有益的，第19章将介绍体育运动的更多益处。

　　养成健康的饮食习惯，均衡饮食，多吃水果、蔬菜、豆类、全谷类和鱼类，食用油尽量使用橄榄油，遵循健康的饮食方式，如地中海饮食。良好的饮食习惯有助于延缓阿尔茨海默病的进展，延长患者的寿命，第19章将介绍更多信息。

　　保持规律的优质睡眠，优质睡眠有利于身心健康，适宜的休息能让患者更好地面对痴呆带来的挑战，第19章将介绍优质睡眠的好处以及改善睡眠的小技巧。

保持社交参与

　　保持社交参与对痴呆患者而言至关重要。越来越多的研究表明，参加社交活动有助于提高患者的自尊心和自信心。社交活动还可以改善患者与他人的关系，减轻孤独感，并减少患者对药物的依赖。

　　研究还表明，健康的社交行为有助于痴呆患者更好地管理自己的生活。社交活动可以帮助痴呆患者更好地执行日常任务，减轻认知障碍和抑郁症状。

　　前文中介绍的迈克曾表示，他能在患痴呆后生活得很好的最重要的原因就是他一直保持社交参与，他认为医生应该建议所有痴呆患者保持社交参与。

　　在最近的一项研究中，1500多名轻中度痴呆患者对他们的生活质量、生活满意度和幸福感进行评分。研究人员将这些评分汇总并处理后，得到一种反映受试者整体健康状况和生活质量的得分——生活得分。其中，社交活动与生活得分的相关性最高。这项研究也从侧面反映了保持社交参与的重要性。

寻找生活目标

与他人保持联系可以让人产生目标感。一组男性痴呆患者分享了他们的经历，让我们看看他们是如何将寻找生活目标和人际交往结合到一起的。

这些痴呆患者每个月都会在同一家餐厅进行一次午餐会。他们对自己的生活质量进行打分，在1～10分之间，1分表示非常差，10分表示非常好，例如其中一人为自己的生活质量打了3～7分，而另一人则打了2～9分。随后打了2～9分的人被问起为什么有的日子只有2分，而有的日子可以打9分？他（她）说，9分表示美好的一天，那天做了一些有意义的事。

对大多数痴呆患者而言，他们的生活质量并不取决于他们记住了几天前发生的哪些事情或者记住了朋友的姓名。生活质量更多体现在他们能否拥有牢固的支持关系，以及是否感受到被尊重、被需要和实现了自我价值。

研究表明，有强烈目标感的人能更好地应对生活的起伏，他们就算面对困难也能感受到生活的美好。做自己擅长的事情或者学习新的事物都有助于找到目标。

如果你希望在确诊痴呆后重新确立目标，请询问自己以下问题。

- 在过去的人生中，哪些事情对我而言有意义，带给我目标感？
- 我喜欢做什么？
- 我可以用我的优势在家中或者社区里做哪些我喜欢的事？
- 社区中有哪些我想参加的新活动？

回答这些问题，是重新确立目标的第一步。更多的建议，请参考第250页"保持社交参与的方法"。你还可以通过指导他人、记录生活细节以及撰写故事、回忆录或诗歌来找到目标。

善待自己

如果你患有痴呆，你一定会经历失去的痛苦，感到伤心、沮丧，甚至有负罪感，这些是自我同情导致的——同情自己就是承认自己正在苦苦挣扎，并且在艰难地维持一种平衡。

痴呆患者就算忘记他们最爱的子女的名字，也不影响他们做一位出色的父亲或母亲。他们即使无法同所爱的人顺畅地交流，也可以与所爱的人一起享受时光。他们可能忘记伴侣的生日，也不能像以前那样给伴侣支持，但他们依然爱着自己的伴侣。

最关键的是，不要责怪自己的缺点，而要像对待朋友那样包容自己。只要活着，就总会在生活中遇到一些困难，当困难来临时，接纳它们就是对自己的宽容。

"许多方法能帮助痴呆患者有尊严地离世。"

对许多人来说，谈论死亡与临终时刻并不容易。然而，有关这个话题的对话对痴呆患者以及我们每一个人都很重要。当一个人被诊断患有某种严重疾病，处于未来寿命长短不可知的状态时，以尊重个人价值观、偏好、愿望的方式为生命终点做准备，有着重要的意义。如果不提前讨论，我们很难知道患者在生命的终点到来时到底想要些什么。

尽早讨论死亡与临终时刻，能让患者有机会更好地掌握自己的生活，帮助其家庭成员做出重要决定，让所有人更轻松地度过这段时间并做出调整。而痴呆会使得这些重要的讨论变得难以开展。

在痴呆的晚期，患者的思考和交流能力往往会受到损害，因而患者将更难以表达其意愿。相应地，对亲人而言，

如果不清楚患者的意愿，当面对困难处境时，会承受更大的压力，更加难以抉择。

鉴于此，帮助痴呆患者度过一段尽可能美好的临终时光，尽早开展准备是关键所在。痴呆患者及其亲人、医护团队应相互交流，参与到准备的过程中。

研究表明，在患者确诊后立即开展相关准备并预立医疗照护计划，不论是对痴呆患者还是其照护者，均能产生积极的作用。本章将带你了解如何开展相应的交流与准备。

开启对话

如果你正在照护痴呆患者，你可能对发起一段，临终照护有关的对话而感到不安，又或者会对亲人可能做出的反应而感到担心。

请放心，对痴呆患者而言，这样的对话很重要——这意味着你关心他。实际上，调查显示，大多数患者都愿意讨论其临终时光的相关安排，而且希望由亲人发起这些对话。

发起对话意味着你愿意为你的亲人分担其关切与忧虑的问题，而且还将尽可能地尊重并满足其愿望——尤其是在其无法再为自己做出决定的时候。

虽然调查显示，大多数患者了解讨论临终照护的重要性，并且希望就其愿望展开讨论，但是相关交流并不总是顺利的。在开启对话之前，如果能确保你

的亲人可以自然地讨论这些重要而敏感的话题，将对交流有很大帮助。

例如，当痴呆患者因无法完成某些事情而感到恐惧、悲伤或失落时，你可以据此展开话题，自然地引导患者分享这些感受，在建立信任和情感联系的基础上，为日后讨论临终愿望做好铺垫。如果某位亲人近期身体状况不佳或者去世了，你也可以将其所受到的照护或临终时的状况作为引子，把交流引向讨论患者走到人生终点时，想要什么或者不想要什么。

即便如此，你可能还是很难知道什

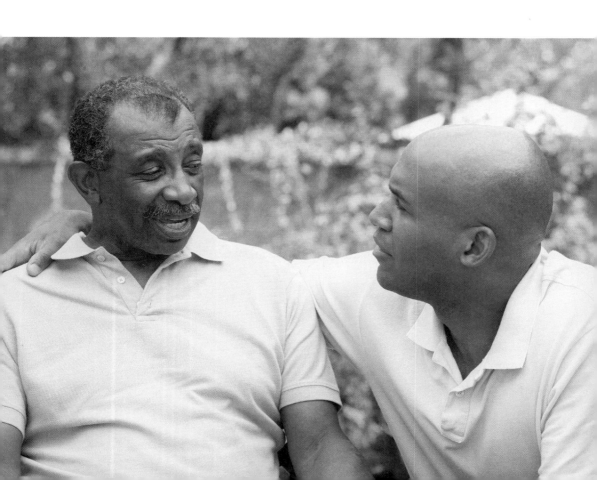

么时候讨论、怎么讨论临终时光。这里我们给出一种可行的建议：试着调整谈话的风格与内容。

例如，与性格内向或者痴呆程度比较严重的患者讨论时，开放式的问题可能不会得到明确的回答。此时，最好在提出问题之后为患者提供几个选项。也可以选择在痴呆患者精神状态较好的时候讨论，例如在他们还能回想起一些远期记忆的时候讨论，因为此时能引导患者一起回想、讨论某位亲人或朋友的去世，以进一步开启对话。

通过这些对话，你可以了解患者的价值观、信念与偏好，进而尝试理解其整个人。如果将来有一天患者本人无法再表达自己的愿望，你就可以基于你对患者的了解，代其做出选择。另外，试着在一段时间内开展几次短小而简单的对话（而非令人疲倦的长谈），也可能对你们的沟通有所帮助。

总体来说，就临终时光展开讨论，对你和你的亲人而言都非常重要；而在开展这些重要的讨论之前，充分建立情感联系则大有帮助。

需要考虑的问题

预立医疗照护计划是一个动态的过程。它需要就照护与治疗的相关话题展开讨论并记录患者的愿望、价值观以及偏好。相关讨论应在患者及其亲人和医护团队之间进行。即使健康人也可以且应当预立医疗照护计划——提前做好准备，永远不嫌早。

预立医疗照护计划包括以下内容。

- 与亲人和医护团队分享自己的价值观。
- 了解各种生命维持疗法。
- 在医生告知生存期有限时，提前选择自己在临终时刻希望或不希望接受的治疗方法。
- 在有法律效力的文件中填写自己的照护意愿，以便在不幸丧失表达能力时有所参考。

预立医疗照护计划时还应讨论以下一些重要问题。

- 是什么让生命有意义？
- 生活质量与延长生命，哪个更重要？
- 生活质量对你而言意味着什么？——生活能够自理，还是能够做一些自己感兴趣的事情，又或是其他的什么？
- 如果你不再能为自己做决定了，你希望谁为你做决定？例如你的伴侣、你的成年子女或者你信赖的朋友。
- 在痴呆终末期或临终时，你是否希望使用生命维持措施？例如，当你的心脏停止跳动时，你是否希望进行心肺复苏?

- 当你重病缠身时，你希望在哪里度过最后的时光？家、疗养院，还是医院？
- 如果你知道自己将要走到生命的终点，你觉得什么能让你在临终时感到舒适和安全？你想和谁在一起度过最后的时光？
- 你对生命的结束有何想法？如何做能使你感到自己的想法被尊重并将有助于实现？

讨论这些问题也许还可以成为考虑殡葬计划的契机。安息之地的挑选、追悼会的各种细节等都是很好的讨论话题。你们还可以讨论是否在逝世后捐献器官——这些决定可能影响患者去世后各种事项的时间与进行方式。

以书面形式表达意愿

在对话时记录相关问题的答案非常重要，接下来可以预立遗嘱。

生前遗嘱和其他形式的预立遗嘱可以在你自己不能做决定时表达你对医疗方案的偏好，是具有法律效力的书面文件。它们能帮助痴呆患者及其照护者

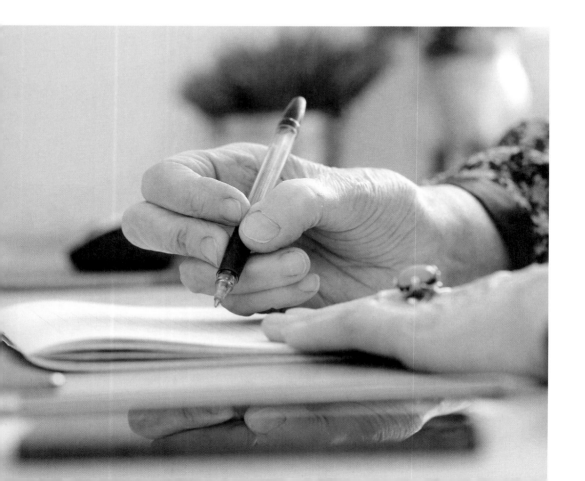

做出临终照护的相关决定，并且确保患者的意愿被清晰地表达，被明确地遵守。

在美国，每个州的预立遗嘱虽然有着不同的形式与要求，但都必须是书面形式的。文件可能还需要见证人签名或经过公证。

文件填写完毕后，请与你的家人、其他你所信赖的人和你的医护团队一起再检查一下。请将它们放在方便取用的地方，并确保你的医生和其他参与你的医疗决策的人持有副本。下面将详细介绍一些预立遗嘱的文件。

生前遗嘱　生前遗嘱会列出患者希望或不希望使用的维持生命的医疗手段，还可能包括患者对其他医疗决策的选择，如器官捐献等。生前遗嘱只有在临终时才会生效。

如果心脏停止跳动，患者是否希望进行心肺复苏；如果不能自主呼吸，患者是否希望使用呼吸机；如果不能进食，患者是否希望使用鼻胃管……这些都是患者需要在生前遗嘱中明确回答的。如果患者希望捐献遗体用于进一步的科学研究，也可以在生前遗嘱中加以声明。

委托书　委托书将授权于患者指定之人，在患者无法为自己做决定时，替其做出决定。

生前遗嘱和委托书都能保障患者的意愿受到尊重。但相对而言，委托书更为灵活，因为委托书所载明的受委托人可以就生前遗嘱未涵盖的医疗问题做出决策。

受委托人可以是患者的配偶、其他亲人、朋友或社会团体。患者也可以选择一个或多个候补受委托人，以防受委托人因故不能履行其责任。

受委托人应当是一个值得信赖的人，能够接受对医疗照护与临终事项进行讨论。很重要的一点是，受委托人应当能够向患者的医疗团队和亲人表达患者的意愿。另外，患者的医生或医护团队的任何成员均不应成为受委托人。

缓和医疗与临终关怀

在讨论临终照护时，你可能听到"缓和医疗"与"临终关怀"这两个词。它们是痴呆患者及其家人、照护者都需要了解的两个非常有用的概念。

缓和医疗

缓和医疗是一种旨在减轻疾病带来的疼痛及其他症状的专业照护。在缓和医疗中，跨学科的医疗保健团队能为痴呆患者提供医疗与情感支持，使其尽可能良好地带病生存。

这种照护方式不仅适用于临终者，

而且也适用于任何身患恶疾或处于病危的人——不论年龄、诊断和病程阶段。

缓和医疗的目标是改善痴呆患者及其家人的生活质量。它与其他治疗方法一起，为患者及其家人提供更多支持。

临终关怀

临终关怀的对象是接近生命终点的人。在临终关怀中，专业医护团队能为终末期患者提供最大限度的舒适感——减轻疼痛，同时满足其生理、心理、社会、精神等各方面需求。临终关怀还可为患者家人提供咨询、临时照护和其他的实际支持。

临终关怀旨在帮助患者尽可能享有高质量的生活。虽然临终关怀主要见于预期寿命小于6个月的终末期患者，但如果医生和临终关怀团队认为患者的预期寿命有限，那么该患者亦可接受临终关怀。

大多数情况下，临终关怀在家中进行，通常由某位家庭成员担任主要照护者。临终关怀也可以在医院、疗养院等处实现。

痴呆患者终末期的表现

我们知道，痴呆是一种能导致记忆力、思维能力与日常活动能力逐渐减退的综合征。由于阿尔茨海默病和相关痴呆患者通常可带病生存很多年，或许人们很难想象痴呆患者处于终末状态的情形。但在此必须指出，痴呆最终可以导致死亡。

痴呆的进展速度很难被预测，不同患者的临终时光也不尽相同。因此，我们很难预先判断患者何时将出现痴呆末期的症状。下面列出了痴呆患者临终时常见的一些症状和体征。

- 记忆力严重丧失，例如不认识家人，不认识常用物品，或对近期活动无意识。
- 无法独立活动、行走或坐下。
- 无法说话或无法清楚地表达自己的想法。
- 无法独立完成全部或大部分日常生活活动，例如洗澡、如厕。
- 出现食欲不振、吞咽困难等各种进食问题。
- 出现呼吸变化（通常出现在临终时），例如气短（呼吸困难）。
- 过度嗜睡。
- 癫痫发作、反复感染（尤其是肺炎）。
- 坐立不安。

帮助痴呆患者做出决策

代替无法为自己做决定的患者做出医疗决策可能非常困难，甚至压力巨大。如果你持有表达患者意愿的书面文件，这当然是最好的。但即便如此，做决策有时也会十分艰难。

此时，你可以试着想一想：如果你是患者，即将离世，你会怎么选择？或者，你可以根据当时的具体情况和你对患者的了解来判断何种决策更符合其利益。在这种情况下，虽然有一位家人已被指定为决策者，但是请全家人和其他值得信赖的人一起参与决策可能更好。

下面将介绍一些你可能需要为痴呆终末期患者做出医疗决策的问题。

管饲的使用

如果患者（如脑卒中患者）存在进食或吞咽困难，医生有时会建议进行管饲。然而对于痴呆患者，管饲一般不在建议范围内——即使痴呆患者可能在终末期出现吞咽问题。目前学界尚未有证据证明管饲对痴呆患者有益或是能延长其寿命。相反，管饲可能带来不适感，甚至诱发感染。因此，在做出是否进行管饲的决定前，最好先向医护团队了解管饲的具体方案。

个人故事

吉姆的最后时光

吉姆喜欢园艺，喜欢割草。在离世前的日子里，他把手伸在所培育的花坛的土里。他所在的临终关怀机构的工作人员给他带来了草屑，让他能感受草的质感、嗅到草的清香——这一切让他感到非常舒适。吉姆离世时，他的家人在他身边陪伴着他，而他的孙辈则在一旁玩耍。

抗生素的使用

抗生素能治疗常见感染，但可能无法改善患者的状况。跟上面相似，在做出是否使用抗生素的决定前，最好和医护人员一起共同权衡使用抗生素的利弊。

静脉补液

静脉补液通过静脉注射向患者提供液体。但事实上，脱水作为死亡过程的一种正常表现，可以让患者在未来几天更舒服地离世。而静脉补液可能导致体液潴留、身体水肿，将死亡过程拉长至数周，给终末期患者造成不适与负担。如考虑为患者静脉补液，应当有特殊理由，并限制补液时长，且只应在患者家属和医护团队均认可静脉补液对痴呆患者最优的情况下进行。

心肺复苏

心肺复苏是一种在患者心跳、呼吸停止时，通过一系列措施帮助患者恢复心跳和呼吸的紧急治疗手段。许多专家不建议对终末期患者进行心肺复苏，而那些能够表达自己意愿的终末期患者往往也不希望在心跳、呼吸停止时接受心肺复苏。禁止心肺复苏（Do not resuscitate，DNR）和拒绝尝试心肺复苏（Do not attempt resuscitation，DNAR）这两种要求，能告知医护团队不要在患者心跳、呼吸停止时对其进行心肺复苏。

不论你为患者做出怎样的选择，最重要的是继续维护患者的尊严和隐私。在此过程中，医生等专家和临终关怀团队成员的建议会很有参考价值。

提供以人为本的照护

对痴呆患者及其照护者而言，临终照护需要满足患者的生理、心理、社会、精神等各方面的实际需求。研究表明，要让痴呆患者享有一段美好的临终时光，最重要的几个方面是身体舒适、没有疼痛、情感幸福、精神充实、家人陪伴、环境和谐。

例如，心理情感支持可以简单到一次温柔的轻抚或安慰。当然，心理情感支持还需要满足患者被尊重、被需要、被理解、被安慰、被爱的感受。需要特别强调的是，患者依然能感受到他们周围的世界，我们应当把患者当作一个人——而非物品来看待。

维持情感联系也很关键——对临终的痴呆患者而言，这不仅可行，还很必要。你的陪伴、关怀与关注是你能给予终末期患者最重要的东西。

即使你认为患者可能不理解你的意思，你也应该继续沟通。沟通能激励患者，使痴呆患者感到被理解与被包容。即使患者失去了理解语言的能力，你仍然能够以非语言的方式和他们沟通——例如你的语气、肢体语言、面部表情，这些都能帮助你们维持情感联系。

研究表明，人在走到生命终点时，仍然能通过各种感官继续与外界相沟通。因此，触觉、听觉、视觉、味觉、嗅觉等感觉是同临终者沟通的重要方式，能让终末期患者感到舒适。例如，你可以让患者握住其喜爱的物件，为患者播放其喜欢的音乐，在患者身上涂抹其喜欢的味道的润肤乳，帮患者梳头发，或者大声朗读对其有意义的内容。此时，你应充分利用你对患者的了解——例如其过往的兴趣爱好。另外，患者的照片、纪念品等所珍藏的物件都会对此有所帮助。

让临终时光更为舒适

许多方法能帮助痴呆患者有尊严地离世。例如，对于无法再进食或进水的患者，含住冰屑或者用湿海绵擦拭有助于保持嘴唇湿润，涂润唇膏或者凡士

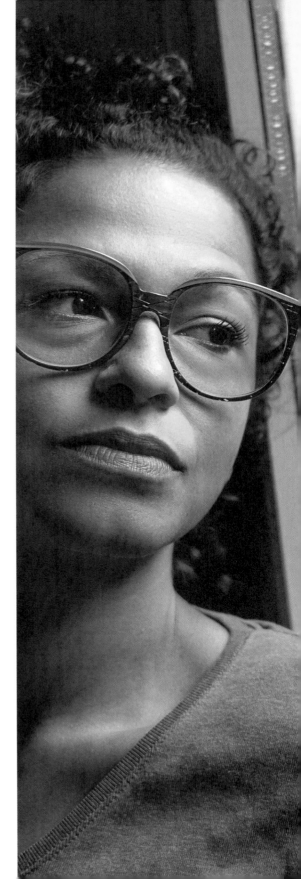

林亦可；在患者头部后方加几个靠枕，有助于减轻呼吸困难。对于失去膀胱控制能力的患者，尿垫或者导尿管有助于保持干燥清洁。对于手脚冰凉的患者，调高房间温度、盖上毯子能使其更加舒适。

虽然并不是所有人都会在死亡时感到疼痛，但许多人确实如此。痴呆患者经常无法获得足够的止痛药，只是因为他们可能无法表达自己的疼痛。因此，止痛药也有助于改善痴呆患者的临终体验。专家认为，照护临终者时应当重视缓解其疼痛。而相比于缓解疼痛，预防疼痛则更容易些：严重的疼痛是很难加以控制的。对于无法用语言交流的患者，应当直接观察他们，进而识别疼痛及诱发疼痛的行为。

以下迹象都能提示我们痴呆患者在临终时感到疼痛等不适。

- 焦虑不安。
- 意识混乱加剧或反应减少。
- 大声呼喊。
- 愁眉苦脸或磨牙。
- 抓挠皮肤或身体其他部位。
- 出汗过多。
- 流口水。
- 因痛苦而做出击打等身体动作。

在疾病的最后阶段，你可能会怀疑患者是否还能意识到周围发生了什么。

然而实际上，尽管他们的身心正慢慢远去，但痴呆患者仍可感受到你的存在、你的关怀、你的情感。

应对死亡

在痴呆患者离世后，照护者通常会经历很多种情感——例如失落、抑郁、焦虑、内疚、沮丧、绝望。许多情感甚至在患者离世前就可能出现。即便照护者已经预知至亲将会离世并为之做了准备，这些情感通常仍会非常强烈。

本书的第五部分内容将聚焦于照护者的感受，并将更为详细地介绍照护痴呆患者的过程中可能产生的情感。现在，我们将先简单介绍患者家属可能在至亲离世后经历的一些感受。

失去亲人的悲伤

悲伤不仅在患者离世时涌起，在疾病进展的全过程中也会经常出现。第18章将更详细地介绍这种情感。

悲伤可以被认为是一种适应失去的过程——尽管这个过程是渐进的，但它会产生强烈的情感波动。

让患者家属悲伤一阵吧。这个过程能为患者家属带来情感上的治愈，帮助家属适应新的生活。以下建议可能有助

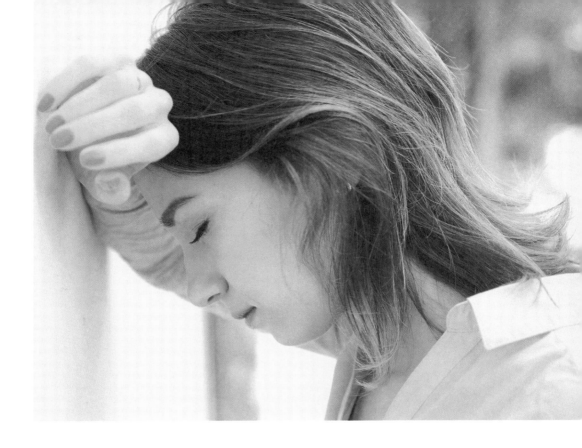

于度过悲伤这个过程。

- 不要逼迫自己向前看而快速结束悲伤的过程。许多人表示，亲人离世后他们需要至少两年时间才能感到"正常"。在这段时间里，对自己好一点。
- 好好照顾自己，专注于健康饮食、运动和睡眠。
- 坦率地向他人表达你的感受。考虑到家人和朋友可能有意回避相关话题，应该允许他们的主动关心，这可能有所帮助。

- 至少在一年内避免做出重大决定，因为在这段时间内可能仍会感到不安、痛苦。
- 尽可能照常完成日常安排，但可以请他人帮助自己完成一些工作——大家往往会很愿意帮忙，但是却不知道如何提供帮助。
- 认可并接纳自己的情感。这并不意味着要陷入负面情感或不愉快中，而是要知道，这些感受都是正常的。接纳自己的情感有助于减轻其负面影响。

- 客观地看待自己过去的行为和现在的情感，以减少可能的内疚感。请不要抱有"如果我当时那么做，情况可能会不同或更好"的想法。请相信，自己所做的已是所能做到的最好的，这已经足够了。
- 恐惧是悲伤过程中正常的一部分，请接受它。不要孤立自己，而应保持社交联系以缓解恐惧。

进入悲伤过程的最后阶段后，将逐渐解脱出来：不再纠结于过去，不再拘泥于亲人的离世及离世的原因。此时，可以开始关心如何以最好的方式开启新生活，总结从这段经历中获得的成长。

解脱感

一些家庭成员和照护者可能有一种解脱感——而这通常会让人感到不适，并且会在措手不及之时带来巨大压力。当出现解脱感时，人们甚至可能为此感到内疚。

应当了解的重要一点是：感到解脱是正常且自然的。实际上，有研究显示，将近3/4的家庭成员和照护者表示他们在痴呆患者离世后感到解脱。

感到解脱并不意味着不关心痴呆患者。相反，解脱感是一种自然的反应——痴呆患者不再继续受苦，而家庭成员和照护者也不再需要眼睁睁地看着自己所关心的人生活在痴呆造成的有缺陷日子中。

解脱感还可能因家庭成员不再需要背负身为照护者的限制和压力而产生。家庭成员将能重拾此前的身份与工作，进而感到解脱。

感到解脱不仅是正常的，而且大有帮助。一些研究表明，解脱感实际上可以帮助照护者更有效地应对悲伤，并在痴呆患者离世后适应新生活；对那些认为自己已经为患者的离世做好准备的照护者而言尤为如此。

失落感

对许多照护者来说，照护者的身份已经持续了数年甚至更长的时间。因此，当其至亲离世时，生活可能发生巨大的变化。照护者不仅会对失去至亲而感到悲伤，还可能对失去照护者的身份感到悲伤；并可能就此产生强烈的情感反应，从而质疑自己——"我现在是谁？""我现在应该做什么？""我怎样才能充实自己的生活，找到生活的意义？"

有研究显示，照护者会将这段"照护结束后"的时期描述为学习如何重新生活的过程。照护者会努力尝试利用闲暇时光，但由于习惯了以往充满照护任务的生活，他们不知道怎样回到正常的生活。有些人还表示，在习惯照护者的身份，并持续多年之后，他们很难放弃这一身份。

对照护者而言很重要的一点是，给自己空间、时间和资源，以适应一种新的常态。接受这种生活转变及其可能引发的情感反应对照护者而言很有帮助：照护者可以尝试写日记，或者同支持小组中的其他人分享自己的感受。

痴呆会给人带来巨大的生活变动——在许多方面，人生都被永远地改变了。接受这些变动能让照护者和家庭成员感到安心。

尽管放下这一切并不容易，但失去至亲的照护者依然能够选择专注于未来，学会重新生活。

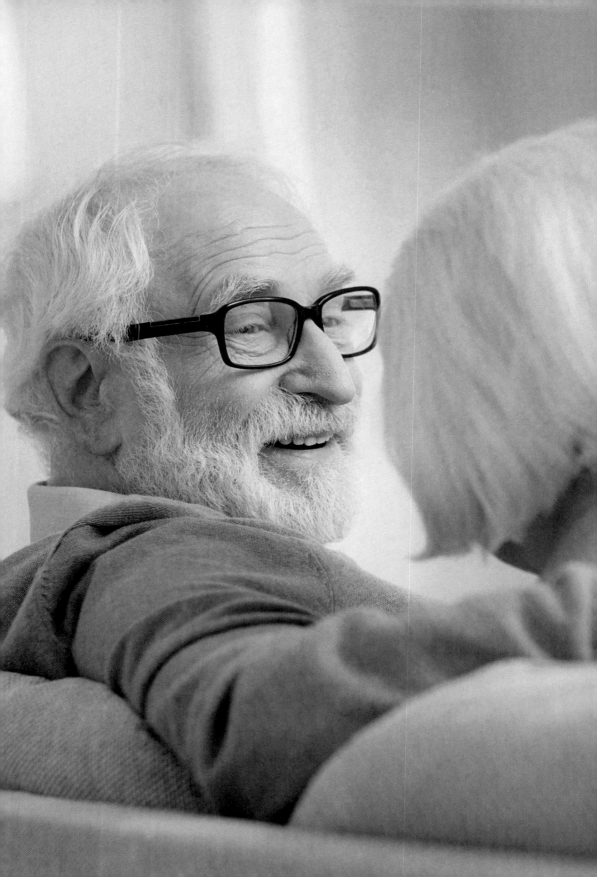

第五部分

照护伙伴的生活

"约翰57岁时被诊断为痴呆，那年我55岁。约翰最早的表现是驾驶能力下降。约翰本来可以不使用地图就能很快地找到路，他的反应比GPS定位系统还快，但现在即使他开车去以前熟悉的地方都会犯糊涂，在停车路牌和信号灯前，他不是忘了停车，就是过早地停车。他还开始做一些怪异的梦——例如和熊搏斗，他会在梦中抽搐、大喊大叫、在床上翻腾、捶打。

"我们见了约翰的医生。经过几天的测试，约翰被诊断为轻度认知障碍和快速眼动睡眠行为障碍。听到这个诊断时，我们简直难以置信，前所未有的恐惧将我们吞没。

"回到家后，我们告诉了孩子们这个不幸的消息。从此我就丧失了生活的希望，寝食难安。在我的记忆中，约翰的病情仿佛直接从轻度认知障碍恶化到了痴呆的最终阶段。约翰和我已经幸福生活了很多年，尽管我们并非从不争吵，但我们彼此相爱。我们在一起的日子充满了快乐，但这种快乐将来还会有吗？我感觉自己仿佛陷入流沙之中，触不到地面，惴惴不安。"

虽然罗莎莉这段简短的回忆只是她个人的遭遇，但其中的情绪波动与不安正是许多照护伙伴在亲朋好友被诊断为痴呆时的真实感受。但照护伙伴可能不知道的是，如果能在亲友被诊断为痴呆时，学会带有同理心、耐心，学会去接受，这对照护伙伴自己来说也是一个提升自我的机会。

接下来的几个章节将着眼于照护伙伴，指导他们如何关注自己的健康和幸福。

"你在你所爱之人的生活中扮演的新角色，可以为你们创造一种全新的、更好的关系。"

第16章

谁是照护者

当尼克被诊断为阿尔茨海默病后，医生将病情告知了他的妻子玛丽，并将玛丽称为"照护者"。对于这个新称呼，玛丽感到有些不安："我明明是尼克的妻子，什么时候变成照护者了？"

是什么时候发生了"妻子"到"照护者"的转变呢？如果一个人被诊断为痴呆，其配偶是否会在离开医生办公室时获得一个新的标签、头衔或身份呢？患者的配偶又该在什么时候将自己视为"照护者"呢？

人们会在很大程度上依靠标签来定义自己的身份：妻子、丈夫、父亲、女儿、画家、素食主义者等。人们通过标签将自己的身份与自我价值联系在一起。

通常来说，这些标签并不能反映一个人的性格品质、所作所为、社会地位以及存在价值。在这个强调每个人都应该努力有所作为的社会中，每个人都试图弄清楚自己存在的意义。更重要的是，人们如何看待自己会影响自身的思想、情绪、期望和行为。

对玛丽来说，她可能更愿意作为一名妻子来帮助丈夫，而不是作为照护者。大多数人和玛丽一样，不愿意接受照护者的身份。然而，接受照护伙伴或者照护者的身份实际上是一件好事。

在接受了照护者的身份后，你会更加留意那些对你有帮助的信息。更重要的是，你会逐渐融入照护者组成的大家庭，在这里，大家有着共同的困扰、需求和担忧。你会开始更加关注你需要做的事，而不是关注你的身份。当你可以真正接受自己的照护者身份时，你就会感受到你的经历是有意义的，并且在照护过程中逐渐认同自己。

当你将自己视为照护伙伴时，你是

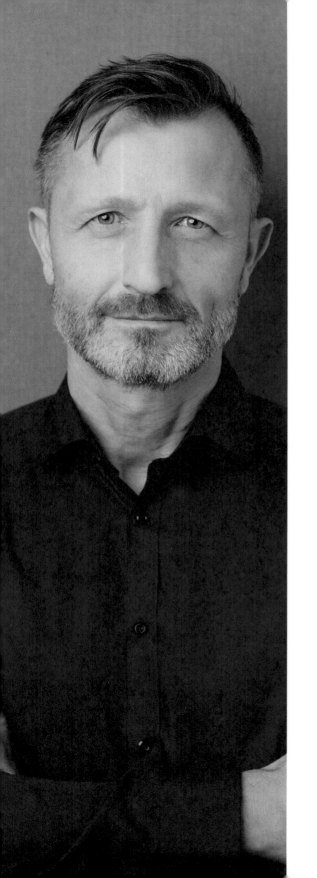

在向整个世界诉说："我在这里，请认可我，请倾听我的故事，帮助我克服困难，我真的很需要帮助。"

挑战与积极影响

大多数痴呆患者的照护者是其配偶、成年子女，或是其他亲属和朋友。这些人被称作非正式照护者或者家庭照护者。

在美国，为了照护阿尔茨海默病或者其他类型的痴呆患者，家人、朋友等照护者和其他无偿的照护伙伴付出的总时间约为数十亿小时。

在照护伙伴中，约2/3为女性，约1/3年龄超过65岁，约1/2还需要照顾自己的父母，还有约1/4属于"三明治一代"，他们既要照顾老人，又要照顾不满18岁的孩子。

照护伙伴为患者提供各种各样的帮助。他们需要照顾痴呆患者的日常生活，从家务琐事、协助患者出行，到为患者洗澡、穿衣、打扮。他们需要确保患者按医嘱正确服药和接受其他治疗。照护伙伴还需要为患者提供情感方面的支持，在患者精神错乱和夜间难以入睡时抚慰他们。照护伙伴也可以雇佣其他人，并监督他们在家中或者其他护理社区内照护患者。

照护工作是繁重的。随着患者病情加重，照护负担会越来越重。与其他疾病患者的照护者相比，痴呆患者的照护者更可能经历情感上的压力，也更可能感到焦虑和抑郁。这一点在痴呆患者的配偶身上反应尤其明显。

照护痴呆患者会带来慢性压力。在照护过程中，照护者或照护伙伴可能出现各种各样的健康问题，如睡眠质量不佳、免疫力下降、高血压和心脏病。他们也更容易出现记忆力减退等认知问题。然而，许多痴呆患者的照护者或照护伙伴称自己的健康状况良好。

尽管挑战重重，但是成为一名照护者或照护伙伴可能还有很多益处。在所爱之人的生活中扮演这样一个角色可以给照护者深深的满足感。

许多照护者或照护伙伴称自己在照护过程中体会到了成就感和价值感，并且能感受到自己有所成长。在最近的两项调查中，大多数照护伙伴反映，尽管照护阿尔茨海默病患者或者其他类型的痴呆患者费时费力，但这是值得的、有意义的。许多照护者也表示这段经历使他们和痴呆患者以及其他家庭成员的关系变得更加亲近了。

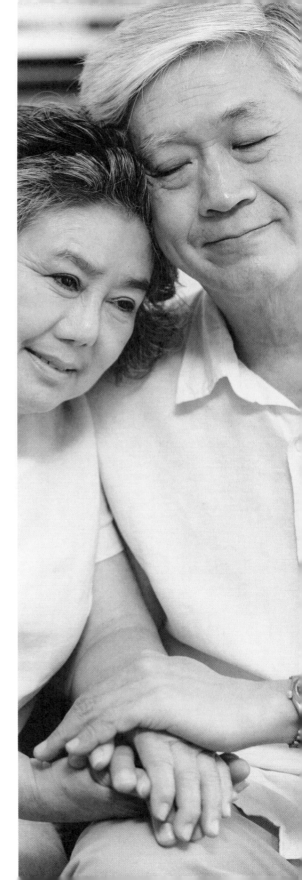

"照护者"还是"照护伙伴"

你可能已经注意到本章经常使用这两个术语："照护者"和"照护伙伴"。"照护者"默认为痴呆患者与之有着长久的依赖关系的人，通常为其配偶、伴侣或其他亲属。"照护者"需要做的不仅是"陪伴"，还需要做更多的工作。请牢记，痴呆患者仍和以前一样是完整的人，只是变得越来越依赖他人的照护。

要做好一名"照护伙伴"，需要学习以伙伴的身份给予痴呆患者支持和关怀，意味着要将其视为一个完整的人，而不是根据诊断或者标签来做出假设。也就是说，在做出决策时也需要考虑痴呆患者的想法。另外，还要根据患者需求调整自己，使痴呆患者能够尽可能拥有更高的生活质量。

远距离支持

即使你住得很远，你的支持对照护伙伴也至关重要，你可以远程指导照护伙伴完成日常照护工作、应对各种情况。你可以通过电话、短信、电子邮件、视频聊天或者写信与照护伙伴保持联系。你需要询问他们具体需要什么帮助。要注意的是，不要过多干涉照护伙伴做决定的过程，应当仔细倾听，适时询问；也不要认为你需要知道所有的情况。你提供的情感支持和鼓励本身是很有价值的。

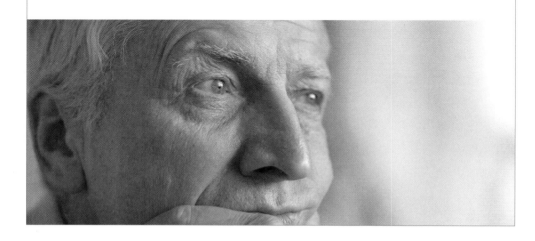

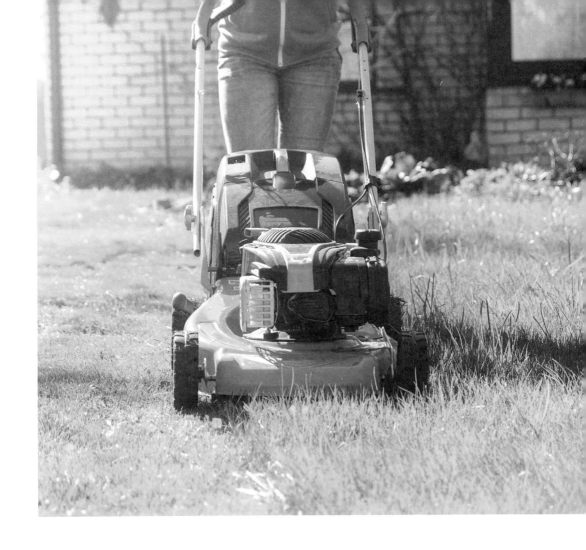

一个未曾预料的角色

当你的父母或者配偶患有痴呆时，你们的关系会自然而然地发生变化。

你可能感到恐慌、不安甚至是愤恨。你可能觉得自己被迫投入到一个未曾预料的角色中，觉得自己还没有做好准备。你所爱之人，也要去适应自己从健康人到痴呆患者的转变以及这种转变对人际关系的影响。

照护者或照护伙伴这一角色需要完成多方面的工作，具体取决于你与被照护的患者过去的关系是什么样的。你可能需要完成患者患病前的工作，例如支付账单、修剪草坪和购物等。如果你以前没有做过这些，这对你来说可能是一个挑战。

你也可能需要开始负责你所爱之人

所爱之人

照护者或照护伙伴与痴呆患者的关系不同，照护者或照护伙伴的经历也不同，你需要照护的可以是和你相爱多年的伴侣，在这种情况下，痴呆患者会被称为"所爱之人"。而在很多情况下，你所照护的痴呆患者确实是你所爱的人。

然而，有时照护伙伴和痴呆患者的关系比较特殊。例如，照护伙伴可能需要为一个曾经与之关系疏远、甚至关系很糟糕的患者提供照护。在这种情况下，"所爱之人"这个词就不再适用。

由于这个原因，你会看到"所爱之人"和"痴呆患者"两个词在某些情况下被互换使用，以表示照护伙伴与痴呆患者之间关系是多种多样的。

的私人事务和隐私。对子女而言，在需要为父母做决定时往往会犹豫不决，例如是否让父母从家里搬到养老社区。

学着接受照护者或照护伙伴这一角色并不意味着你和患者之间的关系到此为止，只是你们的关系发生了一些改变，就像所有的关系都会随着时间变化一样。你需要调整自己的感情来适应这种变化。要知道，除了你以外，还有人和你有相似的境遇，有类似的感受。一些照护者或照护伙伴不仅适应了他们的新角色，而且还发掘出自己的内在力量、耐心和坚韧不拔的品质，你也可以从他们身上获得前进的动力。

作为照护伙伴，你可能担心，如果在过去自己与痴呆患者的关系不好怎么办？这的确可能对你现在接受照护伙伴这一角色有所影响。

重要的是，不要拘泥于以前的想法和感受，要学会放手，尽管这个过程并不容易。执着于过往只会消磨自己的精力，让自己的心情低落。当你选择抛弃消极的过去，并且努力接受现在全新的生活时，一切都会好起来。

你在你所爱之人的生活中扮演的新角色，可以为你们创造一种全新的、更好的关系。

亲密关系

情感的表达有助于增强你和你所爱之人的幸福感。人们对亲密关系的需求并不会随着衰老或认知功能下降而减少。就像其他关系一样，你与配偶之间的情感关系是复杂多变的。

你可能注意到，痴呆这种疾病本身或者对应的治疗会导致你所爱之人的性欲增强或减弱，你自己也会感受到一些和性相关的情绪变化。

如果你所爱之人的性欲降低，你可能觉得自己被拒绝，感到孤独。反之，如果你想和对方发生性行为的欲望随着疾病的进展而减弱，你可能为此感到内疚。出于照护者这一角色的要求，以及从亲密伴侣到照护者角色转变等原因，照护者对患有痴呆的配偶失去性欲是很常见的，我们不应为此感到内疚。

如果你感到痛苦和迷茫，不妨与你的配偶聊聊天。你们需要慢慢建立新的亲密关系，并且依靠自己的直觉来判断这种关系是否会使双方都感到快乐。如果仍然有疑虑，你也可以考虑咨询心理医生。

不管在什么情况下，肢体接触都是一种可以维持亲密感的有效方法。肢体接触的方式有很多，例如握手、拥抱等。

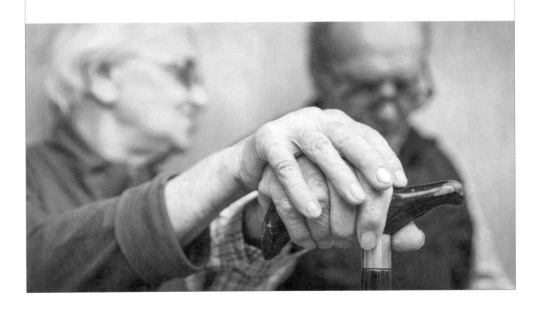

对家庭的影响

在成为一名照护者后，你可能发现你对生活其他方面的关注大大减少。不要对此感到内疚或困扰，你需要试着把生活的各个方面整合起来。以下做法可能对你有所帮助。

- 定期与家人见面，向他们汇报你所爱之人的最新情况和你们遇到的困难。
- 仔细倾听并回答家人的问题，也要多发表自己的看法。
- 如果家人希望提供帮助，不要拒绝。你可以列出你和你所爱之人的需求，请家人在力所能及的范围内分担照护任务。
- 对孩子们开诚布公，当他们因为看到痴呆患者的变化而感到困惑时，及时向他们解释。

一些家庭发现，与社会工作者、心理学家、护士或者其他了解痴呆的专业人士交流会很有帮助。他们可以帮助你设计未来规划，明确你的需求，并帮你做出决定。

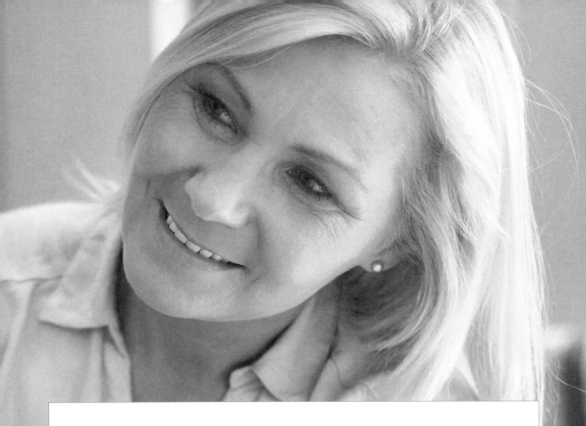

照护者的权利

　　作为照护者，你的生活会随着痴呆患者的需求的变化而发生改变。你很容易只顾着满足所爱之人的需求，而忽略了自己的需求、感受和欲望。如果总是把自己的需求放在最后，你会很难有效地完成照护工作。

　　痴呆患者和照护者的支持者们列举了一系列照护者应当享有的权利，具体如下。

- 照护者需要保持自我意识，保证自己有尊严地生活。
- 照护者要明白照顾自己不是自私的行为，除了做好照护者的工作外，过好自己的生活也是很重要的。
- 照护者为所爱之人做的决定需要保障两者共同的利益和需求。
- 照护者在家庭和所爱之人的生活中起到的重要作用需要被认可。
- 照护者要善待自己，摒弃内疚情绪和自我怀疑，要坚信自己正在竭尽所能帮助所爱之人。

"照护者要努力理解所爱之人的经历与现状，这是其所能做的最重要的事情。"

第17章
克服挑战

"我难以应对如此多的变化，在现实面前我感到愤怒和沮丧。我一直在提醒自己要慢慢来，要保持冷静、放轻松。但对我来说，所有事情都如此费力。我需要一遍遍地解释、解释，再解释。作为一名照护者，我做得并不是很好。我想逃离这一切。我感觉自己仿佛陷入流沙之中，触不到地面。"

罗莎莉的丈夫患有路易体痴呆，以上是她照护丈夫时的内心真实写照。不仅仅是罗莎莉，还有许多照护者也有这样的经历。照护工作会使人身心俱疲，照护者可能时常感到沮丧、焦虑和不安。

但是请记住，痴呆患者和你一样，也是一个完整且有着丰富情感的人，他（她）也在尽自己的最大努力应对挑战。作为一名照护者，你可以做很多工作让痴呆患者尽可能过得更好。本章提供了一些实用的建议，可以帮助你应对挑战，克服困难。

尽可能地学习

尽你所能地学习有关痴呆的一切知识。你对痴呆了解得越多，对身边的患者产生的积极影响就越多。随着了解的深入，与痴呆相关的变化也似乎变得不再那么神秘，你可以更轻松地适应照护工作，掌控自己的生活。你对痴呆了解得越多，你在做出有关生活和未来规划的重要决定时也会更加自信。

本书已经介绍了许多关于不同类型痴呆的知识，包括其症状和体征、脑的变化、治疗方法、药物使用和相关研究。你所学到的大多数知识是关于脑的变化、缺陷和痴呆的发展过程的，换句话说，这些知识主要介绍哪里出了问题。

尽管学习有关痴呆的知识很重要，但是对我们来说最重要的不仅仅是着眼于疾病本身，而是去关注"人"，这就是"以人为本的照护"。

20世纪80年代，社会心理学家托马斯·基特伍德首次提出"以人为本的照护"，定义了一种不同于标准医疗和护理的照护理念。

如今，许多专家更喜欢使用"个体化护理"和"个性化护理"这两个术语，但其理念是一样的，即将"人"视为一个整体以及关注"人"本身。这意味着我们不仅需要着眼于痴呆疾病本身和医生的诊断，还需要努力去了解并理解一个人的过去和现在，包括他（她）在生活中扮演的角色、喜好、信仰、价值观和需求。这种以"人"为中心的理念均衡考虑了痴呆患者与痴呆疾病本身，可以帮助我们应对痴呆带来的挑战。

人际关系在"以人为本的照护"中尤为重要。所有人生来就会和他人产生联系，并且这种联系会持续终生，即使患有痴呆，这一点也不会改变。但痴呆确实使维持与以前同等质量的人际关系变得更加困难。

在本章中，你将学习作为照护者，如何把"以人为本的照护"理念更好地融入生活，来更好地改善痴呆患者及其照护者的生活质量。

提升幸福感

一个人的幸福感和生活质量有关。

但幸福感到底是什么呢？幸福感是一个经常被使用的术语，但人们对其内涵尚未达成共识。

之前，研究人员已经从舒适感、包容度、人格、职业和信念这些方面描述了痴呆患者的幸福感。近期，国际阿尔茨海默病协会（Alzheimer's Disease International）将幸福感定义为：感到满足、快乐，有安全感、愉悦感，并且有自我价值感和目标感。缺少幸福感则表现为内心感到痛苦、苦恼、沮丧、恐惧、孤独和耻辱。

吉·艾伦·鲍尔（G. Allen Power）博士是研究老年痴呆患者照护模式的国际级专家，为了进一步研究，他将幸福感分为7个部分：身份、人际关系、安全感、自主权、人生价值、成长和快乐。

无论如何定义幸福感，只要去关注它，就可能提高痴呆患者的生活质量，它的作用甚至优于如今的各种药物。

即使身患疾病，痴呆患者也能感受幸福，他们仍然可以成长和学习。当照护者、家庭和社区都起到积极作用时，痴呆患者的幸福便触手可及。

本章为痴呆患者的照护者、亲属、朋友和所居住的社区提供了一些改善痴呆患者生活质量的方法。

- 与痴呆患者共情。
- 认可痴呆患者的优点和潜力。
- 理解并减少痴呆患者的痛苦。

"即使身患疾病，痴呆患者也能感受幸福。"

• 掌握沟通的技巧。

与痴呆患者共情

　　共情意味着要与痴呆患者换位思考：如果自己患有痴呆，一切会变成什么样？并且要努力理解他人的经历和现状。

　　学会共情可以提高痴呆患者的生活质量，也有助于提高照护者的幸福感。研究表明，当人们试着与痴呆患者共情时，他们感到沮丧的可能性会随之降低。照护者要努力理解所爱之人的经历与现状，这是其所能做的最重要的事情。

　　对痴呆患者来说，他们眼中的现实世界可能是扭曲的；尝试让他们适应现实会增添彼此的压力。痴呆会使患者难以向他人清楚地表达自己的想法，他们无法按照正常人的方式与世界交流，但这也并不意味着痴呆患者与这个世界格格不入。

　　学着以痴呆患者的视角看待生活，并不意味着必须分担相同的焦虑、悲伤或不安；也并不意味着需要用谎言来迎合患者对现实的看法。健康的共情方式包括用耳朵、眼睛和心去倾听、观察和感受，去理解并接受自己与患者的世界的不同之处。

　　照护者可以在实际陪伴痴呆患者的过程中练习共情。可以通过身体接触或眼神交流表示自己正在努力理解痴呆患者的生活现状。正如本章将介绍的，表达共情也是克服挑战的一种途径。

认可痴呆患者的优点和潜力

　　每位痴呆患者的经历都不相同，即使患有痴呆，痴呆患者也会保留某些特长和能力。被诊断为痴呆，就意味着一个人不能做他（她）过去做过的事情，或者不能学习新事物吗？其实不然。

　　尽管患有痴呆，痴呆患者还是可以保留部分能力的，这一点并没有被广泛认识到。

　　要想真正地帮助痴呆患者，重要的是关注患者尚存的能力的，而不是那些已经失去的。尽管每种类型的痴呆都有其典型的发展模式，但人们对痴呆的感受是不同的。患者的经历、技能和兴趣爱好都可以帮助其保留一些能力。即使是在痴呆晚期，患者仍然可以拥有并表达多种情感，包括快乐、享受和爱。他们还能保留自己的幽默感。

　　认可并提高痴呆患者尚存的能力有助于提高其幸福感。下面是痴呆患者的一些重要的能力。

程序记忆　本书第1章介绍了关于记忆的基础知识，包括记忆是如何形成和存储的。存储和提取记忆的能力在多种类型的痴呆中都会受到影响。

阿尔茨海默病患者记忆新知识和新事物的能力会受损，例如，回忆同一天早些时候的谈话，或者昨天晚饭吃了什么，这些都可能很困难。

对阿尔茨海默病患者来说，回答这些和记忆相关的问题非常困难，甚至是不可能做到的。这可能使患者们感到尴尬和沮丧。

一个好消息是，阿尔茨海默病患者可以通过程序记忆的方式来存储和提取新的记忆。程序记忆是一种长期记忆，通过这种方法，痴呆患者可以完成不同的任务，以及掌握特定的技能。该方法是让患者重复地做同一件事，或是重复地练习同一个技能，例如系鞋带、骑自行车、刷牙等，直到患者不需要思考下意识就可以完成。

阿尔茨海默病患者的程序记忆比其他类型的记忆更有可能保留。一些痴呆患者可以在相当长的一段时间内保持程序记忆，并通过程序记忆的方式学习新事物。

例如，相比于其他痴呆患者，会计师和数学老师的计算能力保留时间可能更长，因为对他们来说，这是一种过度学习的技能，计算是他们每天都需要做的，几乎不需要思考。同理，对那些打了几十年高尔夫球或保龄球的人来说，即使患有痴呆，他们仍然可以把球打得很好。即使痴呆已经发展到中晚期，那些过度学习的技能往往也不会受到影响。还有一些过度学习的例子，例如铺床、骑自行车、照料小动物、叠衣服等。每个人都有属于自己的一套程序记忆。

程序记忆不仅有助于维持过去掌握的技能，还对学习新事物有所帮助。下面就是一个程序记忆帮助痴呆患者学习新事物的例子。

埃莉诺患有阿尔茨海默病。她和她的家人决定从住了两年的护理社区搬到几千米外的另一个护理社区中。搬迁很顺利，埃莉诺住进了新家。面对新环境，埃莉诺有些不安，但也期待着参加新的社区活动。

然而有一个问题。埃莉诺住在三楼，而大部分日常活动都在一楼。当埃莉诺离开家去参加活动时，她迷路了。因为找不到下楼的路，她感到既沮丧又生气。而当有人问她是否需要帮助时，她又说自己不需要帮助。

几天后，工作人员想出了一个办法。他们在埃莉诺居住的公寓门口通往电梯的地板上贴上了很多脚印形的贴纸。他们还在电梯的一楼按钮旁放了一个写着"前往活动室请按此处"的指示牌。在一楼的电梯口处，他们放了更多通向活动室的脚印贴纸。这种方法很有效，埃莉诺每天都能沿着脚印贴纸顺利进出公寓，有时一天可以往返好几次。

埃莉诺可以通过这些简单的视觉线索找到自己的路，这一点也许并不奇怪，但是接下来发生的事就出人意料了：大约6周后，工作人员去掉了这些脚印贴纸，他们发现和过去的6周没有差别，埃莉诺居然可以和往常一样准时来到活动室，没有表现出一丝沮丧。

在没有脚印贴纸帮助的情况下，埃莉诺通过程序记忆自己找到了路。通过这6周在公寓和活动室之间往返，埃莉诺的脑中形成了新的记忆，这帮助她学会走这条路线。

埃莉诺的故事强调了重复某项工作，养成生活习惯是很有益处的。这些习惯有助于痴呆患者学习新事物、提高自理能力，减少他们的沮丧和焦虑情绪。

情感记忆　每个人都会有不同的情绪，即使有时不记得情绪是如何出现的。在许多痴呆患者的整个疾病过程中，感受、维持情绪，以及准确感受他人情绪的能力没有受到影响，这一点在阿尔茨海默病患者身上表现得更明显。

在爱荷华大学开展的一项研究中，研究人员要求阿尔茨海默病患者观看能够触发悲伤或快乐情绪的电影片段，在3个不同的时间点收集患者的情绪评价数据，并测试他们的记忆功能。结果显示，患者很难回忆起电影片段的细节，

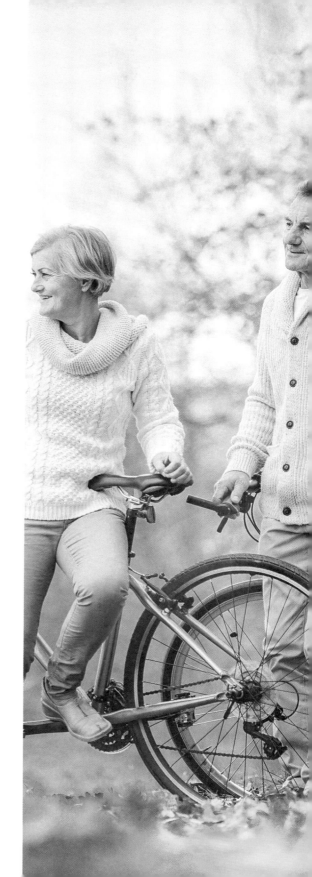

重复做同一件事会有什么帮助？

人们通常通过反复尝试和犯错的方式来学习。然而，这种方式并不适用于痴呆患者。因为从刚患有痴呆开始，痴呆患者就很难记住自己曾经犯过什么错，也难以通过这种方式来学习。一种叫作"无错学习"的技巧可以弥补这一点。

与通过反复尝试和犯错来学习的方法正好相反，"无错学习"让痴呆患者通过未受痴呆影响的程序记忆功能进行学习，即让痴呆患者在相同的环境、相同的提示下以相同的方式反复尝试。这样可以减少错误的发生，并且可以完全消除错误。这种方法让痴呆患者只通过反复尝试来学习，而不需要思考如何去做。

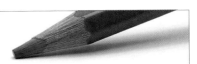

关键词：程序记忆

- 程序记忆是一种不依赖于提取知识和事件的记忆方法。
- 程序记忆又被称作习得习惯，这种能力即使在痴呆晚期也可以保持完整。
- 程序记忆要求通过长期重复做同一件事来学习新事物。
- 养成生活习惯有助于学习新事物。

有些人连一个细节都记不起来。然而，观看电影时触发的悲伤和快乐的情绪并没有被他们遗忘。

这项研究结果和其他研究结果一致，都表明有严重记忆问题的患者即使无法回忆起触发情感的事件本身，他们仍然可以产生情感共鸣。在记忆消失后，这种情感共鸣仍然能持续很长时间。

这为照护者、朋友以及社区成员提供了一条重要的信息：痴呆患者可能不记得你的名字，不记得你的面貌，也不记得你们是如何相识的，但你仍然需要经常去探望他们，和他们多交流，这对他们很重要。

掌握恰当的沟通技巧，可以使你的探望更有意义，对痴呆患者的情感也会产生更加积极持久的影响。

但情感记忆也包括不好的记忆。如果你说的某句话或做的某件事给痴呆患者带来了负面情绪，即使他们可能忘记导致这些情绪的事件，这些负面情绪本身却挥之不去。这也许可以解释为什么痴呆患者在遇到某些人，或是到某个地方时会毫无理由地产生负面情绪，实际上这是痴呆患者对几天、几周甚至几个月前发生事情的回应。

如果你仅仅因为痴呆患者不会记得，就认为去探望他（她）没有意义，那么请你再想想。在你探望痴呆患者、和他们相处时，他们会享受这段时光，并从中获得快乐。这种积极情绪即使在你离开后也会持续很久。

艺术和创造力　安妮·巴斯汀博士是一位学者，同时还是一位作家和艺术家，她曾说："艺术可以丰富生活，让我们不再囿于疾病的困扰。"她的这番话也提示了艺术可以对痴呆患者产生积极的影响。

越来越多的证据表明，艺术对痴呆患者有益。无论是音乐、舞蹈、故事、诗歌，还是其他任何能激发创造力和想象力的艺术形式，它们都可以减轻痴呆患者及其照护者的压力，提高他们的生活质量。

这背后的原因有很多。例如，直觉、创造和想象力是痴呆患者的强项，痴呆对他们欣赏和创作艺术作品的能力没有影响。而且，大多数艺术创作不需要特定的记忆和语言，这使痴呆患者可以通过艺术来表达他们无法以语言表述的情感。

研究表明，对痴呆患者来说，艺术疗法可以使其注意力更加专注，使他们变得快乐，改善他们的焦躁、易激惹、抑郁和冷漠等症状，增强其自信心，改善其社会行为。此外，艺术还可以激发患者的创造力。事实上，由于不同类型的痴呆对脑的影响方式和影响部位不同，随着疾病进展，某些额颞叶变性患者的创造力甚至还会增强。

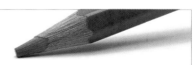

关键词：情感记忆

- 即使某件事本身已经被遗忘，其引起的情绪可能仍留存在记忆中。这种情感记忆包括积极的和消极的。
- 每个人在痴呆患者形成情感记忆的过程中都起着重要作用。

音乐是艺术对痴呆患者有益的一个例子。尽管痴呆患者的记忆力严重减退，但他们在音乐方面往往表现出非凡的记忆力。这是因为脑内处理和记忆音乐的区域通常比其他区域受到痴呆的损害更小。音乐也可以激发患者的情感，影响他们的情绪。对许多患者来说，音乐在其整个病程中都起到重要作用。

研究表明，听歌或唱歌对痴呆患者有好处。音乐可以缓解压力，减少焦虑和抑郁症状，平复焦躁的情绪。一些类型的音乐可以使人平静，还有一些类型的音乐可以帮助改善情绪。

在世界范围内，有一些像"让歌声做主"（Giving Voice Initiative）这样的组织用音乐的形式把阿尔茨海默病患者和他们的照护者联系在一起，帮助他们获得快乐和幸福感，找到生活的目标，并更好地融入社区生活。

理解并减少痴呆患者的痛苦

每个人都需要被他人尊重，需要他人认同自己的价值，需要感受到和其他人之间的联系。尽管这些情感需求很正常，但对痴呆患者来说，这些需求很难得到满足。

想象一下，当你有一天醒来，发现自己再也不能做那些赋予你生命意义和目标的事情；或者想象一下，人们突然开始告诉你什么能做，什么不能做；如果你再也不能独立做出常规的选择，例如选择早上什么时候喝咖啡，或者和谁一起吃饭，你会是什么感觉？

这些都是许多痴呆患者面对的现实情况，每天都处于这样的生活中，难免会产生冷漠、愤怒和沮丧等负面情绪。

有许多人在努力改善痴呆患者的社会处境和情感健康状况。你也可以尝试以自己的方式参与其中。在第290页有"情绪健康检查表"，你可以通过该表衡量自己能在多大程度上满足痴呆患者的情感需求。当你下次注意到痴呆患者表现出愤怒、焦虑、冷漠、沮丧或其他负面情绪时，这张表可以帮助你分析这些情绪出现的原因。

解读痴呆患者的痛苦 许多人发现痴呆患者的精神行为异常是照护者需要应对的最大挑战。这些精神行为异常包括抑郁、冷漠、焦虑、激动、攻击性、睡眠障碍，或是难以控制的行为和情绪（脱抑制）。约1/3甚至几乎全部的痴呆患者都会经历这些症状。

目前我们尚未得知这些问题的成因以及解决方法。但我们可以通过研究脑的变化来寻找答案。某些脑回路与某些症状有关，例如冷漠、妄想和躁动。然而并不是每个痴呆患者都会出现这些症状，我们还需要更多的研究来证实。

随着病情的进展，痴呆患者逐渐难

以通过语言准确表达自己的需求。这时，他们会通过自己的行为来交流。例如，痴呆患者在感到痛苦、被误解、困惑、不被尊重或者无聊时，会表现出愤怒或激动。

为了理解痴呆患者痛苦的确切原因，共情至关重要。正如你之前所学到的，共情是一种尽你所能去想象痴呆患者生活的能力。在前面我们提到，如果你不能再为自己做日常生活中的选择，例如无法选择早上什么时候喝咖啡，或者和谁一起吃饭，你会有什么感受。本书在下面提供了一些其他的情境，来帮助你更好地站在痴呆患者的角度体会他们的生活。

想象一下下面的情境。

- 突然出现一个陌生人，并且这个人告诉你他（她）要给你洗澡。
- 你感到厌倦，无法再做那些能给你带来价值感或使命感的事情。

- 一个愁眉苦脸的人用一种居高临下的语气跟你说话，并且你听不懂他（她）在说什么。
- 你感到不舒服或疼痛，或者着急上厕所，但却无法表达自己的需求以寻求帮助。
- 你很累，想找到回家休息的路。然而现实中你却被困在一个混乱的空间里，到处都是聊天的声音和你不认识的人。
- 别人认定你无法做某事，而实际上，只要给你多一点时间和耐心，你多半就能做好。

在这些情境中，你有什么感受？你会感到激动、生气、焦虑、害怕、绝望或悲伤吗？你会有这些情绪，而痴呆患者亦是如此。

解读痛苦意味着要相信痴呆患者的大多数行为在实际情境下都是合理的。

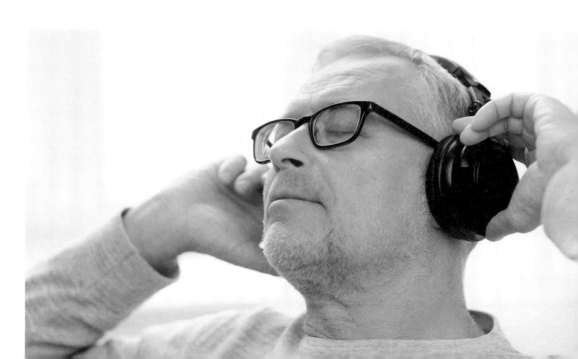

情绪健康检查表

像所有人一样，痴呆患者有以下需求。

- 感到被尊重。在任何时候、任何情况下，在行为、语言和非语言沟通上都要像对待成年人一样对待痴呆患者。

- 感到被需要、有目标。需要帮助痴呆患者参与对他们有意义的事情，找到能让他们感到自己有价值、有活力的方法。例如，可以每天向他们寻求帮助，询问他们的建议和意见。

- 感到与他人有联系、有归属感。你需要明白，有紧密的、相互支持和帮助的人际关系很重要。你可以帮助痴呆患者维持现有的朋友关系，或者寻找新的支持，让痴呆患者有归属感。

- 良好的自我感觉。无论痴呆患者的优点和成就大小，你都需要每天真诚地欣赏和赞美这些优点和成就，来帮助患者保持良好的自我感觉。

- 可以做出选择并掌控生活。你需要让痴呆患者每天都参与决策，和他们一起完成一些事情，而不是替患者处理好每一件事。在做一些事情前，需要征得痴呆患者同意。

这些行为通常都是有原因的，是因某个人或者某件事而起，且是有意义的。你首先要问问自己，是什么导致了这种痛苦？与其假设这种精神行为是痴呆的一部分，不如将其看作痴呆患者试图表达自己的痛苦或向外界传递自己的需求未得到满足的方式。

你可能觉得自己像个正在寻找线索的侦探，通常只要稍加努力，就能发现痴呆患者感到痛苦的原因。一旦你确定了可能的原因，就有可能解决问题。

痛苦常见的诱因包括生理上的不适、环境带来的挑战、情感需求未得到满足，以及沟通上的问题。这里介绍了更多导致痛苦的原因和发现它们的方法。

生理因素　常见的导致患者痛苦的生理因素之一是疼痛。这可能由尿路感染、便秘、关节疼痛或骨折引起。其他生理因素可能包括以下内容。

- 需要去洗手间。

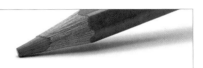

关键词：艺术和创造力

- 艺术可以帮助痴呆患者获得幸福感，提高痴呆患者的生活质量。
- 即使失去记忆，痴呆患者也能保持自己在艺术领域的专长。
- 艺术可以减少痴呆患者的焦虑、攻击性、抑郁和冷漠症状，增强自尊心，改善社会行为，并为痴呆患者带来快乐。
- 艺术对照护者同样有益。

- 看不清或听不清。
- 感到疲惫。
- 饥饿。
- 体位不舒服。
- 瘙痒。
- 胃肠道疾病。
- 口腔问题。

在痴呆早期，患者可以用语言表达自己的疼痛。随着病情进展，痴呆患者虽然不能用语言，但是仍然能通过行为或表情来表达疼痛。疼痛的表现可能包括以下内容。

- 愁眉苦脸。
- 做手势。
- 呻吟。
- 不安。
- 哭泣。
- 表情痛苦、激动或有攻击性。

环境因素 痴呆患者所处的环境中有着许多挑战，这些挑战影响着他们看待、感受和应对周围事物的方式。一个人处于恶劣的环境中时，他（她）可能表现得更激动，其他反应也会更强烈。反之，适宜的环境可以增加痴呆患者的舒适感、自由感和整体幸福感。可能导致痛苦的环境因素包括以下内容。

- 环境无序，或不符合常规（有太多杂物，或者环境对痴呆患者来说是陌生的或混乱的）。
- 有太多噪声或过度刺激（例如，长时间暴露在大量刺激下会给痴呆患者带来压力，导致感官超负荷，特别是眼睛和耳朵）。
- 太安静。
- 缺少光照。

解读痛苦意味着你要关注周围的环境，站在痴呆患者的角度看周围环境是否可能是痛苦的诱因。

情感需求　在前面你已经了解到了一些情感需求，包括被尊重、有价值感以及和他人交流的需求。每个人都有这些需求，但是痴呆患者的情感需求比非痴呆患者的更难满足。

痴呆患者会表现为躁动或冷漠，这可能是因为其情感需求没有得到满足。痴呆患者可能感到无聊，人生没有价值，或与某些人和事缺少联系。当自己的情感需求得不到满足时，患者的整体幸福感和生活质量就会下降。

第14章介绍了痴呆患者如何参与到对他们来说很重要的事情中，以获得他人的重视和内心的成就感。沟通在满足情感需求方面也起着重要作用。接下来将介绍照护者的沟通策略。

沟通策略　随着病情的进展，痴呆引起的脑变化使沟通变得更加困难。然而，沟通仍然是可能的，当照护者和其他人注意发掘和利用患者尚保留的能力时，沟通会更加深入。

对照护者来说，与痴呆患者沟通会比较困难，因为这要求他们抛弃以前的一些交流方式。你可能注意到旧的沟通方式已经不像以前那样有效了。一开始，你可能发现所爱之人找不到合适的词，并且在说到一半的时候就忘记了最开始的想法。这些常常是可以克服的小挫折，你和所爱之人仍可以很好地沟通。

但到了痴呆的中期阶段，人们越来越难理解痴呆患者在说什么。他们的语言表达能力和思维能力都在下降。你可能发现很难用你所爱之人能理解的方式与其交流。这种情况可能使你所爱之人感到沮丧、尴尬或愤怒。随着疾病发展到晚期，语言交流可能被非语言交流，例如行为、声音、面部表情和手势等所取代。

有技巧地沟通

好消息是，你可以探索新的、有效的方式与所爱之人交流。在这个过程中，你可以重新审视自己，并且养成新的优良品质，例如耐心和包容。有效的沟通对每个人的幸福感都至关重要。

基本原则　和痴呆患者良好沟通的基本原则如下。

- 以成年人的身份和痴呆患者交流，注意使用成年人的语气以及尊重的态度。
- 在交流之前面向对方，直视对方，用眼神和对方交流。
- 用正常的音量说话，如果患者的听力不佳，可以提高音量。
- 放慢谈话的节奏，因为痴呆患者需要更多的时间来处理信息。
- 使用痴呆患者熟悉的，并且容易在脑海中想象出来（具体的）的词，而不是抽象的词。简明扼要，保证你的信息简短。

- 在陈述或提问后耐心等待，为痴呆患者回复留出足够的时间。
- 避免使用带有答案的诱导性问题。例如，"你很舒服，不是吗？"这种问题可能让对方有不被尊重的感觉。而且在某些情况下，无论你说什么，痴呆患者都会同意。
- 使用非语言类的暗示，例如微笑或安抚。
- 一步一步地给出指令。在一个步骤完成后再给出下一步的指令。
- 患者说话时，不要打断他（她）。痴呆患者可能需要更多时间来表达他们想说的话。如果这个人正在努力表达一个想法，你可以适当地帮助其找词或短语。
- 注意患者的面部表情和手势。这些可能提示被患者遗忘的字词是什么。
- 如果患者听不懂你说的话，可以用手势示意或展示你谈论的东西。
- 不要批评痴呆患者或与他们争论。痴呆患者对这个世界的体验与我们是不同的，所以他们不太可能以我们习惯的方式来看待事物。
- 不要在痴呆患者面前用好像他（她）不存在的方式说话。

除了基本的沟通策略以外，照护者还可以利用痴呆患者尚存的能力和他们进行沟通，具体的方法如下。

非语言沟通 除了语言以外，每个人的行为表现都很重要。你是否感到紧张或者苦恼？你讲话是否简明扼要？你的面部表情或肢体语言是否在传递负面信息？你说出的语言只是你所传达的信息的一部分。肢体语言、面部表情、姿势、手势和语调这些因素也会对你表达的信息有影响。

痴呆患者能很好地理解非语言沟通。对他们来说，肢体语言可以特别有效地传递信息。

提供选择和对生活的掌控感 对生活的掌控感对每个人来说都很重要。然而，痴呆患者常常感觉他们似乎不管做什么都需要别人的指示，感觉没有能力自己做决定，因此缺少对生活的掌控感。而这一点可以通过有效地沟通来改变。设想一下以下情境：

A：你该吃药了。

B：要不要我帮你倒杯水，这样你更方便吃药？

A：我去开车时，你得待在这儿等我。

B：我去开车时，你是想站在这儿还是坐在那张椅子上等我？

A：爸爸，我们去洗手间吧。

B：爸爸，我可以帮助你去洗手间吗？

A：不，你不能这么做。

B：我们还有其他的解决方式。

A的每一句话都与痴呆患者对自主选择和掌控生活的需求相违背。一遍又一遍地听到这些话会使痴呆患者失去自信，他们会感到愤怒、不安，甚至绝望。

相反，B的话语为痴呆患者提供了选择，考虑到了个人的喜好，满足了他们被尊重的需要。

问正确的问题 当痴呆患者的失忆症状变得更加明显时，我们应避免问那些考验记忆力或只有一个正确答案的问题。永远不要问"你还记得吗？"相反，我们要问一些能展示所爱之人能力的问题。

询问患者的想法、见解、感受和喜好可以让他（她）脑中受影响较小的区域得到充分利用。需要说明的是，并不是每个人都需要采用同样的方法进行交流。

这里有几个你可能问的问题。根据你刚刚读到的内容，你认为哪些问题对痴呆患者最有帮助？

A：你还记得我今天下午让你做什么吗？

B：你答应今天下午扫落叶的。要我帮你拿个耙子吗？

A：菜单上菜品很多。你想吃什么？

B：今晚的鱼肉和肉卷看起来都不错。你想尝尝吗？

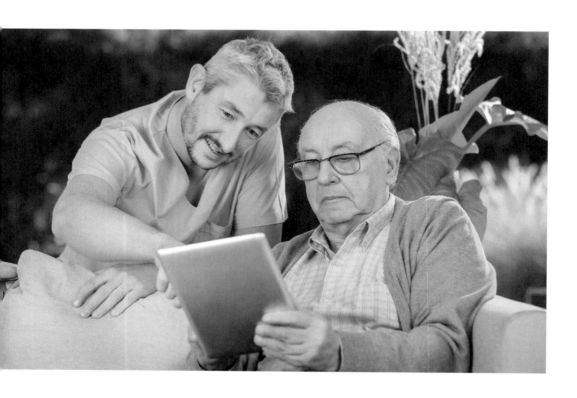

要不要说谎?

当痴呆患者对一些不准确或错误的事情坚信不疑时,我们很难知道自己该做什么或说什么。

例如,假设一位母亲患有痴呆,她不断地问自己的丈夫在哪里。而实际上她的丈夫一年前就去世了。子女在知道她每次都会感到震惊、悲伤和恐惧的情况下,会反复告诉她真相吗?每一次,她都好像是第一次听到这个消息。说谎和说出真相,哪个更糟糕?

这就是"治疗性谎言"可能发挥作用的地方。这是一种有效的策略,但也存在争议。它改策略默认痴呆患者的想法是对的,不去纠正他们的误解。这是为了减轻痴呆患者的担忧、悲伤,缓解他们激越或焦虑的情绪。

对于这里描述的情况,如果用治疗性谎言可以这样回答:"当天气像今天这样好时,你的丈夫可能在天黑后待在田野里。"这种说法在正常人眼中或许是很明显的谎言,但它描述的事是和痴呆患者有关的;在她眼中的世界里,这是合情合理的。

大多数专家都认为说出真相应是我们一直以来的目标。我们不应该只是为了避免痴呆患者的不快而去说谎。同样,我们也不应该贪图自己的方便而去说谎。但对于那些无法理解真相的痴呆患者,以及在说出真相会造成伤害或痛苦的时候,治疗性谎言可能是更好的选择。

A: 你有几个孙子孙女?

B: 你觉得有14个孙子孙女怎么样?

在这些例子中,A的语句更考验记忆力或者抽象思维。而B的语句不需要记忆的参与,并且在询问痴呆患者喜好的同时,为痴呆患者提供了清晰、有限的选择。

关注痴呆患者的感受 有时候,即使我们已经尽了最大努力去尝试理解痴呆患者说的话,也可能不知道对方想表达什么。如果你不能理解所爱之人试图表达什么,你可能不知道该如何帮助他们。在这种情况下,共情和安慰很重要。

如果痴呆患者表现出痛苦的迹象,而你不知道原因或该做什么,请把你读到的非语言沟通技巧牢记于心。你需要陪伴在痴呆患者身旁,表达你的关心。如果可以的话,抚摸对方的手、胳膊或肩膀。确保你的肢体语言和面部表情传达出担忧和关心,让对方感受到你在努力

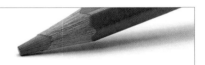

关键词：解读痛苦并正确沟通

- 试着像痴呆患者一样看待事物（培养共情能力），这对理解其痛苦的原因至关重要。
- 痴呆患者所有的行动和行为都是有意义的，这反映了患者想要交流的欲望，以及没有得到满足的情感需求。
- 你的交流方式可以剥夺或保留一个人的自尊。
- 痴呆患者可以对那些涉及想法、见解、感受、偏好、好奇心和想象力的问题做出反应。
- 你需要每天为痴呆患者提供自主选择和发表意见的机会，这有助于增强他们的自尊心、自我价值感、目标感和整体幸福感。
- 你的沟通方式会影响你和痴呆患者的幸福感。

理解对方的痛苦现状。你也可以用言语表达自己在关注患者的感受。例如，你可以说："我很抱歉，你很伤心（愤怒、沮丧）"，再说一些令患者安心的话，例如，"我在这里"或者"我会照顾你的"。

这些策略有助于确认痴呆患者的情绪状态，并且提升其幸福感。尽管你可能想跳过这一步，转而重新引导或分散对方的注意力，但你可能无法达到想要的结果。在大多数情况下，只有在你确认了对方的感受和现状之后，你的重新引导才能成功。很多人会不管自己的情绪好坏，只想着让自己的情绪得到大家的认同，这是一种普遍的情感需求。有时候，只需要努力关注痴呆患者的感受，就可以满足痴呆患者的需求。

对自己有同情心

"我明白现在照护他是我生活中的主要工作。我的未来还有其他事情要做。但现在，照护者的角色正在重塑我，使我成为一个更温和、更有同情心、更有耐心、更善良的人。"

以上是罗莎莉的想法，在这一章的开头我们介绍过她。在她写下这些时，她已经成为一名照护者很多年了。

正如你在本书中多次读到的，每个照护者都有他（她）自己的经历，没有两个照护伙伴的经历是一样的。此外，任何照护者都不应该觉得自己必须要成为某种意义上的"超级英雄"。对一些人来说，例如罗莎莉，这种照护痴呆患者的经历对生活来说可能是变革性的，而对另一些人来说，就不是那么回事了。

本章已经介绍了有关照护痴呆患者的信息、方法和策略。你可以选择使用适合你自身情况的。

如果你发现自己无法解决面前的困难，不如试试自我同情吧。有时候这就是你能为自己做的全部。下一章将介绍更多关于照护者自我同情和自我照护的方法。

问"美丽"的问题

问一些与记忆有关的问题会让痴呆患者感到羞愧和尴尬。这就需要我们用一种不同的、能够充分激发痴呆患者想象力的方式来提问，这种方式很有价值。

- 你想收到的最好的礼物是什么？
- 你家里最好听的声音是什么？
- 你会怎样欢迎一个到你家里来做客的新朋友？
- 绘画带给你什么样的感觉？
- 你有什么愿望？
- 你想感谢什么？

这些都是"美丽"问题的例子。这是一种富有创造性、艺术性和想象力的，能够让痴呆患者参与其中的提问方式。这个概念由安妮·巴斯汀博士提出，她是非营利组织"光阴倒流"（TimeSlips）的创始人和主席。

假设你正在拜访一位痴呆患者，你向窗外望去，发现了外面树上有一只鸟。你与患者的对话可能是这样的。

你：你看到了什么？

回应：一只鸟。

你：你想给它起个名字吗？

回应：罗宾。

你：你觉得它会发出什么声音？

这些开放式的问题避开了痴呆患者的记忆缺陷，充分利用了痴呆患者的想象力。这有利于提高痴呆患者的参与感，也有助于增强其与所爱之人的联系和交流。

"当你情绪低落或深陷于痛苦时，请善待自己，就像和好朋友交谈一样和自己对话。"

第18章

通往幸福的路线图

照护者都是自愿照护痴呆患者的，每名照护者以不同的方式体验这一角色。生活中的许多因素会影响照护体验，包括照护者与患者之间的关系，照护者在生活中扮演的其他角色和担负的责任，以及照护者自己的应对策略和获得的社会支持。

对一些人来说，照护者的角色会让他们感到负担越来越重；对另一些人来说，照护他人让他们感觉非常充实，他们认为这是有价值的、有意义的。大多数人都认同照护痴呆患者是他们做过的最艰难的"工作"之一。

最近的一项研究显示，近1/2的家庭照护者表示他们感到有些压力，超过1/3的照护者表示自己压力很大。照护者需要同时应对很多问题，他们经常感到所爱之人在日常生活、情感支持、寻求安慰和安全感方面都依赖着他们。

作为一名照护者，你要应对这些日常需求，同时也要知道所爱之人的病情在逐渐恶化。你可能难以接受这一点，并觉得对这些变化无能为力。在病情恶化的过程中，痴呆患者的每一个改变对照护者来说都是一次打击。

面对这些挑战时，人们会自然而然地产生一系列强烈而矛盾的情绪。你可能感到悲伤、愤怒、内疚、不知所措、疲惫或孤独。有这些感受和体会都是很正常的。

你会感到受挫和失落，你会犯错误，许多事情不会如你所愿。但是如果你能够坦然面对现实，不纠结于无法改变的事情，你就更有可能找到内心的力量，让自己平静下来。

本章针对照护者可能面对的困难提供了一些建议。在本章中，你还将学习强化内心信念的方法，以应对不时之需。最重要的是要记住，你并不孤单。你是痴呆患者照护者大家庭中的一员——每个人的经历都不同，但所有人都在为同一个目标奋斗。

选择接受

也许你的爱人最近被诊断出患有痴呆，而你正在努力调整自己，以接受这件改变人生的大事。或者，虽然你认为自己已经在某种程度上接受了这一切，但当所爱之人再也不能做某件事，或者记忆力明显下降时，你还是会感到怅然若失。你可能在潜意识中会拒绝接受诊断，拒绝随之而来的不确定性或改变，很难直面现实。

在某种程度上，你可能希望所爱之人和以前一样，甚至变得更好。你可能努力寻找所爱之人没有真的生病的迹象，告诉自己你所看到的变化只是正常

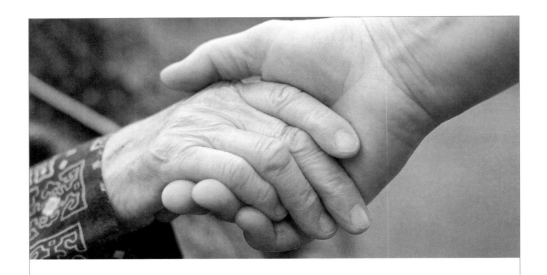

照护的积极作用

在关心和帮助痴呆患者的过程中，照护者既有好的体验，也有不好的体验。幸福感通常由感受到的压力、负担、抑郁或焦虑程度来决定，但未必尽然。《老年医学》（*The Gerontologist*）最近的一篇文章显示，越来越多的证据表明，如果照护者能够认识到照护他人的积极作用，他们的幸福感可能有所提高。

衰老的一部分，或者说服自己总有一天所爱之人的病情会好转。你可能拒绝接受痴呆会严重影响你们的关系这一事实。这些都是你拒绝接受诊断的表现。任何让你感到害怕、受伤或威胁到你对生活的掌控感的事情都可能让你产生拒绝接受诊断的心理状态。

偶尔拒绝接受诊断是正常的，而且是完全可以理解的。在某些情况下，在疾病早期，短期拒绝接受诊断甚至可能对你有好处。它可以给你时间来适应现实变故带来的痛苦或紧张。但你一直否认和拒绝接受现实是不好的。研究表明，当照护者一直回避痛苦的情绪，并且陷入否定诊断以及自己的幻想中时，他们会面临更多的压力。相比之下，那些接受自己处境，直面随之而来的负面情绪的人，心理健康状况往往更好。

否认现实会阻碍你获取你需要的工具、技能和支持。而接受自己的处境会让你和痴呆患者有获得帮助的机会。这就是为什么要接受现实。

接受是一种安于现状的选择。选择接受并不意味着向现实屈服，只是去接受那些无法改变的事情。当你愿意去接受现实时，你就获得了谦逊、勇敢和富有同情心的品质，这些品质能够带给你力量。

接受也意味着把全部精力放在当下。正如一名照护者所说："我必须停止沉湎于我父亲的过去，而要努力完全接受他现在的样子。"

接受需要面对现实，但接受也是走向改变的转折点。接受可以引领你走向更幸福的道路。下面的四种方法可以帮助你体验"接受"的力量。

意识到自己无法掌控一切

面对照护过程中的巨大压力，你可以寻找一些缓解压力的方法，试着分辨哪些是有能力改变的，哪些不是。如果试图改变那些你无法控制的事情，你会产生很多负面情绪，例如愤怒和怨恨。

无论做什么，都无法改变所爱之人患病的事实。虽然你在某种程度上知道这一点，但你思考、感受以及应对的方式可能都在否定这一事实。这时你应该让自己的期望更加贴近现实，例如诚实地面对什么是你能控制的，什么是你无法控制的。

例如，你无法控制所爱之人的疾病发展进程，也无法控制亲戚朋友是否同意你的决定。然而，你可以控制你在寻求帮助和学习新的照护技能方面付出多少努力，以及选择什么样的方式应对挑战。

随着时间推移，许多照护者逐渐懂得放弃他们无法控制的事情，包括无法"拯救"痴呆患者或让患者变得更好。

"乐意将任何成果都视为成功。"

放弃"治愈"痴呆的想法可以减轻你肩上的重担。当你不再纠结于如何解决那些你无法控制的事情时，你可能发现你更容易与所爱之人共情，也能更宽容地对待所爱之人与你自己。

做一名足够好的照护者

随着痴呆的进展，你需要为所爱之人提供更多的帮助。你可能需要承担一些以前没有做过的工作，例如一些家务、整理庭院或支付账单。你也可能成为痴呆患者情感支持的主要来源。对痴呆患者而言，在某些情况下，他们不知道该如何应对或不知道下一步该做什么，这时他们可能需要你的提示。

这些会大大增加你的压力，尤其在你也想要过好自己的生活时，这一点更加明显。

虽然你可能觉得自己可以做到所有的事情，并且竭尽全力做到完美，但这是不可能的。你也可能觉得你需要牺牲自己的需求，来随时为所爱之人提供帮助。但这对你和所爱之人都有坏处。过高的期望会使你感到疲惫，并且在未能达到目标时容易出现负罪感。

相反，我们应该选择做一个足够好的照护者，而不是努力做得多么伟大或完美。我们应该为自己设定贴合现实的目标，乐意将任何成果都视为成功。与其纠结于那些做不到的事，不如告诉自己："我只要尽我所能，做到最好就足够了。"

原谅自己

当事情超出你的控制范围，而你又不愿承认这一事实时，你会感到内疚。内疚通常源于拒绝接受一些你无法控制的事情。通过原谅自己来释放自己的情绪是很有帮助的。

如果你在知道诊断结果之前就已经对痴呆患者感到恼火或不满，请原谅自己。如果你之前承诺让痴呆患者住在家里，但现在这已经不是最好的选择了，那也没关系。这是因为你当时不知道现在的情况，这是情有可原的。

无论你是在做一个艰难的决定，还是在犯错误，你都要记住你也是普通人，你在尽力做到最好。任何家庭或照护者都不能提前预知所有的情况和挑战。

没有完美的家庭，也没有完美的解决方案。因此我们需要自我原谅。即使失败了，也不要审判和批评自己，而是要对自己宽容，原谅自己。

感受自己的情绪

你会有很多情绪，悲伤、难过、愤怒等，这些都是作为一个照护者和普通人的正常情绪。你的情绪能帮助你了解自己，帮助你度过困难时期。

虽然你爱你照护的人，但有时你对他（她）也会有负面情绪，这是很正常的。与其给自己的负面情绪贴上"不好"的标签，然后把它们抛开，不如提醒自己有这些情绪是自然的，甚至有这些情绪可以更有利于自己的心理健康。

无论你当时的感受是什么，只要你选择将自己的情绪表达出来，就会对你有所帮助。研究表明，意识到并接受自己的想法和情绪，可以降低这些情绪的负面影响，并能减轻感受到的压力。

当你重新以开阔的心态来看待消极情绪，而不是批判它们或批判自己时，你也为快乐等积极情绪创造了空间。

在这种心态下，在安静、空闲的时候，你可能收获更多的快乐，例如当你和所爱之人坐在门廊里，或者在漫长的一天结束后喝一杯茶时，你会比平常更加快乐。享受生活并不意味着你没有认真承担自己的责任，而是说明你也在照护自己。

内疚和悲伤

痴呆患者的照护者常感到内疚和悲伤。

内疚是贯穿于整个照护过程中的一种正常情绪。当你做了错事或伤害了别人时，内疚能促使你弥补自己的过错或给别人造成的伤害。但它通常是照护者不需要有的情绪。

悲伤会出现在分离、丧失、失败等情况时，例如失去亲人时，是一种深刻而复杂的情感。人们都会感到悲伤，每个人的悲伤也不尽相同。对痴呆患者的照护者来说，悲伤可能一直存在。下面进一步介绍了内疚和悲伤的相关知识，包括处理这两种情绪的方法。

应对内疚

作为一名照护者，你可能因为以下一系列精神上的受挫而陷入内疚无法自拔。

- 对痴呆患者感到愤怒或沮丧。
- 感觉被困在照护者的角色中，或者希望自己的生活中没有痴呆患者。
- 感觉与其他照护者相比自己还有不足。
- 感觉需要暂时逃脱照护者的工作，给自己放松的空间。
- 把所爱之人从家中搬到护理社区、养老院。

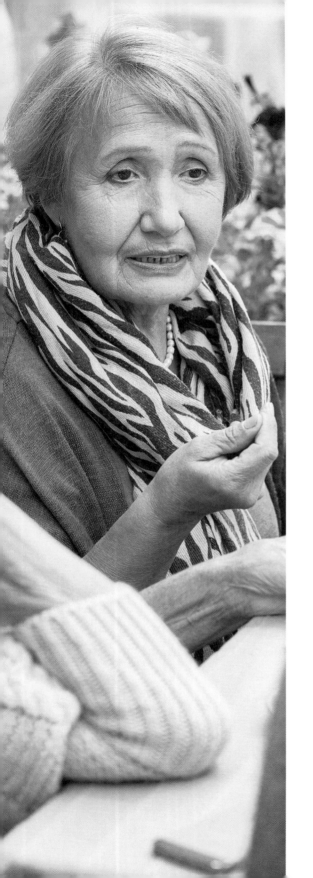

- 需要别人的帮助，自己不能完成所有事情。
- 不能满足所爱之人的全部需求。
- 自己还在享受生活中的幸福和快乐。

如果你像许多照护者一样，因为这些或者其他原因而陷入内疚无法自拔，你可以尝试从一个更加理性的角度看待生活。这里有几个可能有帮助的建议。

承认内疚　首先，承认你有内疚感是重要的第一步。如果你试图忽视内疚的感觉，你可能出现更多消极的想法和压力。这听起来可能适得其反，甚至令人不快，但为了摆脱内疚，你必须先承认它。

承认自己感到内疚后，你就可以用一种更理性的方式来解决这种感觉。

其次，问问你自己，我是否为自己能力以外的事情感到内疚？之后你可以做出如下选择。

- 原谅自己，让它过去。如果你让它过去，它就会过去的。
- 原谅自己，思考下次再发生类似的情况你会怎么做。
- 原谅自己，并做一些对自己或他人有益的事。

和他人谈谈　不要把内疚感藏在心里，找一个能真正倾听和理解你的人谈谈，例如值得信赖的朋友或其他照护者。与他人分享你的感受将有助于让你的情绪恢复正常，并让你以一种更加平和的心态来看待生活。

记住内疚是很正常的情绪　对于你能想到的任何导致内疚的原因，许多照护者可能也经历过。你在感到愤怒或沮丧时，你会渴望通过时间流逝来抚平情绪，会渴望得到他人的帮助和支持，这些都是很正常的。

体会悲伤

一些人在所爱之人确诊后不久就开始感到悲伤，另一些人可能随着疾病加重或亲人去世而感到悲伤。你可能因为他人的改变而感到悲伤，也可能因为照护者的身份给你的生活带来的变化而感到悲伤。

在你作为照护者时，你需要关注你的悲伤情绪，这一点很重要。悲伤会让你心情沉重，进而表现出愤怒或沮丧。但如果你可以和你的悲伤共处，那么你就可以感到平静和放松。没有悲伤的人生是不完整的。

悲伤的类型　尽管每个人经历的悲伤不同，但如果知道这在其他照护者中也是常见的，那你也会感到慰藉。如果你经历的是以下任何一种悲伤，那么你并不是孤身一人。

被剥夺的悲伤。一开始，你可能纠结于两个相互矛盾的现实：一方面，所爱之人还活着，而且可能看起来还很健康，在家人和朋友眼里似乎没有发生变化；另一方面，你开始注意到所爱之人身上微小但日渐明显的变化，这预示着更大、更令人痛苦的变化即将来临。

如果周围的人没有充分理解你的遭遇，也没有为你提供帮助，在他们眼中你所经历的似乎都无关紧要，那么你似乎也没有悲伤的权利。这种类型的悲伤有时也被称为被剥夺的悲伤。

模糊的失落感。这种类型的悲伤发生在你对所爱之人感到失望时。所爱之人的身体仍然在你身边，但是他（她）的精神和情感却已经不再是你期望的模样。例如，你的配偶、父母或朋友就在你面前，但你却不能像以前一样和他们交流想法、互相给予情感支持、一起做饭或谈论当天的新闻，你会因此而感到悲伤。

模糊的失落感因痴呆的类型不同而有所不同。

例如，阿尔茨海默病患者的照护者可能因患者的思维能力和记忆力变化，或者无法进行有意义的对话而产生失落感；行为变异型额颞叶变性患者无法对他人产生同理心，这对照护者和患者家属来说非常痛苦。路易体痴呆会引起思维波动，使患者看起来好像在痴呆的一个阶段和另一个阶段之间来回转变，但实际上这种波动在疾病的每个阶段都会

"适应变化和失去都需要一个过程。"

发生，这也给照护者和患者的家庭带来相应的情绪波动。

预期性悲伤。当你对痴呆有所了解，并开始为未来做计划时，你可能纠结于预期出现的变化和挑战，并开始为尚未发生的失去而感到悲伤。例如，当你想到所爱之人会不再认识你，或者需要离开家搬到护理社区时，你可能感到悲伤。这种悲伤被称为预期性悲伤。

和悲伤共存　适应变化和失去都需要一个过程。就像学习接受一样，处理悲伤有几种方式。

以下是应对悲伤情绪的三个重要步骤。

承认你的痛苦。不要把悲伤抛到一边，而是要承认并感受你的悲伤和其他随之而来的情绪。当愤怒、内疚、沮丧和怨恨等强烈的情绪出现时，你可能一时难以应对。这时候你需要试着以开放的态度积极接受这些情绪。

分享你的悲伤。虽然很多人可能无法理解你的悲伤，因为大多数人认为死亡才会引起悲伤。试着和你信任的人谈谈你的感受吧。信任的人可能是你的好朋友、其他照护者、一个能理解你的专业人士或一个支持你的家庭成员。对一些照护伙伴来说，参加支持小组可能有所帮助。你可以找一群能让你有安全感的人，分享你的经历和情绪。

为各种可能发生的悲伤做好准备。因为痴呆会逐渐恶化，你可能经历很多失落的时刻。触发悲伤感受的事情可能看起来很小，例如第一次去参加照护者支持小组；也可能很大，大到令你不知所措，例如所爱之人开始需要接受记忆照护（memory care）。

着眼于应该关注的方面

正如前文介绍的那样，适当关注自己的内疚、悲伤和其他痛苦、消极的情绪很重要，这样做也有助于你的健康。

然而，一直关注这些负面情绪是不健康的，因为它们会排挤掉积极的体验和感受。为了保持平衡，你最好在痛苦或困难的情绪出现时给予它们所需的关注，然后积极地接受正面的体验和情绪。

拥抱美好，说起来容易做起来难。事实上，我们的脑更容易注意到不好的事情而忽略好的事情，这是人类进化的结果。对早期人类来说，他们需要时刻关注危险和负面的威胁，这和他们的生死相关。这使他们更能适应周围环境中的危险因素，从而更有可能生存下来。

如今，这种脑对消极事情的关注被称为"消极倾向"。研究表明，当人们对消极的事物做出反应时，脑会更加活跃。因此，与好消息和积极体验相比，脑更容易受到坏消息和消极体验的影响。而积极体验常常在不经意间已经从脑中溜走了。

这里有一个消极倾向的例子。

一位母亲和她的女儿一起度过了一个下午。她们一起大笑，分享故事，相谈甚欢。在这难得的时光里，这位母亲感到了家人之间真正的联系和快乐。当她们即将分开时，女儿说她认为母亲不应该带父亲去参加他平常参加的患者活动日（the adult day program）。"他的痴呆没那么严重，"女儿说，"他不该去那里。"

母亲立即被惹恼了，当开车回家的时候，她心中一遍又一遍回想女儿说的话。回到家里，她已经被气得筋疲力尽了。带丈夫参加患者活动日可以给自己休息的机会，她认为女儿并不能理解这一点。上床睡觉时，她觉得这一天都被毁了。

这一天的美好感受都去哪了？这位母亲的积极体验被消极体验淹没了，这就是消极倾向。简而言之，坏情绪比好情绪更强烈。因此，人们会花更长的时间去思考那些糟糕的经历，它们会给你带来更沉重的压力。

幸运的是，可以通过以下方法克服消极倾向，更多地关注积极情绪。

应对消极的自我对话

自我对话指在脑海中与自己说话。自我对话过程中产生的无意识的想法可能是消极的或积极的，多数情况下是消极的。对照护者来说，消极的自我对话可能包括自我怀疑和批评以及后悔、担心和内疚情绪。消极的自我对话形式包括以下几种。

过滤 放大一件事的消极方面，而过滤掉所有的积极方面。在上文的例子中，母亲和女儿度过了一个愉快的下午，充满了亲密感和欢乐。然而，这次会面以一段有分歧的简短谈话结束。在这天剩下的时间里，这位母亲只专注于她们的分歧，忘记了和女儿度过的美好时光。

个人化 当不好的事情发生时，一些人会不由自主地责怪自己。例如，咖啡小组取消了明天的聚会，有的人却认为这是因为没有人愿意与他（她）相处，听他（她）倾诉苦衷。

灾难化 相信最坏的情况将会发

生的想法被称为"灾难化"。例如，一个人可能只是因为度过了一个糟糕的早上，就告诉自己"只要你还是一个照护者，你的生活就会一天比一天痛苦"。

两极化　当一个人只把事情分为好事和坏事，认为在这两个极端之间没有中间过渡时，就容易出现两极化。也许你觉得你必须完美，否则你会是个彻底的失败者。例如，如果一名照护者不能说服患有痴呆的配偶洗澡，就认为自己是最差的照护者。

用"应该"语句　"应该"语句是指一个人认为自己应该以某种方式去思考、感受或行动。也许你认为所爱之人应该由自己照顾，或者你应该遵守你的承诺，不把你所爱之人搬到护理社区。

你需要分辨自己是否正陷入消极的自我对话中，这一点很重要，这样你才能学习改变这一切。从现在开始，试着探索是什么导致了消极情绪。你的愤怒是源于不知所措、害怕或孤独吗？它是来自你给自己设定的不可能实现的目标，还是别人强加给你的目标？此类问题可以帮助你静下来思考，用一种更客观的角度来看待自己的处境。

下一次，当你的脑海中开始浮现出消极对话时，试着问自己以下几个问题。

- 我会对我的好朋友这样说话吗？
- 我在真正生气、沮丧、担心什么？
- 我生气或担心的只是我此刻的想法吗？我应该记住，我所想的不一定是真实的。
- 我真的需要为这件事担心或忧虑吗？
- 如果我不管这件事，会发生什么？
- 我为什么要这样做？是有人希望我这样做吗？
- 我能找到一个足够应对现在情况的解决方案吗？

享受积极的一面

因为我们的脑天生就倾向于接受消极的事物，所以当好的事情发生时，我们更需要把时间和注意力放在好的事情上。消极的经历可以很快地转移到脑中并存储起来，而积极愉快的经历则需要更加努力才能达到同样的效果。当好的事情发生时，花点时间专注于它，享受它带来的快乐。你可以重复几次这个步骤，来专注地唤起记忆中积极的感受。

你的关注点决定了脑中哪一部分会随着时间的推移而逐渐增强。换句话说，如果你更多地关注积极或愉快的经历，无论这些事情是大是小，你的脑都会变得更有适应力、更乐观，充满更多积极的情绪。

当你与痴呆患者交谈，或者欣赏他（她）所拥有的任何优点和能力时，你会发现这也有助于你感受积极的情绪。你需要关注生活中任何让你欣赏的方面，即使是非常简单的事情也需要关注，例如享受清晨的日出，或者喝一杯你最喜欢的茶。

练习正念

你已经知道照护痴呆患者会给你带来生理、情感和心理上的压力。这些压力会让你的身体、精神和整体健康处于风险之中。而这正是正念可以帮助你的地方：它可以消除压力的负面影响，帮助你善待自己和他人。

学会感恩

感恩对于提升我们的幸福感至关重要。研究表明，特别是对痴呆患者的照护者来说，学会感恩可以帮助其提高应对问题的能力，减轻他们的痛苦。

Mayo Clinic《幸福心理学》里有3种练习方法。

写感恩日记。每天写一篇感恩日记，例如记录杂货店里陌生

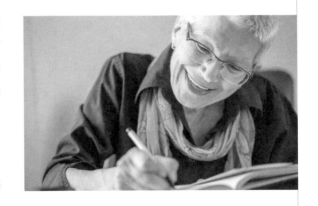

人的一个善意的举动。无论多么微不足道的事情都可以写下来，任何积极的想法或行动都很重要。

提示自己感恩。把让自己感到开心的人或事的照片放在能经常看到的地方。或者在冰箱门上或电脑旁贴上便条，通过记录积极的或鼓舞人心的名言来增强感恩之情。

做一个感恩罐。在家里一个容易找到的地方放一个空罐子，旁边放上草稿纸和一支笔。在纸上写下每天感恩的事情，把它放进罐子里。可以鼓励家庭成员也这样做。在每天空闲的时候，从罐子里拿出几张纸条来读。

正念是一种冥想，让你能专注于并强烈地意识到你此刻的感觉和感受，并且不去理解这些感受的具体含义。练习正念可以帮助你减轻压力，做出更好的决定，更好地与痴呆患者相处。它还能让你在日常生活中体会更多的快乐。

越来越多的研究表明，正念对痴呆患者的照护者有帮助。一项研究发现，对阿尔茨海默病和其他类型的痴呆患者的照护者而言，如果练习一种名为"正念减压"（mindfulness-based stress reduction，MBSR）的冥想，那么他们的压力会更小，情绪也会更稳定。另一项研究表明，在改善心理健康、减轻压力和缓解抑郁方面，正念减压比教育照护者更有帮助。最近的一项研究发现，正念减压可以帮助照护者缓解焦虑和抑郁的情绪。

专家认为，在某种程度上，正念是通过帮助人们接受（而非逃避）他们的感受（包括痛苦的情绪）来起作用的。

执业临床社会工作者玛格丽特·曼托–拉奥（Marguerite Manteau-Rao）说，正念也为照护者提供了特别的好处。在加利福尼亚大学旧金山分校奥舍综合医学中心，曼托–拉奥开发了基于正念的痴呆照护方法来培训照护人员。

曼托–拉奥在她的书《照顾患有痴呆的亲人》（*Caring for a Loved One With Dementia*）中提出正念有以下几个作用。

- 正念可以帮助照护者减少处于压力状态的时间，而这种压力状态通常与过多思考过去或过度担心未来有关。
- 正念训练能帮助照护者在感到困难的时候放慢步调，稍作休息。
- 正念能帮助照护者更好地了解痴呆患者，帮助他们识别非语言信号。
- 正念能帮助照护者从忙碌的状态中解脱出来，只是单纯地陪伴在痴呆患者身边。这可以使痴呆患者感到被认可，并做出更积极的反应。
- 正念能帮助照护者冷静、注意力集中地面对痴呆患者。
- 正念能增强照护者的感官意识，有助于照护者预知生活中的压力源，并做出适当的改变来帮助痴呆患者。
- 正念能教会照护者如何与痴呆患者相处和沟通，即使痴呆患者不再能用语言准确表达自己的观点，照护者也可以告诉痴呆患者自己已经理解了他（她）目前的状态。

可以通过第312～313页的练习来熟悉正念。

自我同情

　　自我同情与正念密切相关。在练习正念的过程中，你会建立起自我意识，感受自己的思想、感情、感官和所处的环境；你也可以把自我同情融入其中，包括善待自己，特别是当你陷入严厉的自我批评或有挫败感时，自我同情很重要。自我同情会帮助你意识到所有人都是不完美的，而且这是很正常的。

　　心理学家克里斯汀·内夫（Kristen Neff）博士和克里斯多夫·格尔默（Christopher Germer）博士在《正念自我同情工作手册》（*Mindful Self-Compassion Workbook*）中如此描述自我同情。

　　善待自己　当你情绪低落或深陷于痛苦时，请善待自己，就像和好朋友交谈一样和自己对话。例如，你可以告诉自己，现在确实压力很大，但你现在已经尽力了，一切都会好的。此时，记得给自己最需要的支持。

　　接受人都是有缺陷的　不要因为你认为的不完美而责备自己，应该提醒自己所有人都是不完美的。每个人都会经历失败或感觉自己做得不够好。你需要抛开偏见，承认自己的失败和不完美。提醒自己，我有缺点，也正因为如此，我和别人一样。

关注消极的想法和感受　你已经知道，关注自己的想法可以帮助你更有效地应对困难的情况。这种正念也是自我同情的关键。不要抗拒或排斥消极的想法、感受，而应该顺其自然，认识到这些负面情绪只是过眼云烟。

自我同情对健康和幸福至关重要。你要相信你自己已经成为一个有同情心的照护者，你要做的第一步就是对自己有同情心，关爱自己。

接受帮助

练习接受意味着在你自己不足以为所爱之人提供足够的帮助时，你会欣然地接受他人的帮助。但寻求帮助可能并不容易。你可能担心所爱之人和其他人在一起会感到不舒服。或者你认为其他人的照护工作不如你做得好。

正念呼吸练习

集中注意力呼吸是一种常见的正念练习。因为在现实中你一直在呼吸，所以这个练习可以帮助你回到现实生活中。

（1）找一个舒适的姿势，例如坐在椅子上或地垫上。可以选择闭上眼睛，或者睁开眼睛；你会发现闭上眼睛更容易集中注意力。

（2）深吸气、呼气3次，然后恢复自然呼吸。

（3）调整你的自然呼吸。感受呼吸的自然流动，吸气，然后呼出。不需要改变任何呼吸方式。注意呼吸发生在身体的哪个部位；它可能在腹部、胸部、喉咙或鼻孔。注意感受并探索呼吸的节律、声音和任何其他的感觉。

（4）当发现你的注意力已经无法集中，不再专注于呼吸时，停下来，轻轻地将注意力引导到呼吸上来。

（5）练习5~15分钟。跟随呼吸，注意何时走神，然后再次将注意力带回到呼吸上来，如此反复。这样做的目的不是阻止走神，而是注意在何时走神。

"STOP"练习

除了在特定的时间和地点练习正念之外，你还可以在日常活动中练习，例如等红灯时、洗手或坐下吃饭时练习。下面介绍乔·卡巴金（Jon Kabat-Zinn）博士发明的"STOP"练习。

这个练习可以帮助你从一天的压力和脑海中挥散不去的担忧中解脱出来。它可以把你带回当下，这样你就能以新的视角面对生活，做好调整来更好地应对压力。

首先，明确每天的日常活动。上文罗列的各种活动都是很好的例子。其次，你可以把这些活动作为"STOP"练习的切入点。这个练习可以帮助你减轻压力，让你的一天更加平静。最后，随着时间的推移，"STOP"练习可能成为你的一种习惯，成为正念练习的一部分。

你需要按下文这样做。

S：停下来，不管在做什么都暂停一下。

T：重新做几次深呼吸。

O：感受你的思绪。你的思绪去哪里了？你可能注意到自己陷入了很多消极的自我对话中。你有什么感觉？研究表明，表达情绪可以让自己平静下来。周围发生了什么？观察周围的环境。

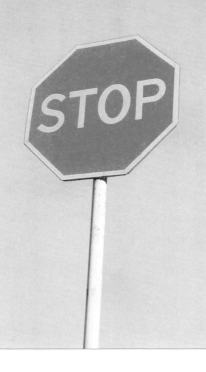

P：继续之前的活动，或者利用你所学到的方法调整接下来的活动。

自我同情练习

与"STOP"练习类似，自我同情练习也可以帮助你善待自己。这个练习可以随时使用，当你面对困难或感到痛苦时，它尤其有用。

以下是它的方法。

（1）承认自己的感受，告诉自己，这段时间确实很痛苦。可以用"痛苦"或其他任何你觉得合适的词来描述你的感觉。

（2）告诉自己，我并不孤单。我们都在挣扎，都会感到痛苦和经受折磨。

（3）把手放在胸口，感受双手的温暖，感受双手在胸前的触感。如果还有另一种让你感觉舒服的抚触方式，那就用它来代替。

（4）对自己说一句：

- 我可以善待自己。
- 我能给予自己所需要的同情。
- 我能学会接受本来的自己。
- 我可以原谅我自己。
- 我有耐心。
- 我能感到轻松。

实际上，接受帮助可以减轻照护者身体上和情感上的负担。正确的帮助可以为你提供你可能不具备的资源和技能，给自己一个"回归最好状态"的机会。这有助于你成为一个更有效率、更有耐心、更有同情心的照护者。

外界的帮助主要可分为两大类：正式帮助和非正式帮助。以下是它们的不同之处和相应的例子。

非正式帮助

非正式帮助来源于家庭、朋友、邻居等。这些群体的成员通常在疾病发生前就认识痴呆患者。

你可以拜托他们做一些事。例如，他们可以去拜访痴呆患者，或帮助你带着痴呆患者参加活动。他们的拜访对你和痴呆患者都很重要，因为他们的到来

使用非正式帮助

当家人和朋友们询问是否需要帮助时，你可以按下面罗列的内容寻求帮助。

- 去看医生时负责接送。
- 通电话或登门拜访，每周一次。
- 帮助管理医疗费用。
- 提供一顿饭。
- 帮忙购物或其他外出事宜。
- 打扫卫生、洗衣服或庭院劳动。
- 时常询问我的近况。
- 做一名倾听者。

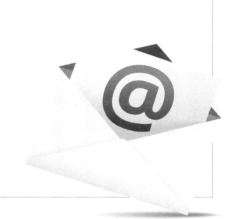

不仅仅是让痴呆患者参与社交活动，也让你参与了社交活动。

虽然这些非正式帮助是出自善意，但一些照护者表示，随着时间的推移，这些帮助会逐渐消失，照护者会渐渐失去这些帮助。为了和非正式帮助群体保持联系，你应当尽可能具体地提出自己的需求。

你可以通过电话、信件、电子邮件或拜访的方式，告诉他们痴呆患者的诊断，以及痴呆患者的表现和变化。也要让他们知道痴呆患者本质上仍然和以前一样，让他们了解他（她）仍然喜欢的事情。你可以描述你目前需要的帮助，为他们来访时可以进行的对痴呆患者有益的各种活动提供具体的建议。

你可以准备一份清单，列出日常需要做的事情，让为你提供非正式帮助的群体在其中选择他们力所能及的事情。或者你可以列出每天要做的日常工作，并根据为你提供非正式帮助的群体的能力和他们所能提供的资源，将这些工作分配给特定的人。这样的话，家人和朋友会觉得帮助别人是值得的，他们可以通过帮助痴呆患者表达他们的关心。

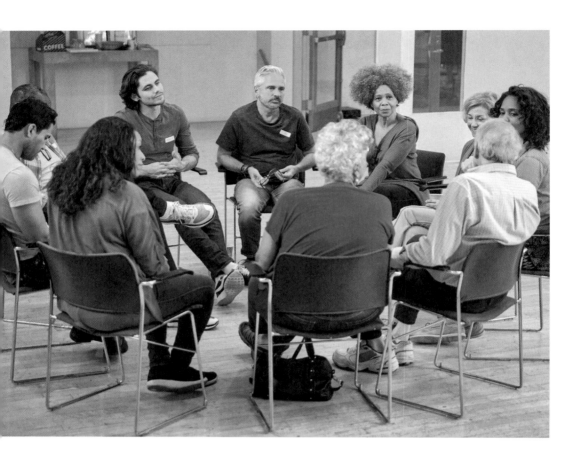

正式帮助

正式帮助来自可提供照护相关帮助的非营利或营利机构，包括家庭健康机构、各类社区活动和老年护理中心等。正式帮助也包括支持小组。

支持小组通常由有相似境遇的照护者组成。支持小组定期聚会，分享经验和交流前一段时间的情绪变化。这些会议通常由专业人士或受过训练的志愿者主持。

参加支持小组能让你有机会了解别人是如何处理你经历过的类似问题的。有时，你并不是在寻求新的想法或建议，你只是想和那些理解你的处境并能与你有共鸣的人待在一起。支持小组有很多种类，包括以下几种。

特定疾病小组 支持小组可以专门为痴呆患者的照护者设立，而特定疾病小组的设立目的更具体，例如专门针对路易体痴呆或额颞叶变性患者的照护者。

特定关系小组 特定关系小组会把具有特定照护关系的人聚集在一起。例如照顾配偶或伴侣的人、照顾父母的成年子女，或男性照护者等。

同伴领导的支持小组 这类小组的领导者是痴呆患者的照护者或以前当过照护者的志愿者，他们有相似的照护经验。

由训练有素的引导师领导的小组 引导师可以是社会工作者、健康教练、老年人的看护人员或其他专业人员等。

在线和电话护理小组 这类小组为不能参加面对面聚会，或者只能在下班后才有时间与他人交谈的人提供支持。你可以在网上找到各种各样的聊天室、博客和支持小组。

你可以基于自己对互联网的良好判断来选择支持小组，也可以请值得信赖的医学专业人士推荐支持小组。

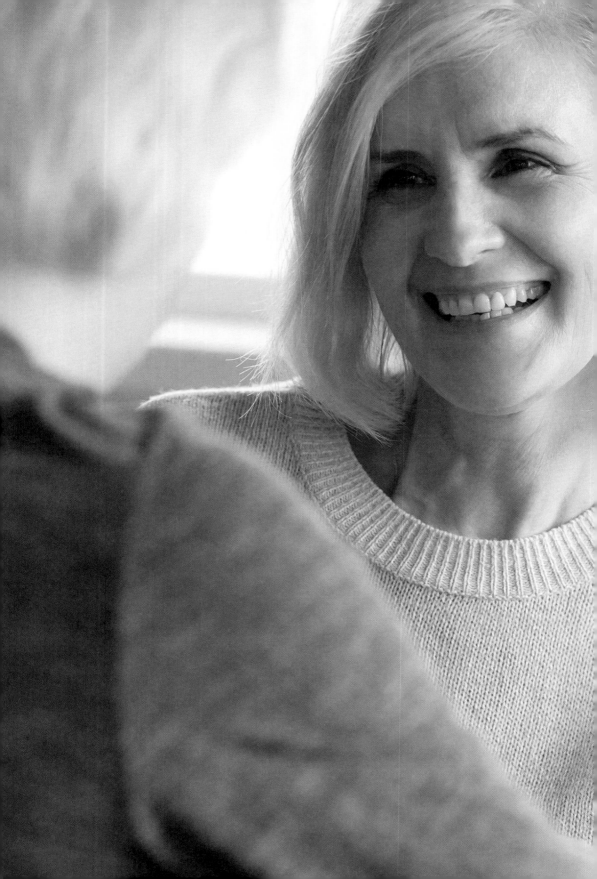

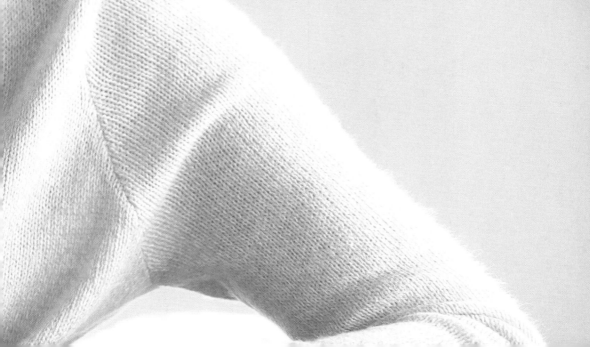

第六部分

任何人都需要的脑健康

　　我们一生都需要保持脑健康。脑的适应能力和生长能力贯穿人的一生，所以，在任何年龄段，我们都可以强化自己的脑。

　　可以通过运动来加强手臂和腿部肌肉的力量，同样地，可以通过学习新的生活技能、参加培训班、扩大自己的词汇量等方法强化脑，这些都是改善脑健康状态并使神经元保持活力的方法。

　　无论你现在处于哪个年龄段，从现在开始养成良好的健康习惯对脑健康都有益处。除了做一些针对思维能力的训练外，还有很多对整体健康有益的生活习惯，包括健康饮食、规律运动、充足睡眠和与他人保持良好的人际关系等，这些也有利于脑健康。

　　接下来的两章会介绍最新的研究成果，让你尽可能多地了解提升脑健康及预防痴呆发生的方法。

"尽管我们无法逆转脑中已出现的损伤，但是我们可以通过保护脑和滋养脑的血管来帮助预防痴呆。"

第19章

健康衰老

前面的章节已介绍了许多与衰老有关的脑的常见变化。随着年龄的增长，在思考能力和记忆力方面会有一些细微的变化，例如完成多项工作会变得更加困难，解决问题会花费更长时间。

脑会随着年龄的增长而逐渐衰老，尽管这种衰老并不意味着痴呆，但尽早采取保护脑的措施可以有助于保持脑健康，尽可能地预防痴呆。

保持脑健康的秘诀

研究人员发现，约有1/3的痴呆危险因素是可以人为控制的。从理论上讲，如果可以主动控制这些因素，那么出现认知问题的风险就可能降低。

目前尚未发现可以降低痴呆发生风险或延缓认知功能下降速度的有效方法。但研究表明，将生活方式和治疗结合起来有助于脑健康，在这方面的努力也许可以延迟或预防痴呆的发生。这一研究结果为改善脑衰老提供了依据。

保持脑健康是一个终生的过程，但这一点常被人们忽视。以儿童教育为例，早期学习可能为人的认知储备奠定基础。换句话说，学习能间接增强脑抵御有害变化的能力。人的认知储备的程度通常可以根据接受正规教育的年限来衡量。只要一生中不断地学习，认知储备就会不断增加，并且为脑提供保护。

控制全身性的危险因素对脑健康也有帮助，全身性的危险因素包括糖尿病、高血压、缺乏运动、吸烟等。在任何年龄段，控制这些危险因素都很重要，在中年时期尤为重要。只要平时关注身体健康，避免不良生活习惯，那么血管功能就可以得到保护，这有助于预防晚年时的认知功能下降。促进血液循

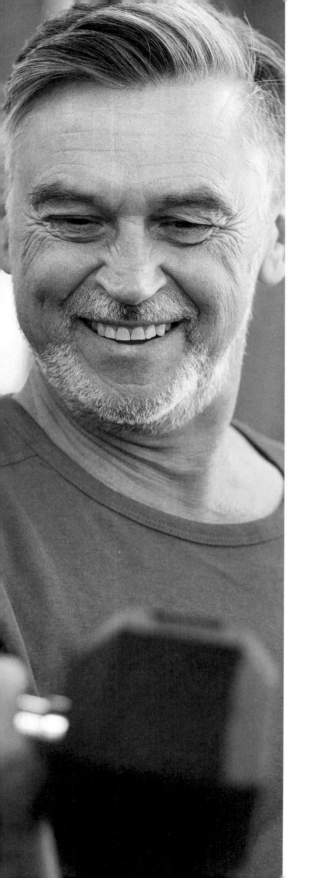

环对心脏和脑都有好处。

下文将要介绍的知识已被研究证实可以促进脑健康，并且这种促进作用可以终生存在。

认知储备

如果一个人被告知脑内出现了一些改变，例如，和记忆相关的区域出现萎缩，而这种改变常常出现在痴呆患者身上，他（她）多半会十分沮丧。但是，并非所有具有痴呆患者的特征性脑改变的人都会有痴呆的表现。这是为什么？

两个人脑内都存在数量相近的阿尔茨海默病患者的特征性β-淀粉样斑和神经原纤维缠结，其中一人可能表现为明显的记忆力减退，而另一个人完全没有记忆力问题。专家认为，这两个人之间出现症状差异的原因是他们的认知储备不同。简单地说，认知储备是脑应对或适应脑部改变的能力，例如应对痴呆相关的脑部改变的能力。

在人的一生中，认知储备在不断增加，这可以抵消一些可能导致痴呆的脑部变化。专家认为，参与一些可以加强认知储备的活动可以弥补一些脑部病变所致的功能缺失。其中对脑来说难度中等的活动对增加认知储备最有帮助。

无论你是否生来就具有良好的认知功能，你都可以通过学习新技能、读

脑力训练

什么类型的活动可以用于"脑力训练"？一些活动被认为可以改善某些脑功能，例如记忆力、语言表达能力和脑的处理速度。这类活动通常是重复的记忆和推理练习。这些活动可以由计算机指导完成，也可以一对一或在小组内完成。

既往研究显示，并没有证据证实这类活动能够改善认知功能。脑力训练产品被广泛宣传为可以给脑带来活力，它们确实可能在某些方面起到短暂的效果，例如推理能力、决策能力和语言表达能力。但目前为止没有证据表明它们可以长期改善痴呆症状或阻止痴呆进展。

但专家认为，终生坚持进行脑力训练会对我们大有裨益。接受良好的教育，做一些用脑的工作，参与智力游戏或社交活动等都有助于脑健康。

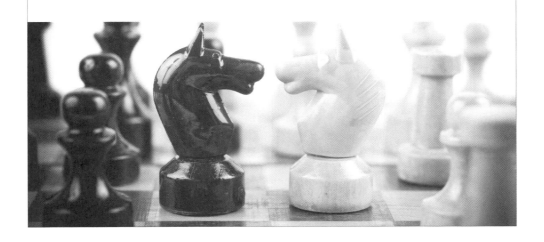

书、学习音乐，甚至练习正念等活动来建立认知储备。你在学习上花费的时间越多，你的脑神经元网络就越发达，神经元之间的联系越紧密。强大的神经元网络能够更好地修复可能导致痴呆的神经元损伤。

体育运动

虽然我们尚不清楚体育运动是如何改善记忆力或延缓认知功能下降的，但进行体育运动的确有帮助。

在一项研究中，志愿者被分为两

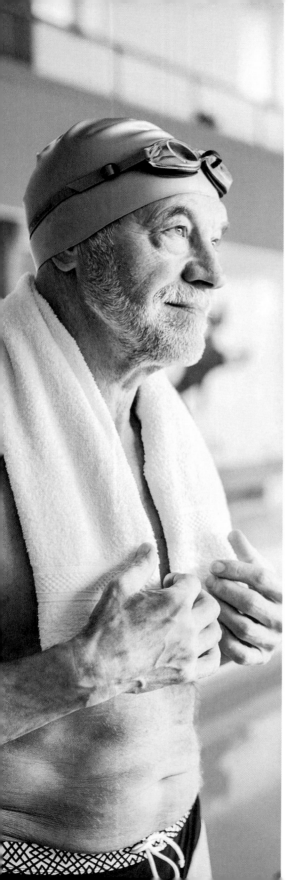

组。一组进行有氧运动，另一组仅做运动量很小的拉伸和平衡练习。一年后，进行有氧运动的志愿者的海马（脑的记忆中枢）体积更大。

在另一项研究中，研究人员发现，如果携带阿尔茨海默病致病基因的人每周运动超过150分钟，痴呆可能延迟几年才发生；而对那些每周运动时间少于150分钟的人来说，其疾病进展则较快。虽然目前我们还不清楚运动是否能降低阿尔茨海默病的发生风险，但这项研究表明它可能延缓疾病的进展。

为什么体育运动如此重要？专家认为，运动能促进血液循环，有助于脑的滋养。血液循环能提供营养、带走废物，从而保护脑。随着年龄的增长，脑中神经元间连接的缺失会逐渐出现，而体育运动可以减少这类缺失。

对那些定期进行体育运动的人来说，他们出现认知功能下降的可能性较小，因此他们患有痴呆的概率也较低。进行体育运动还有助于改善痴呆的其他危险因素，如高血压、糖尿病和高胆固醇血症等。它还可以增强免疫力，减少炎症反应。

然而，只增加运动时间是远远不够的，只有把运动作为整体健康计划的一部分，运动才能达到最佳效果。还有一点很重要，并不是所有的研究都表明运动可以帮助降低痴呆的发病风险，但运动带来的好处并不局限于脑健康，而是和全身健康都有关。

美国卫生与人类服务部建议：为保证健康，成年人每周应进行至少150分钟中等强度的有氧运动或75分钟高强度的有氧运动，或两者结合。力量训练也很重要。美国最新的健康指南建议，每周应做至少两次针对身体主要肌群的力量训练。

如果想获得更好的运动效果，可以每周进行至少300分钟中等强度的有氧运动或150分钟高强度的有氧运动，或者两者结合。

可以和朋友一起散步，参加健身课程，或在社区活动中参加舞蹈课程，所有这些活动都是体育运动。记住，即使只去参加一个小活动，也比什么都不做要好。

血压的管理

中年时期患有高血压会增加老年时患痴呆的风险。控制血压水平有助于保持血管健康，这对预防血管性认知障碍尤其重要。当流向脑的动脉血管变窄或被阻塞时，就会发生血管性认知障碍。脑卒中会影响脑的血供，同样可以导致血管性认知障碍。无论是哪种情况导致的痴呆，高血压都是重要的危险因素。

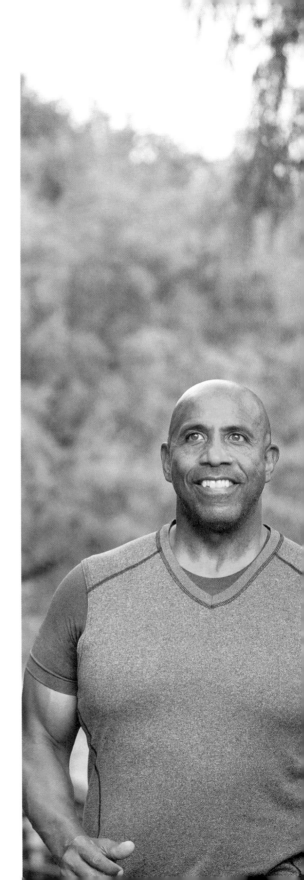

"血压水平升高会导致动脉对组织细胞的血流供给减少。"

血压水平升高会导致动脉对组织细胞的血流供给减少，继而可导致脑卒中或难以察觉的隐匿性脑卒中。

随着时间的推移，脑卒中会导致血管损伤。这种损伤会阻碍脑的血流供给，从而使脑的不同区域出现功能障碍，甚至导致部分区域完全停止工作。事实上，研究人员发现，65岁以上的高血压患者脑中的血管损伤比非高血压患者的更多。

血管健康对脑健康如此重要的原因在于，血管如果出现异常，就不能为脑神经元提供正常运作所需的氧气和营养物质。控制血压水平有助于防止这种连锁反应的发生。

尽管当前指南建议标准血压水平应低于130/90 mmHg，但正如我们已经了解到的，将血压控制在更低的水平更有助于预防痴呆。实际上，研究人员发现，将收缩压（血压读数中的较高数字）降至120 mmHg以下可以降低发生认知障碍的风险。

健康的饮食习惯和定期进行体育运动等生活方式都是降低血压水平的不错方法。必要时则需要药物治疗。研究表明，用药物治疗高血压可以降低认知功能下降的风险。

社交孤立

以往的研究表明，社交孤立与较差的健康状况相关。社交孤立表示与他人接触很少，或者除配偶、家人、朋友和同事以外没有更多社会接触。

社交孤立会增加思维能力和记忆力下降的风险，还会增加患阿尔茨海默病的可能性。在一定程度上这可能是因为脑缺乏活动，导致认知功能快速下降。此外，社交孤立还可能增加患阿尔茨海默病相关疾病的风险，如高血压、心脏病和抑郁症等。

社交孤立还与不健康的生活习惯有关，如吸烟、缺乏足够的运动等。这些习惯会让人承担更高的认知障碍风险。社交孤立既是阿尔茨海默病的危险因素，也可能是该疾病的症状之一。

保持社交联系在很多方面对脑健康都有好处。它能增加认知储备，有助于脑抵御与衰老相关的变化。此外，一个人的社交圈越广，花在社交上的时间和精力越多，那么这个人的思维能力就会越强。随着年龄的增长，他们的思维能力下降程度也较低；经常参与社交活动的人出现记忆相关问题的可能性要低很多。

事实上，如果一个人有社交伙伴并且常常联系，那么他出现记忆相关问题的风险可能会减少一半。

研究还表明，与他人互动对保护脑免受痴呆相关的化学物质的损害有积极作用，这种作用在阿尔茨海默病中更明显。

你的社交伙伴人数，人际关系如何，以及与社交伙伴联系的频率高低，这些都会对脑功能产生影响。社交是一种保持脑健康、阻碍痴呆相关脑改变发生的重要途径，这一点在中老年时期尤为显著。

任何人随时都可以进行社交，而且参与社交可能对认知有益处。在与他人，包括家人、朋友、邻居、同事和社区工作人员等进行交流互动时，你的情绪可以得到改善，视野会变得更开阔，同时这也是对认知的一种训练。所有的这些行为都会对认知功能产生积极的影响。社会参与度被认为是衡量幸福感的一个有力预测指标，一些专家认为应将提高社交参与度纳入痴呆预防计划的一部分。

睡眠质量与痴呆的关系

充足的高质量睡眠对身体健康和幸福感至关重要，这一点已是老生常谈了，而就降低痴呆的风险而言，良好的

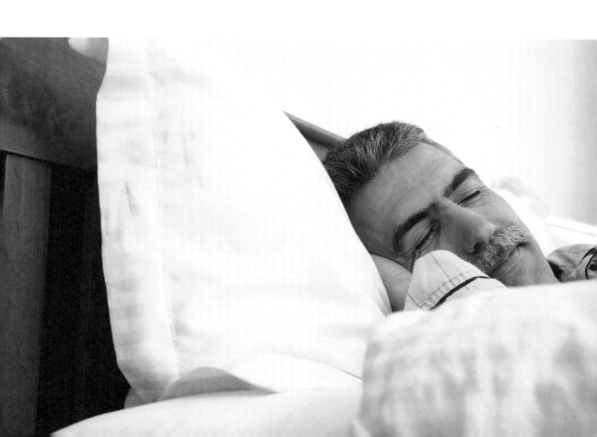

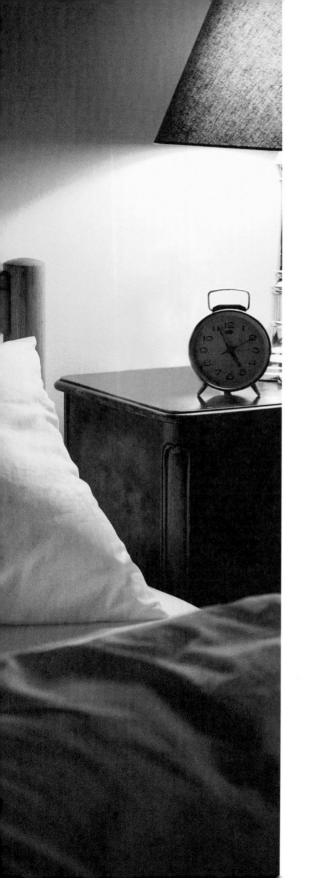

睡眠同样非常重要。

　　研究表明，常年缺乏高质量的睡眠可能增加痴呆的发生风险。一项研究结果显示，睡眠质量一直较差的人更容易患痴呆。睡眠不足的人患阿尔茨海默病的可能性比对照组高两倍。

　　睡眠为何如此重要？

　　我们已经学过，β-淀粉样蛋白沉积是阿尔茨海默病的常见病理改变。这些蛋白沉积会加速脑神经元死亡。在睡眠期间，人体会清除脑的β-淀粉样蛋白和其他有害物质。如果没有良好的睡眠，尤其是长期睡眠不足时，这种清除过程可能无法正常进行。

　　缺乏良好的睡眠也会以其他方式增加患痴呆的风险，例如，缺乏睡眠会增加高血压和糖尿病等疾病的发生风险，从而使我们更有可能患上痴呆。此外，睡眠呼吸暂停也可能增加痴呆的发生风险。这是一种睡眠障碍，表现为在睡眠期间反复出现长时间呼吸暂停。患者通常一整夜都在打鼾，在起床后会有明显的疲惫感。睡眠呼吸暂停会导致体内血氧水平下降，使脑得不到充足氧供，从而导致海马萎缩。

　　基于上述原因，解决睡眠问题和提高睡眠质量可能有助于提高认知功能。至于改善睡眠是否能降低阿尔茨海默病的风险，这一点仍在研究中。但考虑到所有的潜在益处，我们仍然倡导规律

"在任何年龄段养成健康生活习惯都对健康有益，什么时候开始都不晚"

的、高质量的睡眠。下面这些简单方法可以帮助你获得优质睡眠。

设置睡眠时间表

设定每天固定的睡觉和起床时间。工作日和周末的时间设定应保持一致。

创建适宜的睡眠环境

凉爽、黑暗、安静的房间最适合睡眠。在睡前至少半小时内要避免使用电子设备，这也有助于提高睡眠质量。

注意睡前饮食

饥饿或过饱都会影响睡眠质量，临睡前喝酒或喝咖啡同样不利于睡眠。

培养良好的生活习惯

定期进行体育运动，要有一定量的户外活动，还要控制午睡时间，做好压力管理，这些对保持良好的身体状态都很重要。养成这些习惯可以帮助你获得良好的睡眠。

痴呆的预防

尽管我们无法逆转脑中已出现的损伤，但是我们可以通过保护脑和滋养脑的血管来帮助预防痴呆。保持血管健康是降低痴呆发生风险的途径之一。在对阿尔茨海默病患者的研究中发现，控制过高的血压水平、过高的胆固醇水平、过高的血糖水平，减少或不再吸烟，可以降低动脉粥样硬化等血管疾病的风险，有助于延缓与阿尔茨海默病相关的思维能力的下降。

降低脑卒中的发生风险

痴呆是由脑部疾病引起的，其中最常见的是阿尔茨海默病，其次是血管性认知障碍。血管性认知障碍的病因与心脏病、脑卒中相似，同样累及血管。

控制心脏病和脑卒中的危险因素，有助于降低痴呆的发生风险。把胆固醇、血压和血糖控制在正常水平，不吸烟，维持健康的体重以及定期运动，这些都是保持健康的方法。

即使脑已经出现痴呆相关的变化，这时候做好脑卒中的预防工作仍然非常重要，因为这可能阻止痴呆的进展。在一项纳入了700名天主教修女的长期随访研究中，研究人员发现患有脑卒中的修女更容易出现痴呆，而对没有发生过脑卒中的修女来说，即使她们的脑内已经存在痴呆相关的病理改变，她们也不太可能出现痴呆。

建议尽早养成保护血管的习惯，并长期保持这一良好习惯。如果在年轻时血管的健康状况就已经恶化，那么以后也很难恢复。脑血管受损会增加患痴呆的风险。如果血管的健康状况在成年后和中年时保持良好，那么随着年龄的增长，它们仍然保持健康状态的可能性会更大。

这并不是说到老年时才养成健康的生活习惯对健康没有帮助。在任何年龄段养成健康生活习惯都对健康有益，什么时候开始都不晚。但是，越早开始健康生活，获益越多。

控制血压 正如你已经了解的，控制血压有助于预防脑卒中，从而降低患痴呆的风险。

不要吸烟 吸烟会影响心脏功能，从而增高脑卒中的发生风险。此外，烟草的烟雾中存在神经毒素，可能伤害脑，更可能导致脑卒中。在戒烟几年后，脑卒中的发生风险可以降低至非吸烟者水平。

虽然戒烟从来都不是一件容易的事，但是戒烟方式有很多种，包括药物治疗和非药物治疗。成功的戒烟计划常常需要同时使用药物治疗和非药物治疗。常见的戒烟方法包括尼古丁替代疗法、安非他酮药物疗法、认知行为疗法和正念练习治疗。

控制糖尿病 因为糖尿病会损害血管，所以糖尿病患者更容易患脑卒中。治疗糖尿病有助于降低脑卒中的发生风险，进而降低痴呆的发生风险。合理饮食、进行体育运动、保持健康的体重，以及药物治疗都有助于控制血糖水平。对脑卒中患者来说，控制好血糖水平将有助于减少脑部损害。

糖尿病与痴呆的相关性还与炎症机制有关。血糖水平过高可能引起脑中炎症反应增加，从而导致脑功能障碍。

另外，老年时期起病的糖尿病似乎也与痴呆的高发生风险有关。这也是现在的研究热点之一。

维持健康的体重 超重会导致许多脑卒中的危险因素，包括高血压、心脏病和糖尿病等。仅减掉4.5千克体重就可以降低血压水平，减少患痴呆的风险。

维持健康的体重还可以通过其他机制降低患痴呆的风险。研究表明，肥胖与代谢综合征有关，而代谢综合征会导致脑难以清除自身的β-淀粉样蛋白。维持健康的体重有助于减轻代谢综合征，从而促进β-淀粉样蛋白的清除。

维持健康的体重还有助于减少许多与认知相关的危险因素，例如，减重可以减少炎症反应的发生。

值得注意的是，身体质量指数（BMI）≥30本身就与认知障碍风险增加相关，这一点在中年群体中尤为明显。

遵循健康的饮食 规律的体育运动和健康的饮食是控制和保持体重的关键，在后面你会读到更多关于体育运动的内容。至于饮食方面，研究人员认为地中海饮食可能有助于减轻体重和预防痴呆。

此前，你已经了解到，地中海饮食的特点是富含水果、蔬菜、橄榄油、豆类、谷物和鱼类，这对全身及脑健康都有利。研究人员发现，地中海饮食还有助于降低痴呆的发生风险。

采用地中海饮食的人似乎比其他人患阿尔茨海默病的可能性更小。研究还表明，坚持地中海饮食可能延缓人体的衰退，降低患轻度认知障碍的风险，并阻止轻度认知障碍发展为阿尔茨海默病。

地中海饮食选取的食物可能是其降低痴呆发生风险的原因之一。选择健康的食物可以降低胆固醇和血糖水平，有助于保护血管，进而降低患脑卒中、轻度认知障碍和阿尔茨海默病的风险。地中海饮食还可能预防与阿尔茨海默病有关的脑组织萎缩。

鱼是地中海饮食的主要组成部分。*ApoE*基因是阿尔茨海默病的风险基因，研究表明，如果携带这种基因的人经常吃海鲜，那么他们脑中的阿尔茨海默病的相关改变也会减少。

但是海产品有一个值得关注的地方，那就是它的汞含量。汞是一种毒素，汞含量过高可以伤害脑。考虑到这一点，目前的研究关注海产品的摄入量与痴呆风险的相关性。研究表明，食用适量海产品，即使汞含量较高，仍然有助于减少脑出现阿尔茨海默病相关的病理改变。

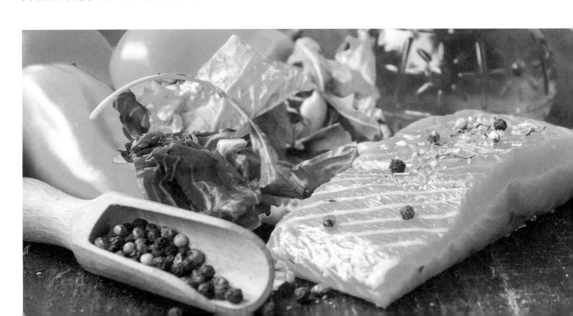

"经常运动的老年人更有可能保持思维能力不衰退。"

规律运动 虽然目前还缺乏有力的证据证明运动可以防止认知功能下降或预防痴呆的发生，但一些研究发现，运动对脑有显著的保护作用。运动越多，似乎受益也会越多。

一般来说，和不经常运动的老年人相比，经常运动的老年人更有可能保持思维能力不衰退。

在一项针对60岁及以上未患阿尔茨海默病的健康人群和早期阿尔茨海默病患者的研究中，心肺功能较好的人更少发生脑萎缩，而脑萎缩正是痴呆的一个关键标志。

心肺功能是个人健康状况的衡量指标，它表示进行体育运动时氧气在全身的循环情况。心肺功能的强弱和耐力相关。

进行有氧运动可以提高耐力，改善血管和心脏健康，降低脑卒中的发生风险。有氧运动还有助于降低血压水平，控制体重、血糖水平，减轻压力，提高平衡能力，降低跌倒的风险。

只要你喜欢并坚持有氧运动，那么任何一种有氧运动都会对你有帮助。人们常常选择散步作为运动的方式，其实只要是能让你的呼吸和心跳稍稍加速的活动都是不错的选择。

研究证明运动可以增加海马的体积。海马往往会随着年龄的增长而萎缩，从而增加患痴呆的风险。有氧运动似乎可以逆转老年人的海马萎缩，从而改善记忆力。

控制压力 当你面临压力时，激素水平激增会使血压水平暂时升高，血管收缩。尽管尚无证据表明压力本身会导致长期的高血压，但压力可能和高血压的危险因素有关。例如，在面对压力时，有些人会滋生不健康的习惯，如吸烟、酗酒、不健康的饮食等，这些习惯都可能导致高血压。

与之相对的是，深呼吸、运动、冥想、瑜伽和简化日程安排等都是减轻压力的健康方式。这些都有助于减少高血压的发生。

适度饮酒 饮用少量至中量的酒可能减少患脑卒中的风险，过量饮酒会使脑卒中的患病风险增加。过量饮酒还会增加高血压的发生风险，从而使脑卒中的发生风险更大。过量饮酒还会增加患痴呆和认知功能衰退的风险。

服用B族维生素 维生素B_6、维生素B_{12}和叶酸可以协同降低血液中的同型半胱氨酸水平。血液中这种蛋白质过多会增加血管受损的风险。但是尚无直接证据表明B族维生素可以预防脑卒中或血管性认知障碍。

维生素B₆每天的服用量不要超过100毫克。目前，世界卫生组织并不推荐使用B族维生素和其他营养补充剂来预防认知功能下降或痴呆。

不使用违禁药物　许多违禁药物会增加脑卒中的发生风险。

痴呆药物治疗有帮助吗

虽然胆碱酯酶抑制剂和美金刚等药物对痴呆患者有益，但目前不建议将它们用于预防痴呆，也不建议用于治疗其他认知功能问题。一些临床研究着眼于阿尔茨海默病的治疗药物是否具有预防作用，例如是否可以阻止轻度认知障碍进展为痴呆。研究显示，这些药物没有预防痴呆的长期作用，也不能终止轻度认知障碍发展为痴呆。

小结

改变原有的习惯和生活方式需要时间。但是，只要选择改变，哪怕只改变一点点，也有助于改善和保护思维能力和记忆力。

首先，你需要回顾已经学到的知识，并与你现在的习惯和生活方式对比。本书中介绍了很多可以促进脑健康的习惯，你是否已经将其融入到了自己的日常生活中？你需要知道自己都做过哪些努力，并且为自己的付出"点赞"。

其次，你需要注意寻找还有哪些地方可以改进。你可以把那些可以改进的行为习惯罗列下来，然后看看有没有什么想要培养的新习惯，并试着改变自己。

你能否采用简单的方法来达到上述目的，让自己拥有更加健康的生活状态？例如，加入一个读书俱乐部，在这儿你可以和更多的人交流。或者，试着每天多出去走走，逐渐养成散步的习惯。或者，你还可以向你的医生询问戒烟的方法。这些方法都对你的脑健康有所帮助。

最后，如果你想在多个方面改变自己，那么你可以先从一个方面入手，从而避免让自己有太大压力和失去信心。要对自己有耐心，先易后难，一步一步来。

"阿尔茨海默病和其他类型的痴呆的研究仍在进行中。"

第20章
研究和趋势

上一章介绍了许多和脑健康相关的因素，以及在逐渐衰老时可以采取什么措施来保持脑健康。目前，研究人员仍然在寻找最好的、有利于脑健康的方案。从理论上来说，为了保持脑健康，最好尽早开始健康生活，但实际上什么时候开始都不晚。因为保持脑健康是终生的任务。

研究人员在关注如何治疗痴呆的同时，还在研究痴呆是如何发生的，为什么会发生，以及如何预防痴呆的发生。

美国计划在2025年之前改善痴呆的预防和治疗现状，这项研究非常重要。这项研究被称为"应对阿尔茨海默病的国家战略计划"（National Plan to Address Alzheimer's Disease），这项研究有四个目标：第一，找到预防和治疗阿尔茨海默病和其他类型痴呆的有效方法；第二，改进对痴呆患者的照护方式；第三，加大对痴呆患者及其家庭的支持力度；第四，向公众普及痴呆及其病因的知识，从而提高公众对痴呆的了解。

人们在预防和治疗痴呆方面做了很多努力，这些努力和付出都很重要。目前全世界约有5000万人患有痴呆，到2050年这个数字可能会增加两倍。

本章将重点介绍痴呆研究的主要趋势，包括痴呆的现状和未来的发展方向。研究人员的每一次努力都为找到治疗和预防痴呆的方法带来了新的希望。

在症状出现前发现阿尔茨海默病

很多研究都致力于在阿尔茨海默病和其他神经系统退行性疾病的早期阶段，也就是在症状出现之前做出诊断。

一些研究人员认为,在疾病早期,即脑还没有受到不可逆的伤害之前就给予药物治疗,可能是最有效的。早期诊断还可以进行预防性治疗,从而阻止病情的进展。

在前面你已经了解到,实际上,在临床症状出现很早之前,阿尔茨海默病的病理改变就已经出现。这个阶段被称为临床前阶段。

通常,临床前阶段的阿尔茨海默病仅在研究中才能确定。但如今,应用脑成像技术可以发现阿尔茨海默病特征性的tau蛋白和β-淀粉样蛋白的沉积,从而识别出处于临床前阶段的人群。随着诊疗技术的进步,识别出这些早期蛋白沉积变得尤为重要。

下文讲述了与认知功能下降有关的最新危险因素,以及研究人员如何利用这些发现来尽早明确认知障碍的病因。

认知功能下降的最新危险因素有哪些

研究人员认为,那些认为自己的认知功能下降的人,即使认知评估结果正常,他们将来患轻度认知障碍和阿尔茨海默病的风险也会更高,这被称为"主观认知障碍"。

近10年的回顾性数据分析结果表明,一些有主观认知障碍的人的认知评估结果未显示认知功能下降,但是脑部生物标志物检测提示这些人处于阿尔茨海默病的早期阶段。

因此,区分主观认知功能下降和典型的认知功能下降并没有任何实际意义。但是,对于主观认知功能下降的人群,我们建议他们进行进一步检查,因为这些人在未来有更高的认知衰退险。

睡眠与痴呆之间的联系

在上一章,你已经了解到,充足、规律、连续的睡眠可能有助于预防痴呆。一些研究表明,睡眠不足的人患痴呆的可能性是正常人的两倍。研究人员正在进一步研究睡眠和痴呆的相关性。

目前的研究表明,睡眠质量可能影响脑中tau蛋白和β-淀粉样蛋白的水平,而这两种物质都与阿尔茨海默病有关。睡眠有助于清除脑中的β-淀粉样蛋白,减少其沉积,并预防阿尔茨海默病的发生。

考虑到这一点,研究人员越来越多地关注睡眠在预防痴呆中的作用。虽然还需要更多研究,但是,人们现在已经对改善睡眠质量有助于延缓、甚至预防痴呆相关变化这一观点达成共识。

研究人员检测了一组认知水平在正常范围内的成年人睡眠时的脑电波,以寻找睡眠质量与脑中tau蛋白、β-淀粉样蛋白水平的相关性。研究发现,在

50～60岁的人群中，睡眠不好的人在老年时期更容易出现脑内β-淀粉样蛋白沉积；在60～70岁的人群中，睡眠少的人更容易出现脑内tau蛋白沉积。

虽然，脑内出现β-淀粉样蛋白和tau蛋白的沉积并不一定会发展为痴呆，但是，睡眠质量不佳会导致脑内出现痴呆相关的病理改变。

除了夜间睡眠质量不佳，白天感觉困倦也可能是痴呆的又一个危险因素。

研究人员发现，一些看起来很健康的人脑内却有更多的β-淀粉样蛋白沉积，这些人容易在白天感到疲惫。治疗白天过度嗜睡可能有助于提高认知功能，而这是否能延缓或阻止脑中阿尔茨海默病相关病理改变的进展目前尚不可知。

前景光明的阿尔茨海默病的血液检查

前面已经介绍，研究人员正在研究一些检查方法，希望能在阿尔茨海默病的症状出现之前做出诊断。目前，大部分已经完成的研究集中于生物标志物和基因突变。研究人员希望通过这些检查方法达到早期诊断的目的。

虽然阿尔茨海默病的病理改变可以在脑脊液检测中找到，但是，这种检测方法需要在患者的后背插入一根小

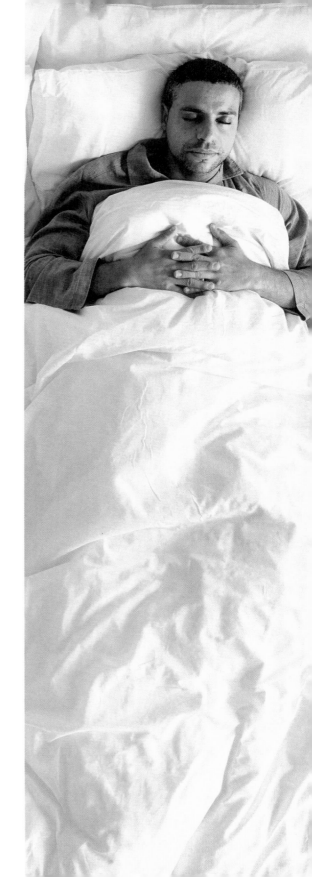

针，即腰椎穿刺。正电子发射断层成像
（ positron emission tomography，PET ）
也是一种检查方法，它可以显示与阿尔
茨海默病相关的β–淀粉样蛋白沉积。
但是，PET检查比较昂贵且有辐射，也
不是每家医院都可以完成。

基于以上原因，血液检查是一个有
前景的研究领域。这是一种更简便、更
经济的检测方法，用于诊断阿尔茨海默
病或其他类型的痴呆。研究人员正在研
究血液中可能与阿尔茨海默病有关的物
质，努力开发血液检查的方法。

代谢物检查是其中的一种。代谢物
是人体维持生命所需要的代谢过程的产
物。代谢能帮助细胞生长、繁殖，并维
持细胞的健康。它还有助于排出体内毒
素。研究人员在患有阿尔茨海默病的人
的血液和脑中发现了26种代谢物。基于
这些发现可能研发出诊断和治疗阿尔茨
海默病的新方法。

β–淀粉样蛋白的血液检查也在研究
中。研究人员认为，可以用血液中的β–
淀粉样蛋白作为筛查工具，从而判断患
者脑内是否存在β–淀粉样蛋白，并且预
测未来发展为阿尔茨海默病的可能性。

对医生来说，血液检查可能更加简
便实惠。它可以帮助医生做出阿尔茨海
默病的诊断，或者预测患阿尔茨海默病
的风险。它也可以帮助医生筛选合适的
患者来参加新型治疗方式的临床研究。

由于血液检查的价格便宜且微创，它还
可以用于大范围的人群筛查。

一种测量tau蛋白含量的血液检查
方法也在研究中。和β–淀粉样蛋白的
血液检查类似，检测血液中tau蛋白的
水平可能有助于判断脑中是否有tau蛋
白沉积，tau蛋白也是阿尔茨海默病的
一种重要生物标志物。

和β–淀粉样蛋白的血液检查类
似，tau蛋白的血液检查可以用于阿尔
茨海默病的筛查。这是一种创伤较小、
成本较低的检测方法，可以用于人群筛
查，筛选出需要进一步做检查的患者。

血液检查可以帮助医生筛查和诊断
痴呆，从而使需要治疗的人能够尽早获
得治疗。

路易体痴呆的研究进展

路易体痴呆是第二大神经系统退行
性痴呆，常常被误诊。患者的起病方式
可能不同，症状和出现时间各异，容易
与其他类型的痴呆相混淆。

研究路易体痴呆的症状具有挑战
性，找到早期诊断方法意味着能把握住
最佳治疗时机。

研究人员了解到，路易体痴呆的某
些症状可能在诊断前早已出现。例如，
色觉识别能力的变化可能在获得诊断的
12年前出现。快速眼动睡眠行为障碍

"血液检查可以帮助医生筛查和诊断痴呆。"

可能在认知症状出现50年前就已发生。快速眼动睡眠行为障碍会导致一个人在睡觉时经常做令人不愉快的梦，大喊大叫，还常常伴有剧烈的手臂和腿部动作。

目前，研究人员正在对快速眼动睡眠行为障碍患者进行追踪研究，寻找生物标志物的线索，以判断可能患上路易体痴呆的人群以及发病时间。

研究人员还在研究新的方法来帮助医生明确路易体痴呆的症状，从而达到早期诊断、早期治疗的目的。一般认为，早期治疗才有可能获益。医生们也在路易体痴呆的挑战中艰难地探索着。他们对这种疾病了解不多，处理一系列非常复杂的症状时也感到很棘手。

英国"路易体痴呆的诊断和治疗"（Diagnosis and management of dementia with Lewy bodies）研究计划中提供的清单可能对你有所帮助。

这是一项英国国家卫生研究院资助的由剑桥大学和纽卡斯尔大学合作完成的研究成果。

该清单包含一些用于筛查的问题，能帮助医生判断被测试者是否具有路易体痴呆的4个核心特征（已在第10章中讲过），包括认知改变、快速眼动睡眠行为障碍、幻视和帕金森症状。

研究人员也在寻找路易体痴呆的早期诊断方法。例如，科学家目前正在研究是否可以通过检测脑脊液中的α–突触核蛋白水平来诊断路易体痴呆。此外，研究人员正在试图通过皮肤活检发现α–突触核蛋白的变化。这可能有助于筛查路易体痴呆。

心率变异性也是一个值得研究的领域，是衡量心率快慢的指标。研究表明，心率变异性测试可以预测轻度认知障碍患者是否会进展为路易体痴呆或阿尔茨海默病。

朊蛋白和神经系统退行性疾病

朊蛋白是一种存在于动物和人脑中的天然蛋白质。朊蛋白通常无害，但当它们发生变异时，就会引起毁灭性的疾病。朊蛋白常与罕见的、致命性的脑部疾病有关，例如克-雅病等。目前研究人员认为，一些常见的疾病，例如阿尔茨海默病可能存在类似的病理过程。

前文提到，痴呆的发生一般起始于蛋白质的异常沉积。蛋白质异常沉积并损害健康的细胞，使它们停止工作并死亡。不同的蛋白质对应着不同类型的痴呆，例如，β-淀粉样蛋白是一种与阿尔茨海默病有关的蛋白质。

β-淀粉样蛋白、tau蛋白、α-突触核蛋白和朊蛋白之间的关系是当前神经系统退行性疾病研究的热门方向之一。像朊蛋白一样，α-突触核蛋白和tau蛋白也会错误折叠，并可能导致脑中的其他细胞错误折叠。这些蛋白改变可以导致思维和推理能力的变化。在阿尔茨海默病和路易体痴呆中，这种变化的速度明显比在克-雅病中缓慢。

研究人员认为，这种蛋白异常可能是阿尔茨海默病和路易体痴呆的关键病理改变。如果朊蛋白和β-淀粉样蛋白、tau蛋白、α-突触核蛋白的改变相似，那么它们可能还具备其他共同特征。研究人员还在继续研究朊蛋白与其他类型痴呆相关蛋白质之间的相似性。他们的研究有助于为医生提供痴呆疾病早期的更多信息，有利于痴呆的早期诊断和治疗。

感染和神经系统退行性疾病

长期以来，研究人员一直在探究某些感染是否会导致阿尔茨海默病的发生。

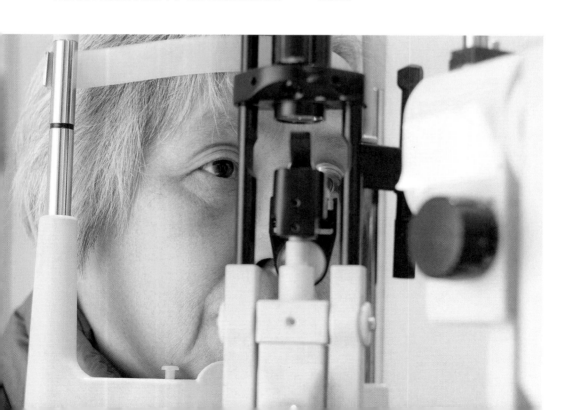

30年前，研究人员在阿尔茨海默病患者的脑中发现了疱疹病毒。疱疹病毒包括水痘–带状疱疹病毒。小范围的研究表明，疱疹病毒可能增大痴呆的风险，而治愈后这种风险几乎消失。

这些病毒是否在阿尔茨海默病的发展中起作用？我们还需要进行更大规模的研究来给出最终答案。

牙周疾病

研究表明，患有牙周疾病的老年人发生阿尔茨海默病和认知功能下降的风险较高。虽然原因尚不清楚，但这似乎与某些导致牙周疾病的细菌有关。这些细菌可能侵入脑导致炎症，从而引起阿尔茨海默病。

这是一个亟待深入研究的领域，但很多信息都是未知的。在确认这种可能的关联之前还需要进行更多的研究。

肠道健康和痴呆

人体内有30万亿～50万亿个细菌，肠道中的细菌最多。有益的肠道细菌可以分解营养物质和药物，帮助免疫系统抵御感染，保证消化系统的正常运行。

然而，肠道中也存在有害细菌。肠道中太多的有害细菌与疾病有关，包括关节炎、肠易激综合征、癌症和抑郁症等。

肠道细菌的微妙平衡可能与脑健康息息相关。菌群平衡可以保障血脑屏障牢固。一些研究人员认为，这种细胞保

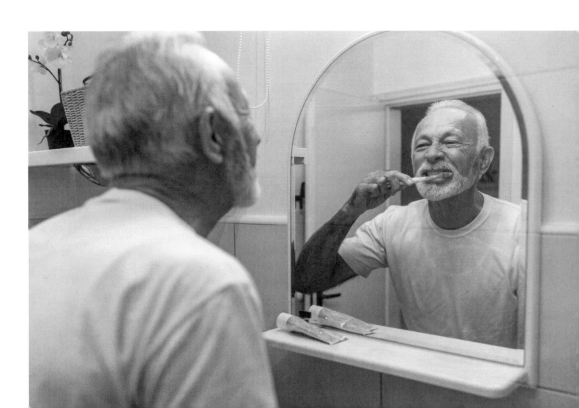

护层可以阻止有害物质，例如诱发阿尔茨海默病的物质最先进入脑。研究还表明，保持肠道菌群平衡可以减少脑中的β-淀粉样蛋白，这对阿尔茨海默病患者可能有所帮助。

关于肠道健康与脑疾病的关系，研究人员尚未达成一致观点。这方面的研究不是很多，大家对此的了解尚浅。

饮食是培养肠道健康菌群、降低痴呆风险的重要途径。研究表明，富含饱和脂肪酸和胆固醇的饮食会增加痴呆的发生风险。研究人员认为，部分原因是这种饮食可能导致肠道中菌群失调。高脂肪含量的饮食也可能影响学习能力、记忆力和思维能力。这些发现提示我们，及时改变不良饮食习惯，不仅可以改善健康状况，还可以减少痴呆的发生。

目前的研究结果尚不支持临床试验，我们还需对肠道健康与痴呆的关系进行更多研究。

基因疗法

你很可能已经对基因疗法有所了解。这种疗法通过改变身体细胞中的基因来治疗或阻止疾病的发生。基因疗法有望治疗一系列疾病，包括癌症、心脏病和糖尿病等。研究人员认为，基因疗法有朝一日可能会被用来治疗痴呆，甚至可能阻止痴呆的发生。

基因疗法有很多种，它们都可以用来治疗疾病或帮助身体对抗疾病。其中一种方法是在某些基因有机会在体内引发疾病前就将其关闭。这种基因疗法，从根本上阻断了疾病的发生，有助于维持细胞健康。

反义疗法（Antisense therapy）是基因疗法的一种。它利用小片段DNA或RNA改变细胞内具有致病性的特定遗传物质。这些小片段DNA或RNA称为反义寡核苷酸或反义制剂。它们在基因产物造成损害之前对其进行干预，从而阻止疾病发生。

临床试验中已经应用反义疗法治疗神经系统退行性疾病，如亨廷顿病和肌萎缩侧索硬化，并取得了初步成功。研究人员也因此受到启发，而致力于研究如何利用反义疗法来治疗和预防其他神经系统退行性疾病，如痴呆。

研究人员正在研究针对遗传性阿尔茨海默病和额颞叶变性的反义疗法。具体方向如下。

- 淀粉样前体蛋白，它能导致β-淀粉样蛋白的产生。
- *ApoE*基因变异，该基因与晚发型阿尔茨海默病的风险增加有关。
- 导致额颞叶变性的基因，如*MAPT*基因，会导致脑中出现神经纤维缠结。

这种基因疗法存在一些缺点。例如，注射的药剂在到达靶器官前就可能被分解。而且药剂可能无法完全改变引起疾病的基因产物。即使挑战重重，研究人员认为这种疗法还是有希望治疗和预防痴呆的。

额颞叶变性和相关疾病

额颞叶变性是一组神经系统退行性疾病的总称，主要影响与人格、行为、记忆和语言有关的脑区域。在美国，高达1/5的痴呆患者属于额颞叶变性。

正如你之前所了解到的，额颞叶变性、进行性核上性麻痹、原发性进行性失语和皮质基底节变性都属于这一类疾病。

这些疾病往往影响40~60岁的成年人。目前没有任何方法可以延缓、阻止或预防这些疾病。

许多与额颞叶变性相关的基因突变都在家族中出现。研究人员正在利用这些基因开发生物标志物，用于早期诊断和治疗，可能有望延缓此类痴呆的进展。

例如，研究人员已经了解到，一些人在额颞叶变性症状出现的8年前，就已经显示出认知功能下降的迹象。因此可以认为，这些变化似乎与同一时间发生的基因突变有关。研究人员正在研究适合额颞叶变性患者的认知测试，期望在这类患者的家族中进行早期筛查和诊断。

研究人员正在研究额颞叶变性的首发症状出现之前的其他早期改变。针对执行功能的研究就是其中之一。

执行功能主要指组织任务、抽象思考、管理时间和解决问题的能力。在额颞叶变性的早期，执行功能似乎就已经受到影响。考虑到这一点，评估执行功能可能是发现额颞叶变性早期迹象的一种方法。目前，有一种评估和研究执行功能的工具，叫作"EXAMINER"。它由美国国立卫生研究院赞助开发。相对于其他测试，EXAMINER能够更加灵敏地发现与额颞叶变性有关的执行功能障碍。

与其他类型的痴呆一样，生物标志物是额颞叶变性的研究重点。研究人员正在寻找影像学标志物以及血液和脑脊液中的生物标志物，拟用于额颞叶变性的早期诊断和病情评估。

额颞叶变性的研究充满挑战。目前，美国国立卫生研究院正在资助两项具有"ALLFTD"合作理念的合作研究。该研究预期整合北美对这一疾病的所有研究成果，将有助于探索额颞叶变性的发病机制，并寻找理想的治疗和预防方法。

在这项合作研究中，研究人员对所

有形式的额颞叶变性患者，包括有家族史和无家族史的额颞叶变性患者开展研究。他们希望能够找到症状出现前的早期迹象，由此创建有效的治疗、预防和检测方案，并最终投入临床应用。

同时，研究人员还致力于寻找额颞叶变性的生物标志物，尤其是可以见于额颞叶变性早期阶段的生物标志物。研究人员希望检测并长期随访这些生物标志物的变化，从而对额颞叶变性进行疾病风险评估和严重程度评估。

脑网络的作用

神经系统退行性疾病的临床诊断主要基于疾病的临床症状，例如阿尔茨海默病，主要表现为记忆障碍。

脑中发生了什么才会出现这些症状呢？在阿尔茨海默病的研究中，研究人员致力于探索记忆是如何形成的，以及记忆障碍发生时脑部的改变。

前面的章节已介绍记忆是如何形成的。脑中的几个网络结构参与了记忆的形成，没有一个网络是单独负责记忆的，脑中几个大的网络结构相互连接创造了记忆。

例如，一个人脑中关于外婆的记忆存储在哪里？不是几个特定的细胞保存着所有关于外婆的记忆，而是几个不同的网络协同工作。这些网络提供不同类型的信息，共同组成了这个人对外婆的记忆，例如外婆是谁，对外婆的了解和感情等。

脑内不同的组织细胞、不同的网络结构共同工作，相互依赖，形成记忆。

脑网络系统与电网很相似。如果一段电线断裂，附近的电线会延伸过来。如果电网足够坚固，则房屋中很明亮。反之，如果负荷太大导致电路故障，就会断电。

阿尔茨海默病的发病过程中可能发生相似的事情，一个脑网络的故障会增大其他脑网络的负荷，如果整个网络系统足够强大，不一定会产生问题。但网络中的任何薄弱环节都会导致阿尔茨海默病的发生和蔓延，产生记忆力下降等症状。

研究人员希望了解脑网络以及它们在阿尔茨海默病中的改变。基于这些，研究人员和医生可以帮助人们选择适当的生活方式，维护脑网络的强大，从而预防阿尔茨海默病在脑中蔓延。

今后的研究计划

阿尔茨海默病和其他类型的痴呆的研究仍在进行中。新的诊断和治疗策略需要很长时间才能真正用于患者。在获得最早的研究发现之后，研究人员需要进一步验证这些发现，评

参与临床试验

　　临床试验需要志愿者。在阿尔茨海默病和其他类型痴呆的研究中，公众都发挥着积极作用。但是，参与临床试验需要慎重考虑。对阿尔茨海默病患者而言，是否参与需要由整个家庭共同决定，而不是只看个人的意见。

　　为了帮助家庭做出这个重要决定，国际阿尔茨海默病协会准备了以下注意事项清单。

- 与医生一起探讨参与某项研究的利弊。
- 准备好回答有关所爱之人病情的问题。
- 临床试验需要进一步筛选以确定参与者是否符合标准，只有部分人可能符合条件。
- 请注意时间投入和其他责任。例如前往研究地点、管理药物以及向研究协调员报告患者健康状况的变化。同时询问费用情况。
- 了解临床试验可能涉及的风险，如药物的有效性和安全性。
- 请注意，并非所有志愿者都会被给予试验药物。在几乎所有研究中，志愿者会被分为两组，对照组接受非活性物质（安慰剂），试验组接受试验药物。研究人员对两组的结果进行比较。对照组与试验组一样重要。如果药物产生阳性结果，则对照组的志愿者可以选择接受试验药物。
- 对于志愿者提出的问题，研究人员应该给出令人满意的回答。如果你在任何时候感到不舒服，可以随时选择退出研究。

估药物或操作的安全性和有效性之后才能应用于临床。

　　在美国，为推进研究进度，非营利基金会、制药公司和政府顾问首次建立了伙伴关系，组成对抗重大疾病联盟（coalition against major diseases，CAMD）。该联盟将共享阿尔茨海默病临床试验的数据，并与临床数据交换标准协会（the clinical data interchange standards consortium，CDISC）合作制定数据标准。

　　研究人员预计，这些数据标准的制定和来自6500多名参与者的数据共享将加快痴呆治疗策略的研发，最终攻克痴呆预防和治疗的难题。

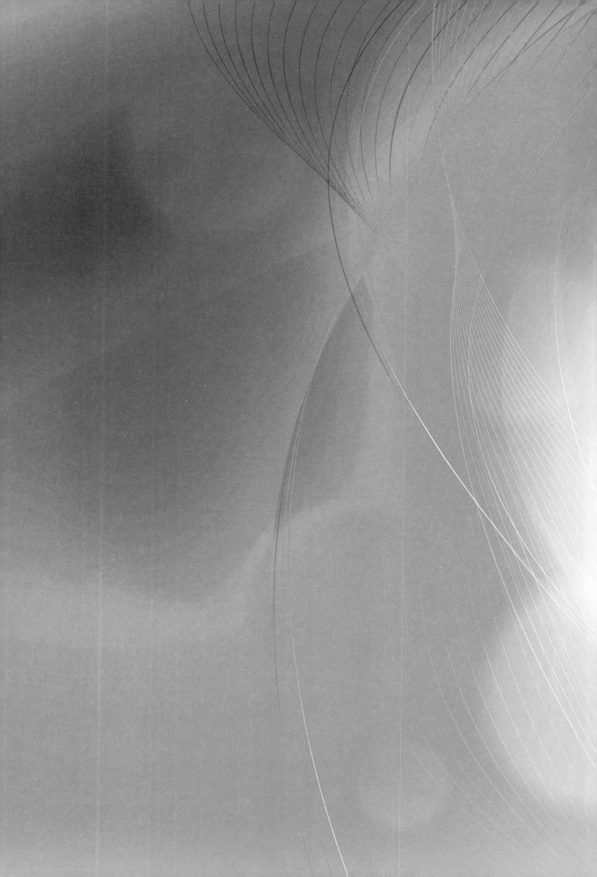

索引